不孕不育诊断与治疗丛书·第一辑
BUYUN BUYU ZHENDUAN YU ZHILIAO CONGSHU·DIYIJI

名誉主编◎刘以训　丛书主编◎熊承良

HUANJING YINSU YU BUYUN BUYU

环境因素与不孕不育

主编◎肖纯凌

长江出版传媒 湖北科学技术出版社

图书在版编目（CIP）数据

环境因素与不孕不育 / 肖纯凌主编. —武汉：湖北科学技术出版社，2019.8
（不孕不育诊断与治疗丛书 / 熊承良主编. 第一辑）
ISBN 978-7-5352-9715-0

Ⅰ.①环… Ⅱ.①肖… Ⅲ.①不孕症－环境因素－防治 Ⅳ.①R711.6

中国版本图书馆 CIP 数据核字（2017）第 234587 号

策　　划：冯友仁	
责任编辑：李　青	封面设计：胡　博

出版发行：湖北科学技术出版社	电话：027－87679485
地　　址：武汉市雄楚大街 268 号	邮编：430070
（湖北出版文化城 B 座 13—14 层）	
网　　址：http://www.hbstp.com.cn	

印　　刷：武汉市金港彩印有限公司	邮编：430023

787×1092	1/16	15.75 印张	390 千字
2019 年 8 月第 1 版			2019 年 8 月第 1 次印刷
			定价：98.00 元

《环境因素与不孕不育》

编委会

主　　编　肖纯凌

副主编　郭新彪　谭季春　马明月　程大丽

编　　委　（按姓氏拼音排序）

鲍时华　程大丽　戴姝艳　段志文　郭新彪　侯红瑛

黄　婧　凌秀凤　马　琳　马明月　马延敏　彭　淼

乔　宠　谭季春　吴　庆　肖纯凌　朱晓明

编　　者　（按姓氏拼音排序）

鲍时华　（上海市第一妇婴医院保健院）

陈魁敏　（沈阳医学院基础医学院）

程大丽　（中国医科大学附属盛京医院）

丑　欣　（复旦大学公共卫生学院）

戴姝艳　（中国医科大学附属盛京医院）

段志文　（复旦大学公共卫生学院）

郭新彪　（北京大学公共卫生学院）

侯红瑛　（中山大学附属第三医院）

黄　婧　（北京大学公共卫生学院）

凌秀凤　（南京医科大学附属妇幼保健院）

马　琳　（中山大学附属第三医院）

马明月　（沈阳医学院公共卫生学院）

马延敏　（首都医科大学附属北京妇产医院生殖中心）

彭　淼　（中国医科大学附属盛京医院）

乔　宠　（中国医科大学附属盛京医院）

谭季春　（中国医科大学附属盛京医院）

吴　庆　（复旦大学公共卫生学院）

肖纯凌　（沈阳医学院基础医学院）

徐福强　（北京市石景山医院）

朱晓明　（第四军医大学唐都医院）

秘　　书　徐　佳　（沈阳医学院基础医学院）

主编简介

肖纯凌博士,国家二级教授,博士研究生导师,现任沈阳医学院院长。享受国务院政府特殊津贴专家,"新世纪百千万人才工程"国家级人选,辽宁省特聘教授,辽宁省"优势特色"重点学科病原生物学学科带头人,辽宁省"环境污染与微生态"重点实验室主任。中华预防医学会微生态学分会副主任委员,中国医药教育学会微生态与健康教育专业委员会主任委员,辽宁省微生态专业委员会主任委员。近年来,主持国家自然科学基金等科研项目20余项。研究成果获得辽宁省政府科技进步一等奖1项、中国医药教育学会科技创新一等奖1项、辽宁省教学成果一等奖3项等。发表学术论文100余篇,出版专著2部,主编、副主编国家规划教材10部。

肖纯凌教授多年来致力于环境污染与微生态学、环境与机体健康交叉学科研究。她带领科研团队,从人和实验动物的呼吸道微生态、机体免疫功能及呼吸系统损伤等层面,探索大气污染的机体健康效应,建立了模拟大气混合污染物暴露的动物模型,为国内外相关研究领域的首次报道。从微生态学、病理学、免疫学、生物化学及分子生物学等角度揭示大气污染物对呼吸道的损害及其机制,在国际学术界首次提出了呼吸道微生态变化是大气污染亚临床损害的早期效应。提出甲型链球菌可作为大气污染对呼吸道早期损害效应的指示菌,分离筛选出对呼吸道黏膜有保护作用的生理性优势菌株等有益菌,预期可以对大气污染所致的呼吸道微生态的损害以及呼吸道感染起到预防和治疗作用。取得成果"空气污染物对健康影响机制及其早期生物标志"获辽宁省政府科技进步一等奖,"大气污染对呼吸系统影响及微生态防治研究"获中国医药教育学会科技创新一等奖。出版专著《大气污染与呼吸道微生态》获辽宁省自然学术成果特等奖。

序　言

古人云:"不孝有三,无后为大。"随着现代社会工作、生活节奏的日趋加快,加上环境污染问题严重,人类生殖能力受到不同程度的影响,不孕不育患病率呈上升态势。不孕不育问题关系到社会稳定、家庭和睦。很多的家庭为了能够生育,到处求医,研究和解决不孕不育问题迫在眉睫。

现代医学不断发展,关于不孕不育研究和诊疗技术也随之发展,如不孕不育免疫机制研究、男性不育机制研究、女性不孕机制研究、不孕不育心理问题研究、环境因素与不孕不育、中医对不孕不育的研究,以及微创技术、辅助生殖技术等新技术在不孕不育方面的研究都取得了长足的进步。但是不孕不育的机制究竟如何,诊断和治疗技术如何发展,孕育受阻,如何科学诊治,事关重大,尚需进一步探究。随着二孩生育政策的放开,希望生育二孩的家庭日趋增加,但是不孕不育成为障碍,尤其是大龄生育者更为焦虑。目前的图书市场上,以"不孕不育"为主题的专业著作数量不多,品质也良莠不齐,因此,组织不孕不育权威专家编写一套实用的不孕不育诊断和治疗技术相关的图书,为专业医生提供理论支持和技术上的参考,很有必要,具有极高的社会价值和现实意义。

"不孕不育诊断与治疗丛书"由华中科技大学同济医学院生殖医学中心专科医院院长、国家生育调节药物临床试验机构主任、中华医学会计划生育学会第八届主任委员、中国医师协会生殖医学专委会副主任委员熊承良教授牵头组织,由长期工作在不孕不育专业科研和临床一线的专家共同撰写。本丛书分别从不孕不育的免疫理论、环境因素、心理问题、男性不育、女性不孕、微创技术、辅助生殖、中医药、中西医结合及典型医案等方面,详细全方位解读不孕不育的有关问题。这些都是不孕不育基础理论和临床工作者必须面对和需要解决的问题,相信本丛书的出版,必将推动我国不孕不育的科学研究和临床生殖医学的发展,为优生优育作出贡献。

有鉴于此,我乐意将本丛书推荐给广大读者,是为序。

中国科学院院士

2019 年 7 月

前 言

　　不孕不育症是一种特殊的生育缺陷,涉及全球各个国家与地区育龄夫妇的生殖健康问题。它不仅给家庭和社会造成严重影响,也威胁到人类的生殖繁衍。据不完全统计,我国不孕不育夫妇的数量占育龄夫妇的比例为 10%～15%。随着人们生活压力的增大,生殖相关疾病的增加,以及环境恶化等因素的影响,不孕不育症的发病率还呈上升趋势。为了让人们清晰地识别影响不孕不育的环境因素,从环境因素方面防治不孕不育症的发生,我们编写了《环境因素与不孕不育》这本书。

　　本书分为三篇。第一篇为"总论",共分 3 章,概括介绍了环境与人类健康的关系、人类生殖生物学的基础理论及目前人类面临的环境污染现状,包括大气污染、水污染、土壤污染、室内车内污染、食品污染。第二篇为"基础篇",分为 4 章,从总体角度,详尽阐述了环境化学因素、物理因素、生物因素及社会心理因素与不孕不育的关系。第三篇为"应用篇",共分 7章,具体论述了食品、农药、药物、环境内分泌干扰物、不良生活习惯、生殖相关疾病及某些慢性病与不孕不育的关系及相应的防治措施。本书注重介绍最新研究进展的同时,强调基础理论、临床实践和预防策略相结合,以期为相关专业临床医生,从事生殖医学、生命科学、环境科学的研究人员提供研究线索,为环境教育提供参考资料。

　　本书编委均长期从事相关领域教学、临床及科学研究工作,在编写过程中不仅介绍国内外的最新研究进展,而且充分结合了自己的工作实践。由于时间和水平所限,不足之处请广大读者批评指正。

编者

2019 年 7 月

目 录

第一篇 总 论

第二篇 基 础 篇

第三篇 应 用 篇

第一篇　总　　论

第一章　环境与人类健康

地球是人类赖以生存和发展的环境,人类健康与环境密切相关。环境是影响和决定人类健康的重要因素,是人类健康的基础。随着人口的增长和经济的发展,人类赖以生存的环境正面临着十分严重的环境污染和生态破坏的双重问题,地球环境的失衡导致了荒芜化土地面积不断扩展,水土流失严重,生物多样性也遭到毁灭性的破坏,环境污染日趋严重,人类健康受到很大的影响。

第一节　环境与人类的关系

一、环境及环境问题

(一)环境

环境(environment)是指以人为主体的外部世界,是地球表面的物质和现象与人类发生相互作用的各种自然及社会要素构成的统一体,是人类生存发展的物质基础,也是与人类健康密切相关的重要条件。

环境按其属性分为自然环境和社会环境。自然环境由自然环境要素组成,包括大气、水、土壤、生物等环境;社会环境由自然和社会环境要素(如生产力、科学技术、社会制度、宗教信仰等)组成,是人类在适应自然环境基础上,经过长期有目的、有意识的社会劳动所创造的人工环境,包括生产、居住、交通、文化等。

(二)环境问题

环境是我们人类居住在地球这个载体上的周围各种自然因素的总和,是人类生存和发展的必要物质条件。环境的受损形成了各种环境问题,然而,人们在治理环境问题的同时却造成了更多更严重的环境问题。

1. 环境问题的概念　环境问题一般指由于自然界或人类活动所引起的环境质量下降或生态失调,以及环境质量下降或生态失调对人类的生产和生活产生不利影响的现象。人类与环境不断地相互作用、相互影响,产生环境问题。

2. 环境问题的实质　人类为了生存,为了繁衍后代,需要向大自然索取各种资源。由于欲望的不断膨胀,加之科技的进步,使得人类的索取已经远远超过了自然环境在保持稳定自身动态平衡的同时所能赋予人类的资源。人类对自然资源的过度掠夺,造成了自然环境的动荡变化,直到失去原有的动态平衡,发生各种环境恶化,不利于人类的生存,形成了环境问题。

因而,环境问题的实质是人类社会发展中的经济问题和社会问题。人类的经济活动促使了人类社会的发展和进步,也导致了环境问题的产生与发展。人类对环境问题的理解和重视、重新正确认识人类经济活动的目的和重新评价科技进步的作用,使全人类社会达到一种共识,将是解决环境问题的根本基础。

二、人与环境的辩证关系

人与环境的关系是生物发展史上长期形成的一种既相互对立、相互制约又相互依存、相互转化的辩证统一关系。人类既是环境的产物,也是环境的塑造者。

(一)人是自然环境的产物

人本身就是自然环境在长期更替、演化过程中孕育产生的,人是自然环境变化的产物,无论在心理上还是在生理上都镌刻着自然的印迹。例如,自然界中的所有元素在人体内部几乎都可以找到;在漆黑的夜晚,几乎所有的人都会产生恐惧;大多数人见到蛇会产生恐慌。人的这些生理和心理特征是我们的祖先通过长期的自然生存经验习得的,是与生俱来的。

(二)人与环境对立统一关系的演变过程

人类初期,人与环境之间的矛盾尚不突出。随着人类活动能力的增强,特别是进入了农业文明时代,与环境的矛盾却显得突出起来。进入现代工业时代,情况发生了根本性的变化。人类在对环境进行改造的同时,对环境的破坏也日益加剧。

(三)人与环境的互动关系

环境对人类健康的影响具有有利和有害两方面的特性。如适宜的紫外线具有杀菌、抗佝偻病和增强机体免疫力等作用,但过量的紫外线照射则产生有害效应;适宜的气温对人类生存是必不可少的,但过热或过冷则对机体健康不利;过高或过低的微量元素对人体的健康都是不利的。

在人类的长期进化和发展过程中,人体对环境的变化产生了一定的调节功能以适应环境的变化。机体的适应性是人类在长期发展的进程中与环境相互作用所形成的遗传特征。人体对环境变化的适应能力是有限度的,如果环境条件发生剧烈的异常变化,超越了人体的正常生理调节范围,可引起人体某些功能、结构发生异常反应,使人体产生疾病甚至死亡。

三、人类健康的基础

在人类的生态环境中,人和环境之间不断地进行着物质、能量和信息交换,保持着动态平衡而成为不可分割的统一体,从而实现了人与环境的统一。生态平衡的实现是保持人和环境健康关系的基本条件。生态平衡是指在一定时间和空间内生态系统中的生物与环境之间、生物各个种群之间,通过能量流动与转换、物质循环与改变和信息传递,使之达到相互适应、协调和统一的状态。

生态平衡是相对平衡,因为任何生态系统都会与外界发生直接或间接的联系,相互干扰。生态系统对外界的干扰和压力具有一定的弹性,其自我调节能力也是有限度的,如果外界干扰或压力在其所能承受的范围之内,当这种干扰或压力去除后,它可以通过自我调节而恢复;如果外界干扰或压力超过了它所能承受的极限,其自我调节能力即遭到了破坏,生态系统就会衰退,甚至崩溃。通常把生态系统所能承受压力的极限称为"阈限"。例如,草原应有合理的载畜量,超过了最大适宜载畜量,草原就会退化;森林应有合理的采伐量,采伐量超过生长量,必然引起森林的衰退;污染物的排放量不能超过环境的自净能力,否则就会造成环境污染,危及生物的正常生活,甚至死亡等。

生态平衡是一种动态平衡,变化是一切事物的根本属性,生态系统这个自然界复杂的实体也处在不断变化之中。生态系统中的生物与生物、生物与环境以及环境各因子之间在不停地进行着能量的流动与物质的循环,生态系统在不断地发展和进化,生物量由少到多、食物链由简单到复杂、群落由一种类型演变为另一种类型,环境也处在不断地变化中。因此,生态平衡不是静止的,总会因系统中某一部分先发生改变,引起不平衡,然后依靠生态系统的自我调节能力使其又达到新的平衡。

一旦生态系统失去平衡,就会发生不可预知的连锁性严重后果。例如,20世纪50年代,我国曾发起把麻雀作为"四害"来消灭的运动,在大量捕杀麻雀之后的几年,就出现了严重的虫灾,使农业受到巨大的损失。后来科学家们发现,麻雀是吃害虫的好手。消灭了麻雀,害虫没有了天敌,就大肆繁殖起来,导致了虫灾发生、农田绝收等一系列的惨痛后果。生态系统的平衡往往是大自然经过很长时间才建立起来的动态平衡。一旦受到破坏,有些平衡就无法重建了,带来的后果可能是人的努力无法弥补的。因此,人类要重视生态平衡,不要轻易干预自然,打破这个平衡。

第二节　环境问题对人类健康的影响

一、空气污染对人类健康的影响

空气污染物是由多种污染物组成的结构复杂的混合物,可分为化学性污染物、生物性污染物和物理性污染物三大类。根据它们的存在状态,可分为气态和气溶胶两大类。气态污染物主要有:氮氧化物(NO_X)、二氧化硫(SO_2)、一氧化碳(CO)和臭氧(O_3)。气溶胶态的空气污染物又称为空气颗粒物,按空气动力学直径分为:总悬浮颗粒物(total suspended particulates,TSP;粒径≤100 μm)、可吸入颗粒物(inhalable particle,IP;PM_{10};粒径≤10 μm)、细颗粒物(fine particle;fine particulate matter,$PM_{2.5}$;粒径≤2.5 μm)和超细颗粒物(ultra-fine particle;ultra-fine partieu-late matter,$PM_{0.1}$;粒径≤0.1 μm)。世界卫生组织(world health organization,WHO)在2005年修订了世界卫生组织空气质量基准(AQG),提出空气颗粒物、二氧化硫、二氧化氮和臭氧是目前主要的空气污染物。

(一)空气污染物对呼吸系统的危害

呼吸系统是空气污染物直接作用的靶器官,空气污染物主要通过呼吸道进入人体,气态污染物和颗粒污染物均能加重上呼吸道与下呼吸道的病理生理变化。活性氧簇的生成及氧化应激都可促发氧化、还原反应的信号通路,以协同方式激活化学因子、炎性细胞因子和黏附受体的表达。另外,PM_{10}、$PM_{2.5}$、O_3等可以在气道表面生成免疫介导物过敏毒素,诱导气道高反应性。

(二)空气污染物对心血管系统的影响

研究表明,在控制了长期趋势、短期趋势、气象因素等混杂因素的基础上,空气中 SO_2、NO_2 和 PM_{10} 浓度每升高 $10\ \mu g/m^3$,心脑血管疾病死亡危险性分别增加 0.40%($0.10\%\sim$ 0.80%)、1.30%($0.20\%\sim2.40\%$)和 0.40%($0.20\%\sim0.60\%$)。这提示空气污染物对人群健康存在短期影响,人群心脑血管疾病的死亡率随空气污染物浓度的升高而增加。

大气污染物对心血管系统的影响机制还不清楚。大气颗粒物可能通过以下途径影响心血管系统:①干扰心脏自主神经功能的调节;②颗粒物本身或其某些组分直接进入循环系统诱发血栓的形成;③刺激呼吸道产生炎症并释放细胞因子,后者通过引起血管损伤,导致血栓形成。

(三)空气污染物对免疫系统的作用

空气污染物可诱发机体出现异常免疫反应,如变态反应;空气污染中的致癌物与肺组织靶器官 DNA 形成 DNA 加合物,导致 DNA 损害,诱发癌症。

对大鼠进行气管滴注细颗粒物的实验结果显示,光镜下大鼠肺内可见异物性肉芽肿形成,肝脏血窦内有单核吞噬细胞聚集形成肉芽肿的趋势,肺门淋巴结和肝脏、肾脏血管内有明显的吞噬 $PM_{2.5}$ 的巨噬细胞和游离的 $PM_{2.5}$ 存在;随着细颗粒物剂量的升高,IL-6、TNF-α 表达水平呈现明显的剂量-效应关系,总蛋白和唾液酸水平增加,肺泡巨噬细胞的吞噬功能下降。

(四)空气污染物对神经系统的影响

空气污染物对人体神经系统的影响主要是重金属和有机气体。重金属对儿童、青少年生长发育的不良影响较为明显,即使是低浓度的铅暴露,也有可能导致青少年的智力障碍和行为失调。儿童血铅水平为$100\ \mu g/L$($4.83\ \mu mol/L$)时即达铅中毒诊断标准。还有研究发现:铅的毒性作用无阈值性,低于$100\ \mu g/L$的血铅水平就可能对儿童的神经系统造成影响。

有学者将 40 只 Wistar 孕鼠随机分为对照组和镉染毒组,镉染毒组孕鼠于胚胎 $6.5\ d$ 一次性按 $4\ mg/kg$ 的剂量腹腔注射氯化镉,实验结果显示:镉染毒组大鼠胚胎的前脑、中脑和后脑的发育评分均低于相应的对照组,镉染毒组的神经系统发育评分低于相应的对照组,差异均有统计学意义。

研究表明,甲醛能引起神经症状,如易疲劳、记忆减退或情绪异常等症状。还有研究结果显示,在生理条件下,NO 在中枢神经系统中作为一种新型的神经信使,但在内源性 NO 过量释放时,与超氧自由基反应,产生活性氮,导致神经毒性。

(五)空气污染物与死亡率

流行病学研究表明,长期暴露于空气污染物中的人群,其死亡率与空气污染物的浓度呈正相关。美国癌症协会收集了暴露于大气污染 16 年、50 万成年人口的死亡数据,统计分析发现:在严格控制吸烟、饮食习惯等因素后,$PM_{2.5}$ 每升高 $10\ \mu g/m^3$,总死亡率升高 4%,心血管疾病死亡率升高 6%,肺癌死亡率升高 8%。$PM_{2.5}$ 的浓度与其健康损害作用呈线性相关,未发现其健康效应的阈值。美国国家空气污染与死亡率和发病率关系的研究团队观察了全美 20 个最大城市约 5 000 万人口和同期天气状况,发现死亡前一天的 PM_{10} 每升高 $10\ \mu g/m^3$,每天总死亡率上升 0.21%,心肺疾病死亡率上升 0.31%。我国在北京市的一项研究结果显示,空气中总悬浮颗粒物每增加 $100\ \mu g/m^3$,心血管疾病的死亡率增加 0.62%。

二、水污染对人类健康的影响

水污染是指进入水体的污染物含量超过了水体本地数值和自净能力,使水体原有的性质和用途遭到了破坏。水污染是由人类活动引起的,主要来自工业废水、生活污水、农业废水等。水污染通常可分为三大类,即生物性、物理性和化学性污染物。生物性污染物包括细菌、病毒和寄生虫;物理性污染物包括悬浮物、热污染和放射性污染;化学性污染物包括有机和无机化合物。水污染对人体健康的影响主要有以下几个方面。

(一)造成慢性或急性中毒

水体受到化学有毒物质的污染后,可能通过饮水或食物链造成中毒。如甲基汞中毒、砷中毒、镉中毒、铬中毒、氰化物中毒、多氯联苯、农药中毒等。钡、铅、氟等也常对人体健康造成危害。这些慢性或急性中毒是水污染对人体健康危害的主要方面。

(二)致癌作用

目前,全球水体中已鉴别出的有机化合物有 2 000 多种,从饮用水中分离出的有机化合物有 769 种,其中致癌物 26 种,促癌物 18 种,致突变物 45 种。这些毒性物质包括多环芳烃、二噁英、狄氏剂、氯丹、灭蚁灵、七氯、敌枯双、西维西、烷基汞、氯化甲烷、丙烯腈、β-萘胺联苯胺、亚硝胺、五氯酚钠、甲醛、苯、砷、铅等。如饮用水中存在氯化有机物,可使消化系统和泌尿系统的癌症死亡率增加。饮用水中砷的浓度过高可导致皮肤癌的发病率上升。

(三)发生水媒传染病

人畜粪便等生物性污染物污染的水体,可引起细菌性肠道传染病,如痢疾、肠炎、伤寒、副伤寒、霍乱、副霍乱等。肠道内的常见病毒如脊髓灰质炎病毒、柯萨奇病毒、人肠细胞病变孤病毒、呼肠孤病毒、腺病毒、传染性肝炎病毒等,都可以通过水体污染引起相应的传染性疾病。某些寄生虫病如阿米巴痢疾、血吸虫病、贾第虫病等,以及由钩端螺旋体引起的钩端螺旋体病等,也可通过水传播。

(四)间接影响

有些污染物在一定浓度下对人体健康虽然没有直接危害,但是可使水体发生异臭、异色、异味,呈现油膜和泡沫等,有碍水体的正常使用,如赤潮(是由于浮游生物异常繁殖使海水变色的现象)。种类繁多的浮游生物,其中多数具有一定颜色,少部分还有发光本领。当港区海面养分过多时,带有各种颜色的浮游生物大量浮于水面,在阳光的照射下五光十色。发生赤潮时,大量浮游生物浮在水面,减少或隔绝水中溶解氧的来源,使大量鱼类等水生生物缺氧而死。同时,有的浮游生物在代谢过程中或尸体分解时,往往产生多种有毒物质。这些有毒物质通过食物链而富集在鱼类、贝类体内,产生毒害作用,被人食用就有中毒的危险。

三、土壤污染对人类健康的影响

土壤对大气、水体的物质组成、食物和纤维素的产量、生态系统的维护以及维持全球环境质量起着至关重要的作用。土壤本身存在大量的环境地球化学物质,这些物质过量或者缺乏都会对人体有不利影响。随着工农业生产的发展,不同形式的污染物大量进入土壤,使土壤中的有机物质、重金属元素、病原体、放射性核素以及其他有毒有害物质不断增加,并通过多种方式影响人体健康。不同的土壤类型由于理化性质不同,其含有的物质成分及其存在形态也有较大差异,进而对人体健康的影响也不同。

(一)直接影响

1. 土壤吸入或食入 土壤灰尘中含有细菌、病毒以及霉菌,并通过大气扩散,可以导致呼吸道疾病如哮喘病的发作。土壤中还有一些有毒害的挥发性有机物,如土壤中残留的有机农药,进入人体后会引起急慢性中毒、神经系统紊乱以及致癌、促癌、致突变作用。土壤(尤其是水稻田)中的硫化物、硫酸盐以及有机硫在适宜条件下,部分能够分解和转化为挥发性硫气体,其中含有对人体有毒的硫化氢和二氧化硫气体。土壤中有些放射性元素衰变释放出的同位素气体对人体也有一定的致病作用。比如,进入室内的氡气的浓度与土壤的透气性、压力差及房屋地基的结构有关,过高浓度的氡气会直接引发肺癌,也可能会诱发白血病和其他癌症。在工业环境下的土壤,如液化气厂周围土壤能够释放出高浓度的有毒氰化物气体,引起头痛和失眠。

人类在室内外活动时,由于口腔与空气的直接接触、手与口腔的接触,总会有意或无意地食入少量土壤。食入少量土壤能够补充铁、锌等矿质营养素,但土壤中的有毒有害物质也会带来一些负面效应。

2. 皮肤吸收和接触感染 人体会不可避免地暴露于土壤物质中,皮肤接触和吸收也是土壤影响人体健康的一个重要途径。皮肤表面会吸附一些有毒物质,如二噁英、杀虫剂等,部分物质会渗入到皮肤内影响人体健康。

破伤风梭菌主要存在于土壤表层,在赤道地区的土壤中大量存在,破伤风梭菌感染在体力劳动较多的农村地区发生较多。皮肤创伤、烧伤以及破损都有可能感染破伤风梭菌。不同的土壤性质、社会环境、季节和气候引起的疾病变化也不同。某些地区的土壤中含有寄生虫的虫卵或幼虫,皮肤直接接触土壤有感染钩虫病和丝虫病等寄生虫病的风险。

(二)间接影响

1. 土壤与空气 土壤可以通过影响大气环境间接影响人体健康。土壤中的大量有机物质在需氧微生物和甲烷菌的作用下,分解并释放出甲烷(CH_3)、CO_2 和 NO_x 等温室气体,影响气候变化,而变化的气候又会影响有机物质的分解速率,进而影响温室气体。研究发现,湿地是空气中 CH_3 和甲基卤化物(CH_3Br)的重要来源地,而作为破坏臭氧层的第三种重要化学物质的甲基卤化物仍作为土壤杀虫剂被广泛使用。空气中的污染物也会移居土壤中。大气中的 NO_x 和 SO_2 可以通过雨水进入土壤,使土壤中的氮元素和硫化物的含量增加。

2. 土壤与水体 土壤中的各种物质借助雨水,通过地表径流、地下径流和渗流部分进入水体,对人体健康会产生一定影响。土壤中排放的粪便以及大量使用的氮肥,其主要污染物氨态氮和硝酸盐会渗入地下水或进入地表水。硝酸盐在体内可以还原成亚硝酸盐,使人和动物中毒缺氧,甚至死亡。饮用水中氟含量高的地方会引起氟中毒。有资料显示,在中国大约有 6 788 万人患有氟斑牙病。

3. 土壤与食物 不同地域的土壤中含有的矿物质种类和数量各不相同,矿物质的摄入量对人体的健康有重要影响。碘摄入量过少会导致"大脖子病",即碘缺乏症。机体缺硒,会使相关酶的合成受限,造成代谢紊乱,导致大骨节病和克山病等。

第三节 环境危险因素的识别与评价

一、环境危险因素的识别

识别环境因素的方法主要有:产品生产周期分析法(ICA)、过程分析法、工艺流程物料衡算法、现场观察法、资料评审法、问卷调查法、专家评议法等。这些识别方法各有优势与不足,应用时可以根据不同的场合选择适宜的方法,也可以依据各组织的资源(人员的能力)和实际需要选择上述一种或多种方法的组合。

(一)过程分析法

此方法是把产品、服务或组织活动的全过程划分成许多片段,再根据某一片段分别识别出相关的环境因素。做法如下:①以产品的生命周期为思路,按照产品输入至输出全部过程进行排序,包括原料的采购、仓储、生产加工、成品检验、包装、周转、运输等作为主线;②以行政、动力、后勤等作为辅线;③对每一职责部门按先后顺序划分各过程片段;④通过现场观察、工艺分析及统计等方法,识别确定每一片段从输入至输出所存在的环境因素;⑤确定每个环境因素所对应的环境影响;⑥将各个片段的环境因素进行统计分析。

过程分析法是用识别环境因素来描述其识别分析的全过程。这种方法的优点是在定性的同时可以较为直观、快速地识别环境因素,而且环境因素识别很少被遗漏,利于对环境因素的策划和实施。

(二)生命周期的分析

生命周期分析法是指对产品进行从原材料生产到最终废弃处置的全部生命过程的分析。

产品的生命周期一般分为五个阶段,即:原材料的加工与生产、产品的加工与生产、产品的销售运输、产品的使用与回用、产品的再生与废置。针对这五个阶段的环境因素识别,一种简单做法是运用产品的生命周期矩阵。矩阵的纵栏为产品的各个生命阶段,横栏是有可能存在的环境影响。表格内按每一阶段填写相对应的环境因素。为了充分识别产品实现过程的环境因素,纵栏的产品生命阶段的各个阶段,可根据产品实际情况进行细化。环境因素描述要详细、明确、具体。

通过生命周期的矩阵分析,组织可以发现许多潜在的问题,如包装材料的缺点、原材料的浪费、贮存运输中的环境因素等。但这种方法的不足是对生产现场的分析不详细,对组织辅助设施的识别不充分。因此,通常联合采用过程分析法进行识别。

(三)专家评议法

由具有环保经验的专家、咨询师,组织的管理者和技术人员组成专家评议小组,根据ISO14000标准,采用过程分析的方法,在现场对过程片段的不同时态、不同状态和不同的环境因素进行评议。

二、环境危险因素的评价方法

环境危险因素的评价,是按照某种规定的程序方法和评价准则,对全部环境危险因素进行评价,确定主要环境危险因素排放的量化过程。常用的评价方法有:专家评议法、是非判断法、多因子评分法、标污染负荷法、频率对比法、权重法。这些方法中前3种是定性或半定量方法,评价过程不要求获得每一项环境因素的定量数据;后3种则需要定量的污染物参数。评价前,要根据评价方法的适用条件、不同的环境因素类型,采用不同的方法进行联合使用,才能得到准确的评价结果。

(一)是非判断法

是非判断法,是用是与非标准直接判断的方法。应用此方法的关键是合理评价准则的制定,可参考下列方式入手。①对照法规。达不到法规要求的,考虑直接判断为主要环境因素。②水平对比。将资源、能源消耗的具体指标如能源消耗、原材料消耗、水电消耗等,与同行业、同部门进行水平对比,如果高于同行业同部门,考虑定为主要环境因素。③纵向对比。将某一具体环境因素的目前情况与过去情况进行对比,确定是否定为主要环境因素。

(二)综合评分法

是用打分法对环境影响因素进行量化,它适用于排放类环境因素的评价。主要有如下几方面:①排放或泄漏污染物的总量;②污染物排放或泄漏污染物的频次;③影响环境的程度;④相关方关注的程度;⑤控制环境因素的技术可行性等。对以上5个方面,分别根据排放量的大小或对环境影响的程度,制定评分细则和评分,并在遵守相关法律、法规的前提下,将分数结果综合加权,评价出主要环境因素。

(三)产品周期分析法

通过编制某种系统相关的投入与产出的清单,找出与这些投入与产出相关的潜在环境影响,针对清单和存在的环境影响进行分析,指导识别环境因素。

(肖纯凌　陈魁敏)

第二章 人类生殖生物学

第一节 生殖系统概述

一、女性生殖系统

女性生殖器官在卵子的发生、成熟、运输、受精、妊娠及胎儿的分娩等过程中均起到了重要的作用。女性生殖器官包括内、外两部分,其中卵巢、子宫、输卵管和阴道组成了内生殖器官。阴阜、大小阴唇、阴蒂和阴道前庭组成外生殖器官。位于骨盆内的内生殖器官,由于骨盆底相关肌肉结缔组织的支撑作用,从而使其维持固定在正常的解剖位置。外生殖器官位于两股内侧,主要是生殖器官外露的部分。

(一)阴道

在骨盆下部的中央位置,有一条上端包绕子宫颈,下端开口于阴道前庭后部的上宽下窄的管道,被称为阴道。阴道在性生活、月经和胎儿的分娩过程中发挥了重要的作用。通常情况下,阴道的前后壁互相贴近,其前壁与膀胱和尿道相邻,长7～9 cm,后壁与直肠相贴近,长10～12 cm。阴道上部分称穹隆部,环绕着宫颈,分为前、后、左、右四部分,其中,阴道后穹隆为阴道最深处,紧邻直肠子宫陷凹,为盆腔最低处。

阴道壁由内至外,分成黏膜层、弹力纤维层、肌层三部分。其中,黏膜层是不含腺体的复层鳞状上皮,其上1/3部分可随着激素的变化而发生周期性的改变。幼女或绝经后妇女的黏膜较薄,皱褶相对少,伸缩性相对差,抵抗外界病原体侵袭的能力较差,更容易发生感染。肌层可分为内、外两层,内层的平滑肌呈环形分布,而外层的平滑肌呈纵行分布。在肌层外覆弹力纤维层,其内大部分由弹力纤维组成。

(二)子宫

子宫位于骨盆腔中央,呈轻度前倾前屈位,是一个中空的肌质性器官,形似倒梨形,是胚胎生长发育的场所。子宫长为7～8 cm,宽4～5 cm,厚2～3 cm,子宫腔容量约为5 mL。从结构上看,子宫由子宫体及子宫颈两部分组成。子宫体由上方较宽的隆突形的子宫底部和与两侧输卵管相连接的宫角部组成。子宫体下方的子宫颈部呈圆柱形结构,与阴道穹隆部相连。子宫体与子宫颈之间,有一段狭窄的部位,称为子宫峡部,在非孕期长约1 cm,在妊娠期逐渐延长,至妊娠末期可达7～10 cm,形成子宫下段,成为软产道的一部分。子宫峡部分解剖学内口和组织学内口,解剖学内口狭窄位于上方,组织学内口是子宫内膜向宫颈黏膜的转变处,位于下方。

子宫颈内腔呈梭形,称为子宫颈管,成年妇女长 2.5～3.0 cm。子宫颈以阴道为界,分为上下两部分,上部占子宫颈的 2/3,两侧与子宫主韧带相连,称为子宫颈阴道上部;下部占子宫颈的 1/3,位于阴道内,称为子宫颈阴道部。分娩可改变子宫颈外口的形状,由未产妇的圆形变成经产妇的横裂。

1. 子宫的组织结构

(1)宫体。由外向内,可将宫体分为浆膜层、肌层和子宫内膜层三部分。浆膜层与肌层紧密相连,覆盖于子宫体的外面,即为脏腹膜。脏腹膜在子宫峡部向前反折并覆盖于膀胱底部,形成了膀胱子宫陷凹。浆膜层向下覆盖宫颈后方和阴道后穹隆,再向后反折,形成了直肠子宫陷凹。

肌层最厚,由内、中、外三层肌纤维构成。内层肌纤维环形排列,中层肌纤维交叉排列,外层肌纤维纵行排列,较薄,各层肌纤维排列方式的不同,决定着各自不同的功能。环形肌纤维可以在子宫收缩时形成收缩环,交叉形肌纤维可以有助于收缩血管,从而达到控制子宫出血的目的。

子宫内膜层由致密层、海绵层和基底层三部分组成。其中,致密层和海绵层又称为功能层,占据内膜的 2/3 部分,在性激素的作用下随着月经而发生周期性脱落。基底层占内膜的 1/3,邻近子宫肌层,不受性激素的作用。

(2)宫颈。宫颈主要由结缔组织构成,同时含有少量弹性纤维及平滑肌成分。宫颈上皮为单层高柱状上皮,腺体可以分泌宫颈黏液,形成黏液栓。子宫颈阴道部为复层扁平上皮,鳞柱交界部位于宫颈外口,是宫颈癌及其癌前病变的好发部位。

2. 子宫韧带　子宫韧带对于保持子宫处于正常的解剖位置有重要作用。

(1)阔韧带。连接子宫两侧和骨盆壁之间的腹膜组织。上端游离,下端与盆腔腹膜相连,其外侧形成骨盆漏斗韧带,又称卵巢悬韧带,子宫血管及输尿管经过阔韧带基底部。阔韧带是片状的韧带,可防止子宫倾斜至两侧。

(2)圆韧带。位于阔韧带和腹股沟管内,连接两侧宫角和大阴唇的前端,有助于子宫前倾位的保持。

(3)主韧带。主韧带连接两侧宫颈和骨盆侧壁之间,又称宫颈横韧带,位于阔韧带的下方。对于宫颈位置的固定,预防子宫下垂具有重要功能。

(4)宫骶韧带。连接子宫颈后方与第 2、3 骶椎前面的筋膜之间。牵引宫颈,有助于保持子宫的前倾位置。

(三)输卵管

输卵管是精、卵结合部位和受精卵的运送管道。输卵管自两侧宫角起,被输卵管系膜包绕,输卵管全长为 8～14 cm,由近端向远端分别是间质部、峡部、壶腹部和伞部。不同的部位具有不同的功能,其中,间质部最为狭窄,壶腹部常为受精发生部位,伞部具有拾获卵子的功能。

输卵管壁由黏膜层、平滑肌层和浆膜层三层组成。黏膜层为单层高柱状上皮细胞,有纤毛细胞、无纤毛细胞、楔状细胞和未分化细胞。肌层主要为平滑肌组织,外层纵行排列、中层坏形排列、内层螺旋状排列。输卵管纤毛上皮细胞的形态、分泌和摆动,以及输卵管平滑肌的由远向近的节律性的收缩和蠕动,均受到卵巢性激素的周期性的影响。在运送卵子和受精卵的过程中具有重要的作用。

(四)卵巢

卵巢是卵子发育、成熟和排出的重要生殖器官之一,并且具有分泌性激素的功能。卵巢位于子宫两侧,由卵巢悬韧带和卵巢固有韧带维持其解剖位置。卵巢呈灰白色扁椭圆形,生育年龄的妇女,大小约为 4 cm×3 cm×1 cm,绝经后逐渐萎缩而变小。

卵巢表面覆盖着单层立方上皮,称为表面上皮。表面上皮下面紧邻致密纤维组织构成的卵巢白膜。其下即为卵巢实质。卵巢实质从外向内可以分成皮质和髓质两个部分。皮质内含有不同发育阶段的卵泡、黄体及其退化结构等。髓质主要含有丰富的血管、淋巴管、神经、少量平滑肌纤维和疏松结缔组织。

(五)阴阜

阴阜为位于耻骨联合的前方,富含脂肪组织的结构。青春期开始后,其上长有阴毛,一般呈倒三角形分布,为第二性征之一。

(六)大阴唇

大阴唇为一对位于阴阜与会阴之间的皮肤皱襞。其外面为长有阴毛的皮肤,含有丰富的汗腺及皮脂腺。其内面似黏膜,常较湿润。皮下富含脂肪组织及疏松结缔组织,并有较多的血管。受到外伤时,常形成血肿。未产妇两侧大阴唇自然合拢,产后可向两侧分开。妇女绝经后,大阴唇会发生萎缩。

(七)小阴唇

小阴唇为位于两侧大阴唇内侧的一对薄的皮肤皱襞。其表面湿润而无阴毛生长,有丰富的皮脂腺和神经末梢分布。

(八)阴蒂

阴蒂位于两侧小阴唇顶端下,由海绵体组成,分为阴蒂头、阴蒂体和阴蒂脚三部分。其中,阴蒂头是重要的性反应器官,富含神经末梢,对外界的刺激极为敏感。

(九)阴道前庭

阴道前庭为前至阴蒂,后至阴唇系带,左右两侧小阴唇之间的菱形区域。其由前庭球、前庭大腺、尿道口和阴道口四部分组成。前庭的后半部,有一层覆盖阴道口的有孔薄膜,即为处女膜。处女膜在初次性交时破裂,分娩后,仅残留处女膜痕。

二、男性生殖系统

男性生殖系统由内、外两部分组成。生殖腺、输精管道及其附属腺体构成了内生殖器官。阴茎和阴囊构成了外生殖器官。其中,生殖腺即为睾丸,主要功能是产生精子和分泌雄激素;输精管道主要由附睾、输精管、射精管和尿道四部分组成,是运送精子的管道,同时,附睾还能暂时储存并营养精子,促进其发育成熟;附属腺体主要包括前庭腺、精囊腺和尿道球腺,其主要作用为分泌精液,为精子提供营养,有利于精子的活动。阴茎是性交器官。阴囊容纳睾丸和附睾。

(一)睾丸

睾丸为位于阴囊内的略扁的椭圆形的器官,左右各一,其右侧一般略高于左侧。成人睾丸重 20～30 g,新生儿时期,睾丸相对较大,进入青春期时,睾丸迅速生长成熟,老年时期,睾丸则因萎缩而相对较小,性功能也随之减退。

睾丸表面被覆一层坚韧的纤维膜,称为白膜。在睾丸的后缘,白膜增厚,向内生成睾丸纵隔,将睾丸实质分为 100～200 个睾丸小叶。每个小叶内含有 2～4 条盘曲的精曲小管,其上皮可产生精子。精曲小管之间的结缔组织为睾丸间质,其中含有分泌雄激素的间质细胞。睾丸内,各精曲小管相互交织形成了睾丸网,从中再发出 15～20 条的睾丸输出小管,由睾丸后缘的上部进入到附睾内。

(二)附睾

附睾紧贴于睾丸的后上方,呈新月形。自上至下,由附睾头、附睾体与附睾尾 3 个部分组成。附睾头是由弯曲盘绕的睾丸输出小管组成,其末端互相会合,即形成了一条附睾管。附睾管迂曲盘绕,进一步形成了附睾体和附睾尾。

(三)输精管和射精管

输精管由附睾尾向上方弯曲移形而直接形成,长约 50 cm,管径约 3 mm。按其行程,可分为睾丸部、精索部、腹股沟管部和盆部 4 个部分。其中睾丸部最短,较为迂曲。精索部位于皮下,又称皮下部,易于经皮肤触及,是结扎输精管的最佳位置。盆部为最长的一段。在膀胱底的后侧,左右两侧输精管靠近并膨大,形成了输精管壶腹。输精管末端与精囊的排泄管汇合形成射精管,开口于尿道前列腺部,长约 2 cm。

(四)尿道

男性尿道自尿道内口起,至阴茎头的尿道外口,全长 16～22 cm。其兼有排尿及排精的功能,可分为前列腺部、膜部和海绵体部三部分。尿道在其行径中粗细不一,存在 3 处生理性狭窄,分别位于尿道内口、尿道膜部及尿道外口,是尿道结石嵌顿的好发部位。

(五)精囊

精囊为位于膀胱底的后面,左右输精管壶腹的外下侧,呈长椭圆形的一对囊袋状结构。其分泌的液体是构成精液的成分之一。

(六)前列腺

前列腺为位于膀胱与尿生殖膈之间的一个形似栗子状的器官。其上端宽大的部分称为前列腺底,下端尖细的部分称为前列腺尖。两者之间的部分称为前列腺体,其后面的正中有一纵行浅沟,称为前列腺沟,前列腺肥大时可消失。前列腺一般可分为前叶、中叶、后叶和两侧叶 5 叶。老年男性因体内激素水平失衡,常发生前列腺组织的增生,其中以中叶和侧叶的增生最为常见。

(七)尿道球腺

尿道球腺为一对位于会阴深横肌的球形腺体,形似豌豆,其排泄管开口于尿道球部。

（八）阴茎

阴茎是男性的性交器官,其主要由 2 条阴茎海绵体和 1 条尿道海绵体构成,外面包裹着筋膜和皮肤。可分为头、体和根 3 部分。于阴茎的背侧面,左右两条阴茎海绵体紧密结合,并且不断向前延伸,逐渐变细,直至最终嵌入阴茎头内面的凹陷处。尿道海绵体位于阴茎海绵体的腹侧面,其两端膨大,分别称为阴茎头和尿道球。海绵体的内部富含海绵体小梁和与血管相通的腔隙,其充血可使阴茎勃起。

阴茎的皮肤富有伸展性,其在阴茎前方形成环形皱襞,包绕阴茎头成为阴茎包皮。幼儿的包皮较长,可以包绕整个阴茎头。

（九）阴囊

阴囊是阴茎后下方的囊袋状结构,内藏睾丸、附睾和精索的下部。阴囊壁由皮肤和肉膜组成。阴囊皮肤有很强的弹性,薄而柔软,有少量阴毛和明显的色素沉着。肉膜为浅筋膜,内含平滑肌纤维,可以随外界温度的变化而舒缩阴囊,调节阴囊内的温度,以利于精子的发育。肉膜在正中线处发出阴囊中隔,将阴囊分为左右两部分,分别容纳左右两侧的睾丸、附睾和精索。

第二节　性别分化与发育

一、染色体决定性别

性染色体是决定性别的最根本因素,它决定了原始性腺的分化方向。性染色体可分为 X 染色体和 Y 染色体两种,构成了 XX 和 XY 两种核型,分别是女性核型和男性核型。Y 染色体在性别分化中起决定性的作用,XX 核型中性腺将发育成卵巢,XY 核型中性腺则发育成睾丸。

在 Y 染色体短臂 1A1A 区有一结构基因,称为 Y 基因型决定区(SRY),是决定性腺的一个重要调节基因,其产物为睾丸决定因子(TDF)。有假说认为,SRY 基因的功能类似于基因开关,可激发性腺的发育。同时,一些常染色体基因和 X 染色体基因也参与性腺的发育。

(1)SOX 基因。SOX 基因具有与 SRY 蛋白类似的一个 DNA 结合结构域,称为 SOX-9,很多非直接的证据表明,SOX-9 通过和有表达 SRY 基因的前 Sertoli 细胞协同作用,从而促进睾丸的形成。同时,其可能还作为一种诱导因子,使 SRY 基因的表达产物与米勒抑制物基因(MIS)结合,并诱导米勒抑制物的产生,从而阻止男性胚胎输卵管和子宫的形成。

(2)DSS 基因。DSS 基因位于 X 染色体短臂(Xp21),编码一种女性特异的功能,在男性中被 SRY 负调节,其突变可导致 X 连锁的先天性肾上腺发育不全。临床研究表明,缺少一条 X 染色体、X 短臂或 X 长臂缺失,卵巢的发育仍可启动,但是无法形成卵泡,从而导致性腺发育不全。

（3）SF-1基因。SF-1基因即为类固醇生成因子1,其在SRY开启前作用于性腺和肾上腺,启动其发育。同时,在对小鼠的实验证实,SF-1基因在两性中的表达具有差异性,提示其可能与性别决定有关。

（4）WT-1基因。WT-1基因,即Wilms肿瘤抑制基因,编码一个与肾发育有关的转录因子,其参与了性腺原基的早期分化,但其对性腺发育的影响可能是一个依赖SF-1的过程。

染色体决定了原始性腺的分化方向,性腺又决定了性别表型的分化。

二、胚胎的性别分化

原始生殖腺由体腔上皮、间充质和原始生殖细胞三部分组成。胚胎第4周,中肾嵴内侧脏壁的中胚层表面上皮增厚,深层的间充质增生,并向体腔内突出,形成纵行隆起的生殖嵴。生殖嵴紧邻中肾嵴,两者合称为尿生殖嵴。起初,生殖腺并无性别分化,直至胚胎第7周,生殖腺才能分辨出性别。生殖腺的性别分化,可分为未分化期和分化期两个时期。

1. 未分化期 大而圆的原始生殖细胞（PGGs）于胚胎发育的第3—4周,出现于尿囊附近的卵黄囊顶部。至第5周时,生殖嵴表面的上皮长入其下方的间充质,形成许多不规则的上皮细胞索,即初级性索。第6周时,原始生殖细胞沿后肠的背系膜迁入生殖嵴的初级性索。但此时的生殖腺并未产生性别分化,无论胚胎的性染色体核型是什么,都具有相同的上述生殖腺结构。

2. 分化期

（1）睾丸的分化。当迁入生殖嵴的原始生殖细胞性染色体核型为XY时,性腺将分化为睾丸。胚胎第7周时,初级性索逐渐与表面的上皮分离,向生殖嵴深部进一步增殖,与原始生殖细胞结合形成睾丸索,并由此分化为襻状生精小管,但此时生精小管仍是实心的细胞索。至第8周,上皮下方的间充质分化成一层致密的白膜。这是原始性腺开始向睾丸发育的重要标志。睾丸的间质和分泌雄激素的间质细胞则由生精小管间的间充质发育分化而来。生精小管的这种结构状态持续至青春期前。

（2）卵巢的分化。当迁入生殖嵴的原始生殖细胞性染色体核型为XX时,由于不存在TDF,性腺将自然分化为卵巢。胚胎第10周后,含未分化性腺的上皮再次增生,向深层的间充质内增殖,形成富含生殖细胞的上皮条索,称为次级性索或皮质索。皮质索进一步增殖扩大,并与上皮分离,即形成了卵巢皮质。在第16周时,皮质索断裂形成一个一个的细胞团,即为原始卵泡。其中央为一个卵原细胞,周围是一层卵泡细胞。自胚胎第1个月起,原始生殖细胞不断分裂增多,到第5个月时数目达到最高峰,约600万个。随后生殖细胞不再分裂,且急剧退化至只有一小部分残留,残留的生殖细胞最终分化形成初级卵母细胞。至出生时,仅留有100万～200万个,且停滞于第一次减数分裂前期。初级卵母细胞不具有自我复制的能力,因此,出生后的卵巢内的卵细胞不再增多且逐渐减少。

3. 睾丸和卵巢的下降 生殖腺最初位于腹腔的后上部,随着胚胎的发育,逐渐增大并下降。至胚胎第3个月,卵巢停留于骨盆缘下方,而睾丸仍继续下降,至胚胎第7—8个月时,睾丸抵达阴囊。若出生3～5个月后,睾丸仍未到达阴囊,即为隐睾。促性腺激素和雄激素对睾丸下降有调节作用。

三、两性器官结构的发育

胚胎第 6 周时,所有胚胎均有两套生殖管道,即一对中肾管(Wolff 管)和一对中肾旁管(Müller 管)。当胚胎性别分化后,男性胚胎的生殖腺将发育为睾丸,则支持细胞分泌出中肾旁管抑制物质(MIS),作用于中肾旁管,使其退化。同时,中肾管在睾丸间质细胞分泌的雄激素的作用下,发育成男性生殖器官。而女性胚胎的生殖腺发育为卵巢的过程中,因为缺乏雄激素和 MIS 的作用,中肾管不再继续发育,而是逐渐退化,由中肾旁管发育形成女性生殖器官。胚胎第 12 周,外生殖器即可区分性别。外生殖器官的发育可分为未分化期和分化期 2 个阶段。

1. 未分化期 胚胎第 4 周初,尿生殖窦膜头侧的间充质增生,形成一突起,称为生殖结节。在其两侧,由于间充质的增生,而形成一大一小两对隆起,内侧的隆起较小,称为尿生殖褶,是中性期的外生殖器,至胚胎第 6 周时,其已完全形成;外侧较大的为阴唇阴囊隆起。在尿生殖褶之间有一浅凹,称为尿道沟,沟底覆有尿生殖窦膜,于胚胎第 7 周时破裂。

2. 分化期

(1)男性外生殖器的发育。胚胎第 7 周时,睾丸间质细胞分泌雄激素,在其作用下,生殖结节伸长发育为阴茎,其中的间充质分化发育为阴茎海绵体与尿道海绵体,尿道海绵体的远端膨大形成龟头。两侧的尿生殖褶随着生殖结节的伸长,向前生长并逐渐愈合,成为尿道海绵体部,使尿道外口逐渐向阴茎头移动,最后移位于龟头顶端。两侧的阴唇阴囊隆起相互靠近,最终于中线处愈合,形成了阴囊,阴囊表面残留有合并的痕迹,即为阴囊缝。

(2)女性外生殖器的发育。因缺乏雄激素的作用,女性生殖腺的生殖结节稍增大,从而形成阴蒂。两侧的阴唇阴囊隆起和尿生殖褶分别分化成大、小阴唇。同时,左右阴唇阴囊隆起在前方愈合形成阴阜,在后方愈合形成阴唇后联合。尿道沟则同尿生殖窦下端形成阴道前庭。

第三节 生殖细胞的发生与成熟

具有受精能力的生殖细胞被称为配子。其中,男性的配子为精子,女性的配子为卵子。配子起源于卵黄囊壁处的原始生殖细胞,通过生长分化,逐渐发育为卵原细胞或精原细胞,并通过两次特殊的细胞分裂,即减数分裂而发育成熟。

一、女性生殖细胞的发育与成熟

女性生殖细胞称为卵子,其发生起源于胚胎第 3—4 周,卵黄囊顶部产生原始生殖细胞。并于胚胎第 5 周形成卵原细胞。至胚胎第 11—12 周时,卵原细胞首次进入减数分裂并停滞于减数分裂双线期,此时卵原细胞被称为初级卵母细胞。初级卵母细胞发育的停滞及长期维持是因为其外围的颗粒细胞分泌了抑制减数分裂的物质所致。至胚胎第 18～20 周时,初级卵母细胞周围围绕着单层梭形的原始颗粒细胞,外面包裹以基底膜,形成了始基卵泡。始基卵泡一旦形成,即开始逐渐分期分批发生不同程度的发育,但都不能发育成熟,最终闭锁。至出生时,仅留有 100 万～200 万个。青春期开始前,已减少至 30 万～50 万个。自青春期起,每个月经周期均有一批卵泡进入发育周期,但一般只有一个能发育成熟并排卵。女性一生中,只有 400～500 个卵泡可以发育至成熟而排卵。从始基卵泡发育至成熟卵泡,需要经过下面 4 个阶段的变化。

(1)初级卵泡。始基卵泡周围的颗粒细胞由扁平变为立方形,并开始缓慢地分裂增殖,而其包绕的卵母细胞也开始生长,体积逐渐变大,胞质逐渐积累增多,并合成多种蛋白质,从而形成了初级卵泡。

随着卵母细胞的继续生长,其周围开始形成一层折光性强、均质状、嗜酸性的细胞外基质,即为透明带。透明带对卵子起保护作用,使其不受外界伤害。透明带主要由三种蛋白构成,即为 ZP1、ZP2 和 ZP3,其中 ZP3 具有最重要的功能,其对卵细胞和精子在受精时的互相识别与结合均有着重要的作用。

(2)次级卵泡。初级卵泡进一步生长发育,当其透明带对卵母细胞的包裹即将完成,周围的颗粒细胞也由单层变为多层,在基底膜外形成了早期膜层,并有血管开始进入其中,即形成了次级卵泡。其中,血管的生成使卵泡可以接受内分泌的影响,对卵泡发育具有重要意义。

(3)三级卵泡。次级卵泡周围的颗粒细胞与卵泡膜细胞进一步增生,使卵泡逐渐呈椭圆形,此时,液体开始于颗粒细胞间聚集,当卵泡的直径达到 400 μm 时,卵母细胞外即出现了新月形的空腔,此时的卵泡即为三级卵泡。腔化的发生表明卵母细胞已经充分发育。

(4)囊状卵泡。三级卵泡腔化后,卵泡液在囊腔中不断聚集,即为囊状卵泡。正常妇女的优势卵泡是从一组囊状卵泡中选定的,优势卵泡一旦被选定,未被选定的卵泡即会闭锁,而选定的卵泡其卵泡液将会急剧增多,使卵泡的体积显著增大,至排卵前,囊状卵泡直径可大于 2 cm,并突向卵巢表面。充分发育的囊状卵泡称为排卵前卵泡。排卵前,初级卵母细胞再次启动停滞的减数分裂,迅速产生了次级卵母细胞,并排出了第一极体。随后,第二次减数分裂快速开始,并于分裂中期再次停滞,直至精子进入,第二次减数分裂才会完成,形成单倍体的卵子和第二极体。若排卵后 24 h 内未受精,则次级卵母细胞退化消失。优势卵泡的选择和排卵的整个过程都受到体内多种激素的调节。

排卵后,卵巢内剩余的部分受黄体生成素(LH)的影响,形成一个具有丰富血供的大内分泌细胞团,即为黄体。若排出的卵未受精,黄体在维持 12～14 d 后即退化,称为月经黄体。若受精,黄体则继续发育,并分泌大量雌、孕激素,称为妊娠黄体。妊娠黄体可存在 6 个月或更久,直至其内分泌功能被胎盘取代。

二、男性生殖细胞的发育与成熟

男性生殖细胞称为精子,其主要由睾丸的曲细精管上的生精上皮产生。每隔一段时间,男性睾丸内的精原细胞都会周期性地由一部分精原细胞发育成为精子。其发生过程包括精原干细胞的增殖及更新,精母细胞的一次有丝分裂和两次连续的减数分裂,单倍体精子细胞的变态,最终形成有活动能力和受精能力的精子。因为该过程的周期性变化,使得同一时间内,在睾丸内,可见到发育至不同时期的生精细胞。

（1）精原细胞。精原细胞位于曲细精管生精上皮的最外层,直接与曲细精管基膜相接触。精原细胞不断分裂增殖,既保持了精原干细胞的储备,又有部分精原细胞成为精母细胞进入下一阶段。从形态、染色质的染色、核仁的位置及数量、胞质中是否含有糖原等方面,将精原细胞分为了暗型精原细胞（Ad）、亮型精原细胞（Ap）和 B 型精原细胞 3 种类型。

其中,Ad 型精原细胞被认为是生精细胞的干细胞,它不断进行有丝分裂,产生 Ad 型和 Ap 型精原细胞。Ad 型精原细胞并不参与减数分裂的过程,只在精子发生周期开始时或受外界影响精原细胞被破坏时进行有丝分裂,不断补充精原细胞。Ap 型精原细胞则继续发育,形成 B 型精原细胞。B 型精原细胞随后将继续发育,参与精子发生周期,形成初级精母细胞。

（2）初级精母细胞。初级精母细胞位于精原细胞的近腔侧,其体积略大于精原细胞。初级精母细胞经过一段时间的休止期,使细胞做好进行减数分裂的物质准备后,初级精母细胞即开始 DNA 的复制形成姐妹染色体,随后进行第一次减数分裂。使来自父母双方的同源染色体相分离,形成两个次级精母细胞。

（3）次级精母细胞。次级精母细胞位于曲细精管的近腔侧,其体积明显小于初级精母细胞。由于次级精母细胞不需要进行 DNA 的复制,它经过一个较短的分裂间期即开始进行第二次的减数分裂,最终生成两个精子细胞。

（4）精子细胞。精子细胞位于生精上皮支持细胞的细胞质凹窝内,含有单倍体数的染色体。精子细胞不再进行细胞分裂,而是经复杂的变态,使形态和功能发生巨大变化,转变为具有受精能力的精子。

（5）精子。精子形似蝌蚪状,可分为头、尾两部分,是一种高度分化的细胞。精子的形成大致可分为 5 个过程：①细胞核内染色质高度浓缩,细胞核逐渐变长并移动至细胞的一侧,构成精子头部的主要结构；②高尔基复合体产生前顶体泡,并逐渐融合增大形成大的顶体泡,呈帽状覆盖于核的头端,形成顶体,储存受精时需要的酶；③中心粒移动至细胞核的对侧,并发出轴丝,形成鞭毛,使精子变长,并具备了活动能力；④线粒体由细胞周围向中央的轴丝近端汇集缠绕,形成了线粒体鞘,为精子的运动提供能量供应；⑤多余的细胞质逐渐汇集于尾侧,形成残余体并脱落,使得精子仅余薄层的细胞质。当精子细胞经过上述过程成为精子时,即被支持细胞释放至曲细精管管腔,随后,进入附睾,并在其中进一步成熟,变为可以运动并具有受精能力的成熟精子。

第四节　受精与着床

一、人类的受精过程

精子与卵子互相结合而形成受精卵的过程,称为受精。一般发生于输卵管的壶腹部,因为此处管腔较大,输卵管腔内的液体流速较慢,使卵子运转的速度减慢,故而易在此受精。

卵细胞自卵巢表面排出的过程叫作排卵,而排卵时包绕着卵细胞的透明带和放射冠也随卵细胞一起被排出。此时排出的卵细胞是处于第二次的减数分裂期的次级卵母细胞。卵细胞随着输卵管腔上平滑肌的节律性收缩,不断向着宫腔方向运动,最终与精子相遇。而刚进入女性生殖道内的精子是不能使卵子受精的,它需要在运行过程中不断将其表面的一些糖蛋白衣及精浆蛋白从头部脱落下来,从而暴露出顶体表面的细胞膜,以获得受精的能力。当获能的精子与排出的卵泡相遇时,即开始了真正的受精过程。

精子获能后与卵子周围的放射冠接触,释放顶体酶,溶解放射冠周围的颗粒细胞之间的基质,从而形成一条穿过放射冠的通道,即为顶体反应。随即,在 ZP3 与精子细胞膜上相应受体的介导下,精子继续释放顶体酶,溶解并穿过透明带,最终与卵细胞膜相接触并融合,精子的细胞核及细胞质进入卵子内,启动次级卵母细胞的第二次减数分裂,排出第二极体,形成成熟的卵子,此时卵子和精子的细胞核分别被称为雌原核和雄原核。卵子胞质内的皮质颗粒释放酶类,改变透明带的结构,使游离的精子不能进一步与透明带结合,而已经与透明带结合或部分穿过的精子则不能够继续穿过,从而阻止了多精子进入卵细胞,这种变化被称为透明带反应。卵子受精后,卵质膜和卵周隙也同时发生了变化,阻止多精入卵的发生。结合后的受精卵细胞内,雌雄原核逐渐向细胞中部靠近,随后核膜消失,雌雄原核的染色体混杂在一起,形成一个新的含有 46 条染色体的二倍体细胞核,受精过程随即完成,受精卵形成。

受精完成后,受精卵即开始进行旺盛的细胞代谢,并不断地进行有丝分裂,启动了胚胎的发育。使受精卵逐渐发育为既具有父母双方的遗传特点,又有着与亲代完全不同性状的新个体。

二、胚胎发育与着床

受精卵形成后,即开始一边向子宫运动一边进行有丝分裂。但此时由于受精卵仍被透明带包裹,其进行的有丝分裂使细胞的数目不断增加,但是体积却逐渐缩小,这种特殊类型的有丝分裂即被称为卵裂。卵裂产生的子细胞被称为卵裂球。卵裂使卵裂球之间的差异不断加大,出现细胞的分化。至受精后第 3 天,卵裂球的数目达到 16 个,细胞排列紧密,形似桑葚,被称为桑葚胚。受精后第 4 天,胚胎进入宫腔,并继续分裂增殖,细胞间出现若干小腔隙,并逐渐汇聚为一个大腔,使整个胚胎呈囊泡状,称为囊胚。囊胚由一层扁平的细胞所包绕,称为滋养层。囊胚腔一侧的细胞团,称为内细胞团。内细胞团是多能干细胞,将来会分化为胚胎的各种组织结构与器官。

着床是指囊胚包埋进子宫内膜的全过程,也称为植入。其常发生在受精后的第 5 天末至第 6 天初,于受精后的第 12 天左右完成。要保证着床的顺利完成,需要达到下面 4 个条件:①透明带消失;②囊胚和子宫内膜同步发育;③囊胚细胞滋养细胞分化出合体滋养细胞;④孕妇体内的黄体酮水平足以维持妊娠。

受精后第 4 天,包裹囊胚的透明带即开始溶解,使囊胚逐渐从透明带中孵出,至着床前,透明带已经完全消失。去掉透明带包裹的囊胚首先以围绕在内细胞团一侧的滋养细胞接触子宫内膜,分泌蛋白水解酶,溶解内膜,使囊胚植入。进入子宫内膜后,滋养层细胞迅速进行增殖分化,形成了内、外两层。外层为合体滋养层,相互融合;内层为细胞滋养层,不断分裂增殖加入合体滋养层,使其逐渐增厚。同时,合体滋养层内开始形成一些小的腔隙,称为滋养层陷窝,因其和子宫内膜的小血管相交通,其内充满母体血液。至受精后第12天左右,囊胚已经完全植入子宫内膜,着床完成。

在囊胚发育并着床的过程中,子宫内膜也同步发生变化。受孕激素的影响,排卵后的内膜处于分泌期,使子宫内膜对胚胎具有容受性。而当胚胎开始植入后,子宫内膜则进一步增厚,其内血管增生,使血供更加丰富,同时子宫内的腺体扩大,并进行旺盛的分泌,基质细胞也变得肥大,其内含有丰富的糖原和脂滴。这一系列的变化称为蜕膜反应。依照蜕膜和胚胎间的不同位置,可将其分为位于胚胎深面的底蜕膜、覆于胚胎浅层的包蜕膜以及覆于两者以外的宫腔的真蜕膜。包蜕膜与真蜕膜在发育的过程中将逐渐退化消失。

胚胎开始植入后,一方面滋养层细胞不断分裂增生并逐渐形成胎盘和胎膜等附属结构;另一方面内细胞团增殖并重新排列形成扁圆形的胚盘。受精后第3周末,胎儿胎盘循环建立,初步形成了胎儿胎盘的雏形。至胚胎第4周起,三胚层逐渐分化,形成各种器官的原基。伴随着三胚层的分化,胚体逐渐卷曲成型,至第8周末,形成初具人形的胚胎。

第五节　生殖内分泌调节

一、女性生殖内分泌调节

下丘脑-垂体-卵巢系统是女性体内最重要的内分泌调节系统,它可以调节卵巢的活动,使之发生周期性的变化,称为卵巢周期。而周期性变化的卵巢激素,既可以作用于子宫内膜,使其产生周期性的变化,从而形成月经,又可以对下丘脑和垂体产生负反馈调节。

女性8岁以前,下丘脑-垂体-卵巢轴的功能处于抑制状态。8岁以后,下丘脑促性腺激素释放激素(GnRH)抑制状态解除,卵巢开始发育并分泌性激素,使女性生殖器开始发育,由幼稚型变为成熟型。至青春期,第二性征开始发育,使女性逐渐进入生育期。此时,卵巢、生殖器官各部及乳房均发生周期性的变化。

1. 卵巢的周期性变化　卵巢既可以产生和排出卵子,又可以分泌激素。女性自青春期至绝经期前的时期里,卵泡周期性的发育、成熟并排出。胚胎期卵泡的发育和闭锁不依赖于促性腺激素,而进入青春期后,卵泡发育成熟的过程则依赖于促性腺激素。

生育期女性每月定期募集一批卵泡,一般从中选择一个优势卵泡,最后发育成熟并排出。女性的卵巢周期可大致分为卵泡期和黄体期2个阶段。从月经第1天至卵泡发育成熟,称为卵泡期。从排卵日至下次月经来潮,称为黄体期。

优势卵泡的选择开始于上一月经周期的黄体期末期,此时,尿促卵泡素(FSH)的浓度开始缓慢上升,募集到的一批卵泡开始发育,直径增大,并在卵泡液中积累FSH,而随着卵泡的不断发育,募集到的卵泡中的FSH浓度逐渐开始出现显著差异,优势卵泡中的FSH浓度继续升高,而非优势卵泡中FSH浓度降低,甚至检测不到。此时,优势卵泡即被选定。未被选择的卵泡随即开始闭锁,而选定的优势卵泡则继续发育,直径不断增大。

优势卵泡发育早期,其只能分泌很少量的雌激素,直至月经周期的第 7 天,其分泌雌激素的量开始迅速增多,于排卵前,雌激素的分泌量达到高峰。此时,其对下丘脑产生了正反馈调节作用,使其释放出大量 GnRH,进而作用于垂体,刺激其释放出大量促性腺激素(LH/FSH),出现 LH/FSH 峰。在 LH 峰的作用下,卵泡黄素化,并分泌少量的黄体酮。在 LH/FSH 峰与黄体酮共同作用下,激活卵泡液中的蛋白酶,使基底膜降解,液体注入卵泡从而使卵泡破裂而排卵。排卵一般发生于下次月经来潮前的 14 天左右。排卵以后,残余的结构将形成黄体,黄体分泌雌、孕激素,使血液中雌、孕激素的水平逐渐升高,至排卵后 7～8 天,黄体成熟时,血液循环中雌、孕激素水平达到高峰。而此时,血液中高浓度的雌、孕激素又对下丘脑和垂体产生抑制作用,使血液中的 FSH 和 LH 处于较低水平。如果卵子未受精,则黄体于排卵后的第9—10天开始逐渐退化,血液中雌、孕激素水平也随之逐渐下降,至月经期,其水平降至最低。进入月经期,雌、孕激素对下丘脑和垂体的负反馈抑制作用也随之解除,垂体再次开始分泌 FSH 和 LH,使卵巢进入下一个周期。

卵巢周期除了受促性腺激素的影响外,还受到很多其他物质的调节,如抑制素、激活素、生长因子、细胞因子等的影响,在此不详细说明。

2. 子宫内膜的周期性变化　子宫内膜的功能层受卵巢激素的影响,周期性地发生增殖、分泌和脱落的变化。根据子宫内膜的组织学变化,可将月经周期分为增殖期、分泌期和月经期。

月经期为月经周期的第 1—4 天,此时卵巢周期中雌、孕激素均处于较低水平,在雌、孕激素撤退的影响下,子宫内膜功能层内螺旋小动脉持续性痉挛,促使组织缺血、变性、坏死,进而使功能层从基底层上脱落,形成月经。

增殖期为月经周期的第 5—14 天,与卵巢周期中卵泡发育成熟的时期相对应。此时卵巢分泌的雌激素水平不断上升,在雌激素的作用下,子宫内膜腺体、间质细胞和血管呈增殖性变化,子宫内膜不断增厚,称为增殖期。

分泌期为月经周期的第 15—28 天,对应于卵巢周期中的黄体期。此时,受雌激素的影响,子宫内膜进一步增厚;受孕激素的影响,子宫内膜开始出现分泌的现象,腺体增长并更加弯曲,血管迅速增加,更加弯曲;间质疏松水肿,有利于着床。

3. 生殖器其他部位的周期性变化　在卵巢性激素的周期性变化中,阴道黏膜、宫颈黏液、输卵管及乳房组织也发生相应的变化。排卵前,在雌激素的作用下,阴道黏膜底层细胞增生,使阴道上皮增厚,表层细胞角化。排卵后,在孕激素的作用下,阴道表层细胞脱落。月经来潮后,体内雌激素水平降低,宫颈管分泌的黏液量很少。随着体内雌激素的不断累积,宫颈黏液的分泌量增多,至排卵期,宫颈黏液呈稀薄、透明状,拉丝度可达到 10 cm 以上。输卵管黏膜的变化则与子宫内膜相似。乳腺腺管可因雌激素的作用而发生增生,乳腺小叶和腺泡则可因孕激素的作用而生长。月经前期,受体内雌、孕激素的影响,乳腺间质水肿及乳腺小管充血、扩张可导致乳房胀痛。随着体内雌、孕激素水平下降,症状可消失。

4. 其他激素对生殖的影响　肾上腺皮质是女性雄激素的主要来源,其为正常女性的阴毛、腋毛、肌肉和全身发育所必需。雄激素可促进非优势卵泡的闭锁,并提高性欲。过多的雄激素可对抗雌激素的作用,使卵巢功能受到抑制。

甲状腺分泌的甲状腺素(T_4)和三碘甲状腺原氨酸(T_3)对性腺的发育成熟、维持正常的月经和生殖功能具有重要影响。当甲状腺功能异常时,可导致月经的异常,甚至引起不孕。

前列腺素广泛存在于机体中,其可诱发下丘脑及垂体释放 GnRH、LH;可促进卵泡的发育、卵巢激素的分泌并诱发排卵,也参与了黄体维持和溶解的过程,并可通过影响输卵管的活动来调节卵子的运输。

二、男性生殖内分泌调节

下丘脑-垂体-睾丸系统是男性最重要的内分泌调节系统,睾丸的生精作用和内分泌功能均受到下丘脑及垂体的调节,而睾丸分泌的激素又反馈性地调节下丘脑和垂体的功能,从而维持生精过程和各种激素水平的稳定。

1. 下丘脑-垂体-睾丸系统的调节 精子的发生受下丘脑、垂体分泌的促性腺激素及睾丸间质细胞分泌的睾酮的影响,而睾酮的分泌则受到垂体分泌的激素的影响,在这三者的相互作用下,使睾丸顺利地产生精子。

生精过程开始于下丘脑分泌 GnRH,其作用于垂体,使其分泌 FSH 和 LH。其中,FSH作用于支持细胞,使其合成并分泌雄激素结合受体,启动生精过程;分泌抑制素,选择性地抑制垂体合成和分泌 FSH。LH 则作用于睾丸间质细胞,促进其合成和分泌睾酮。睾酮作用于睾丸内广泛分布的雄激素结合受体,从而发挥调节精子发生和生殖的能力。同时,垂体分泌的 FSH 还具有增强 LH 刺激睾酮分泌的作用,在生精过程中发挥协同作用。而当血中睾酮浓度达到一定水平后,其作用于下丘脑与垂体上的雄激素受体,反馈性地抑制其分泌 Gn-RH、LH,使得血中睾酮维持在一个相对固定的浓度范围内。

睾酮不仅对生精过程具有重要作用,同时在青春期时,睾酮促进了男性性器官的生长发育,及副性征的出现。一定浓度的睾酮使得男性性征维持在正常状态并维持性欲。

2. 其他激素的调节 芳香化酶存在于睾丸的支持细胞内,可转化睾酮为雌二醇,雌二醇作用于间质细胞中的雌二醇受体,可以阻止间质细胞前体细胞的增殖,从而达到使睾酮合成减少的作用。

垂体分泌的催乳素可以作用于睾丸间质细胞,增加其 LH 受体的数量,从而使间质细胞对 LH 的敏感性加强。

第六节　不孕与不育

有正常性生活,未避孕 1 年未妊娠者,称为不孕症。未避孕而从未妊娠者称为原发性不孕,曾有过妊娠而后未避孕连续 1 年不孕者称为继发性不孕。夫妻同居 1 年以上,未采用任何避孕措施,由于男方因素而造成女方不孕者,称为男性不育。在我国,不孕症的发病率为7%～10%。

一、不孕与不育的病因

不孕与不育的病因,可分为女方因素、男方因素和不明原因的不孕不育三种类型。

1. 女方因素

(1)外阴与阴道因素。各种先天性畸形,如阴道部分或完全纵隔、横隔或斜隔;阴道狭窄或缺如;或因创伤与手术形成瘢痕狭窄等。阴道的各种炎症可改变阴道微环境,使大量微生物和白细胞增生,影响精子在阴道内的活力,导致不孕。

(2)宫颈因素。宫颈先天性畸形,如双宫颈、无宫颈、宫颈过长或狭窄等。宫颈炎症性疾病,如重度宫颈糜烂时,脓样分泌物增多,影响精子的存活。同时,过多的宫颈黏液可以使宫颈管阻塞,使精子不能顺利进入宫颈而导致不孕。宫颈息肉也可能是导致不孕的原因。

(3)子宫因素。子宫先天性畸形,如子宫纵隔、双角子宫等。因外伤或手术导致宫腔粘连、子宫内膜炎、子宫内膜不典型增生、子宫腺肌症及某些子宫肌瘤也可导致不孕。

(4)输卵管因素。输卵管是运送精子、摄取卵子和把受精卵运送到子宫腔的重要器官。当输卵管功能障碍或堵塞时,可导致不孕。常见的病因有:输卵管炎、输卵管积水、子宫内膜异位症、盆腔炎症导致输卵管粘连和闭塞、输卵管发育不良、盆腔手术损伤输卵管等。

(5)卵巢因素。卵巢是排卵的器官,当卵巢功能异常时,可导致排卵障碍而引起不孕。常见的病因有:先天性卵巢发育异常、卵巢肿瘤、子宫内膜异位症、多囊卵巢综合征、卵巢早衰、下丘脑及垂体的损伤与疾病等。

(6)免疫因素。免疫因素如抗精子抗体的产生、封闭抗体的缺乏、抗透明带抗体的产生、抗心磷脂抗体过多等,均可导致不孕。

(7)内分泌因素。垂体、甲状腺、肾上腺功能的紊乱或疾病,可对女性的生育产生不利影响。

(8)精神因素。工作、生活压力过大,精神长期紧张,可直接对女性的内分泌系统产生影响,从而影响生育。

(9)社会因素。环境质量的不断变差也在一定程度上对女性的生育能力产生影响。

(10)生活习惯。长期吸烟、酗酒在一定程度上会影响女性的生育能力。

2. 男方因素

(1)精子生成障碍。隐睾、睾丸发育不良、精索静脉曲张、感染、下丘脑-垂体-睾丸轴功能的紊乱、一些内分泌系统的疾病等均可以影响精子的发生,导致精子生成减少甚至无精。

(2)精子运送障碍。勃起障碍、逆行射精、精囊缺如、双侧输精管缺如、外伤或手术损伤等均可以导致精子运送障碍,使精子无法顺利进入阴道,导致不育。

(3)精子异常。精子本身不具备受精能力,如精子顶体酶缺乏,使其不能穿破卵子放射冠和透明带,不能引起卵子受精。或严重的少精、弱精、畸精精子过多甚至无精,均会在不同程度上导致不育。

(4)免疫因素。免疫因素如抗精子抗体的存在,可使精子凝集,影响其运动和受精功能。

(5)精神因素。工作、生活压力过大,作息时间不规律等可显著影响精子的质量。

(6)社会因素。环境质量的不断变差也在一定程度上对精子的质量产生影响。

3. 不明原因的不孕不育　若经过各种临床系统的检查,仍然不能找到不孕不育的病因,则可诊断为不明原因的不孕。

二、不孕与不育的诊断

不孕与不育往往是夫妇双方多种因素影响的结果,所以其诊断需要对男女双方共同进行全面检查。

1. 女方检查和诊断

(1)病史。病史是我们获取的重要的第一手资料。详细地询问病史,包括不孕的年限、同居情况、性生活的状况、孕产史、月经史、既往病史、药物史、家族史和手术史等。对患者的情况进行了解以得到初步的判断,可以帮助决定下一步的诊疗措施。

(2)体格检查。对患者进行全面的体格检查,注意观察生殖器及第二性征的情况。注意因雄激素过高导致的多毛、痤疮等体征;因性激素不足导致的第二性征发育不良的体征。正确测量患者的体重指数,指导患者增减体重。必要时行胸部和腹部平片检查排除结核、MRI检查排除垂体病变等。

(3)妇科检查。对患者行常规妇科检查,如阴道炎检查、支原体、衣原体等检查。对患者行X线下子宫输卵管造影检查,以判断其输卵管通畅情况。必要时行妇科B超检查诊断患者是否有生殖器官畸形或其他生殖器官病变。

(4)排卵及内分泌功能的测定。排卵情况可通过基础体温测定、子宫颈黏液评分、血清内分泌激素的测定、连续B超监测等方法进行了解。其中,连续B超监测是最常用的方法,可以观察到卵泡长大的全过程,能比较准确地判断出是否有卵泡生长障碍或排卵障碍等情况的存在。血清性激素的测定可以帮助了解卵巢的基础状态及其储备情况,一定程度上还可以提示某些病理状态。而血清内其他激素的测定则可用以判断是否存在因其他内分泌功能的异常而导致的卵巢功能异常。

(5)免疫学检查。若上述检查仍未能找到不孕的病因,可进行免疫学的相关检查,如抗精子抗体、抗透明带抗体、封闭抗体等。

(6)其他检查。染色体的数量、结构的异常同样可能是导致不孕的原因,必要时进行染色体检查协助诊断。

2. 男方检查和诊断

(1)病史。详细询问其病史,包括婚育史、性生活情况、排精频率、手术外伤史、药物史、既往病史、职业和生活习惯等情况。对患者的情况进行初步了解和判断。

(2)体格检查。对患者进行全面的体格检查,注意其生殖器及第二性征的情况。

(3)精液检查。对患者进行精液检查,判断其精液质量。发现是否存在少精、弱精、畸精、精液液化不良等情况。

(4)内分泌检查。测定患者血中各种性激素的水平,判断患者是否存在相关的内分泌疾病。

(5)免疫检查。男性的相关免疫检查可分为抗精子抗体检查、精浆免疫抑制物检查和精子的细胞免疫检查三部分。其中以抗精子抗体检查最为常见。

三、不孕与不育的治疗

1. 女性不孕的治疗　对于各种阴道炎症,应针对病因积极采取抗感染治疗;对于各种器质性疾病,如子宫、阴道畸形、宫腔粘连等,应根据情况选择不同的手术进行治疗;对于因内分泌异常引起的排卵障碍,在应用药物积极调整体内内分泌水平的同时,可采用促排卵治疗,促进卵泡的生长发育与排出。常用的促排卵药物有氯米芬、来曲唑、促性腺激素、促性腺激素释放激素及其类似物等。对于免疫因素导致的不孕,应积极进行免疫治疗提高妊娠率。若经过上述治疗仍不能怀孕,可考虑行辅助生殖技术帮助怀孕。

2. 男性不育的治疗　对于不育的男性患者,最重要的是纠正不良的生活习惯,如吸烟、酗酒等,以提高其生育能力。对于性功能障碍者,应对其进行性生活指导,必要时可对其辅以心理疏导。对于存在生精障碍的患者,应根据情况予以药物或手术治疗,改善精子的发生情况。而对于存在器质性病变,如生殖道畸形、缺如的患者,应选用合适的手术方式纠正畸形。若上述方法无效,则可以考虑应用辅助生殖技术。

3. 辅助生殖技术　辅助生殖技术是指采用各种医疗手段促使不孕者受孕的方法的统称,包括人工授精(AI)、体外受精和胚胎移植(IVF-ET)、卵细胞浆内单精子显微注射(ICSI)等。

人工授精是运用非性交的方法将精子置入女性生殖道内,以期精子和卵子结合,而达到妊娠目的的一种方法。人工授精按精液的来源可分为夫精人工授精和供精人工授精。其中,夫精人工授精主要用于下列情况:①精液质量异常如少弱精症、畸精症、精液容量过低、精液液化不良;②阴茎解剖学缺陷;③阴茎勃起障碍、逆行射精,精液无法进入阴道;④不明原因不育;⑤女性因素,宫颈疾病、宫颈黏液异常黏稠,子宫位置异常,不利于精子通过;⑥免疫性不育。

体外受精和胚胎移植是指将精子和卵子取出于体外培养,受精并发育成胚胎后再移入女性子宫内继续发育,从而达到妊娠目的的一种方法。体外受精和胚胎移植主要适用于下列情况:①输卵管因素导致不孕的患者;②不明原因的不孕患者多次宫腔内人工授精失败;③子宫内膜异位症患者,轻、中度子宫内膜异位症患者经多次宫腔内人工授精失败或重度子宫内膜异位症患者;④男性因素,精子量少,活动力差,射精异常或无精症患者。

卵细胞浆内单精子显微注射即为第二代的试管婴儿技术,其原理是于体外直接将精子注射入卵细胞的胞质内,辅助其受精,对于因男方严重的少精、弱精、畸精等因素引起的不孕,有着较好的治疗效果。

(马琳)

第三章 环境污染现状

第一节 大气污染

人通过呼吸与外界进行气体交换,从空气中吸收氧气,呼出二氧化碳,以维持生命活动。一个成年人通常每天呼吸 2 万多次,吸入 $10 \sim 15 \ m^3$ 的空气。因此,空气的清洁程度及其理化性状与人类健康关系十分密切。

一、大气污染的来源及种类

(一)污染来源

大气污染包括天然污染和人为污染两大类。天然污染主要由于自然原因形成,例如沙尘暴、火山爆发、森林火灾等。人为污染是由于人们的生产和生活活动造成的,可来自固定污染源(如烟囱、工业排气管等)和流动污染源(汽车、火车等各种机动交通工具)。二者相比,人为污染的来源更多,范围更广。因此,这里主要叙述人为活动引起的大气污染。

1. 工农业生产 各种工业企业是大气污染的主要来源,也是大气卫生防护的重点。工业企业排放的污染物主要来源于燃料的燃烧和工业生产过程。农业生产中化肥的施用、农药的喷洒以及秸秆的焚烧也会造成大气的污染。

目前我国的主要工业燃料是煤,其次是石油。用煤量最大的是火力发电站、冶金、化工、机械、轻工和建材等部门,它们的用煤量占总消耗量的 70% 以上。煤的主要杂质是硫化物,此外还有氟、砷、钙、铁、镉等的化合物。石油的主要杂质是硫化物和氮化物,其中也含少量的有机金属化合物。

工业企业排放的污染物也可源于工业生产过程。从原材料到产品,工业生产的各个环节都可能有污染物排放出来。污染物的种类与原料种类及其生产工艺有关。不同类型工业企业排放的主要污染物有所差异。

2. 生活炉灶和采暖锅炉 生活炉灶使用的燃料有煤、液化石油气、煤气和天然气。采暖锅炉以煤或石油产品为燃料,是采暖季节大气污染的重要原因。如果燃烧设备效率低,燃烧不完全,烟囱高度低或无烟囱,可造成大量污染物低空排放。在采暖季节,各种燃煤小炉灶是居民区大气污染的重要来源。

3. 交通运输 主要是指飞机、汽车、火车、轮船和摩托车等交通运输工具排放的污染物。目前这些交通工具的主要燃料是汽油、柴油等石油制品,燃烧后能产生大量的颗粒物、NO_X、CO、多环芳烃和醛类。

4. 其他　地面尘土飞扬或土壤及固体废弃物被大风刮起,均可将铅、农药等化学性污染物以及结核杆菌、粪链球菌等生物性污染物转入大气。水体和土壤中的挥发性化合物也易进入大气,车辆轮胎与沥青路面摩擦可以扬起多环芳烃和石棉。

意外事件,例如工厂爆炸、火灾、核泄漏均能严重污染大气,这类事件虽然少见,但是危害严重。另外,火葬场、垃圾焚烧炉产生的废气也可以影响大气环境。

(二)大气污染物的种类

根据大气污染物在大气中的存在状态,可将其分为气态和气溶胶。大气气溶胶体系中分散的各种微粒常常也被称作大气颗粒物。

1. 气态污染物　气态污染物主要可分为以下 5 类。

(1)含硫化合物。主要有 SO_2、SO_3 和 H_2S 等。

(2)含氮化合物。主要有 NO、NO_2 和 NH_3 等。

(3)碳氧化合物。主要是 CO 和 CO_2。

(4)碳氢化合物。包括烃类、醇类、酮类、酯类以及胺类。

(5)卤素化合物。主要是含氯和含氟化合物,如 HCl、HF 和 SiF_4 等。

2. 大气颗粒物　粒径是大气颗粒物最重要的性质。它反映了大气颗粒物来源的本质,并可影响光散射性质和气候效应。在实际工作中常使用空气动力学等效直径(Dp)来表示大气颗粒物的大小。在气流中,如果所研究的大气颗粒物与一个有单位密度的球形颗粒物的空气动力学效应相同,则这个球形颗粒物的直径就定义为所研究大气颗粒物的 Dp。这种表示法可以直接表达出大气颗粒物在空气中的停留时间、沉降速度、进入呼吸道的可能性以及在呼吸道的沉积部位等。

按粒径大小,大气颗粒物一般可分为以下几类。

(1)总悬浮颗粒物(TSP)。是指粒径≤100 μm 的颗粒物,包括液体、固体或者液体和固体结合存在的,并悬浮在空气介质中的颗粒。

(2)可吸入颗粒物(PM_{10})。指空气动力学直径≤10 μm 的颗粒物,因其能进入人体呼吸道而命名之,又因其能够长期飘浮在空气中,也被称为飘尘(suspended dusts)。

(3)细颗粒物($PM_{2.5}$)。是指空气动力学直径≤2.5 μm 的细颗粒。它在空气中悬浮的时间更长,易于滞留在终末细支气管和肺泡中,其中某些较细的组分还可穿透肺泡进入血液。$PM_{2.5}$ 更易于吸附各种有毒的有机物和重金属元素,对健康的危害极大。

(4)超细颗粒物($PM_{0.1}$)。指空气动力学直径≤0.1 μm 的大气颗粒物。城市环境中,人为来源的 $PM_{0.1}$ 主要来自汽车尾气。$PM_{0.1}$ 有直接排放到大气的,也有排放出的气态污染物经日光紫外线作用或其他化学反应转化后二次生成的。$PM_{0.1}$ 的健康影响受到日益广泛的关注。

二、大气中主要污染物

(一)颗粒物

大气中的颗粒物可来自自然界的风沙尘土、火山爆发、森林火灾和海水喷溅等,其中沙尘天气是影响我国北方一些地区大气颗粒物浓度的重要季节性因素。人类的生产和生活活动中使用的各种燃料如煤炭、液化石油气、煤气、天然气和石油的燃烧构成了大气颗粒物的另一重要来源。钢铁厂、有色金属冶炼厂、水泥厂和石油化工厂等的工业生产过程也会造成颗粒物的污染。这些来源的颗粒物常含有特殊的有害物质,如铅、氟和砷等。此外,公路扬尘、建筑扬尘也是我国一些城市大气中颗粒物的重要来源之一。

颗粒物是我国大多数城市的首要污染物,是影响城市空气质量的主要因素。研究发现,不同季节大气颗粒物的来源有所差异。例如,北方城市冬季燃煤排放的烟尘对空气颗粒物的贡献较大,但非采暖期的颗粒物来源中,沙尘暴、公路扬尘、建筑扬尘的贡献却比较高。

近年来,大气 PM_{10}、$PM_{2.5}$ 污染受到广泛的关注。2015 年,我国 338 个地级以上城市的监测结果显示,PM_{10} 年均浓度范围为 24~357 $\mu g/m^3$,平均为 87 $\mu g/m^3$;$PM_{2.5}$ 年均浓度范围为 11~125 $\mu g/m^3$,平均为 50 $\mu g/m^3$。

我国的《环境空气质量标准》(GB3095-2012)的二级浓度限值规定:PM_{10} 的年平均浓度限值为 70 $\mu g/m^3$,日平均浓度限值为 150 $\mu g/m^3$;$PM_{2.5}$ 的年平均浓度限值为 35 $\mu g/m^3$,日平均浓度限值为 75 $\mu g/m^3$。

(二)二氧化硫

一切含硫燃料的燃烧都能产生二氧化硫(sulfur dioxide,SO_2)。大气中的 SO_2 主要来自固定污染源,其中约 70% 来自火力发电厂等的燃煤污染,约 26% 来自有色金属冶炼、钢铁、化工、炼油和硫酸厂等生产过程,其他来源仅占 4% 左右。小型取暖锅炉和民用煤炉是地面低空 SO_2 污染的主要来源。

由于排放控制以及主要燃料种类改变等原因,世界一些城市大气 SO_2 浓度下降明显,欧美等发达国家目前 SO_2 的年平均浓度多为 20~60 $\mu g/m^3$。2015 年,我国 338 个地级以上城市的监测结果显示,SO_2 年均浓度范围为 3~87 $\mu g/m^3$,平均为 25 $\mu g/m^3$。

SO_2 在大气中可被氧化成 SO_3,再溶于水汽中形成硫酸雾。SO_2 还可先溶于水汽中生成亚硫酸雾然后再氧化成硫酸雾。硫酸雾是 SO_2 的二次污染物,对呼吸道的附着和刺激作用更强。硫酸雾等可凝成大颗粒,形成酸雨。

我国的《环境空气质量标准》(GB3095-2012)的二级浓度限值规定:SO_2 的年平均浓度限值为 60 $\mu g/m^3$,日平均浓度限值为 150 $\mu g/m^3$。

(三)氮氧化物

大气中的氮氧化物(nitrogen oxides,NO_X)主要指二氧化氮(nitrogen dioxide,NO_2)和一氧化氮(nitrogen monoxide,NO)。

各种矿物燃料的燃烧过程中均可产生 NO_X。当温度达到 1 500 ℃ 以上时,空气中的 N_2 和 O_2 可以直接合成 NO_X。温度越高,NO_X 的生成量越大。火力发电、石油化工、燃煤工业等排放 NO_X 的量很大,硝酸、氮肥、炸药、染料等生产过程排出的废气中也含有大量的 NO_X。机动车尾气是城市大气 NO_X 污染的主要来源之一。2015 年,我国 338 个地级以上城市的监测结果显示,NO_2 年均浓度范围为 8~63 $\mu g/m^3$,平均为 30 $\mu g/m^3$。

NO_2 是光化学烟雾形成的重要前体物质,有刺激性,与挥发性有机物共存时,在强烈的日光照射下,可形成光化学烟雾。此外,大气中的 NO_2 与 PAH 发生硝基化作用,可形成硝基 PAH。

我国的《环境空气质量标准》(GB3095-2012)的二级浓度限值规定:NO_2 的年平均浓度限值为 40 $\mu g/m^3$,日平均浓度限值为 80 $\mu g/m^3$。

(四)一氧化碳

一氧化碳(carbon monoxide,CO)是含碳物质不完全燃烧的产物,无色、无臭、无刺激性。大气中的 CO 主要来源于机动车尾气、炼钢铁、焦炉,煤气发生站、采暖锅炉、民用炉灶、固体废弃物焚烧排出的废气。2015 年,我国 338 个地级以上城市的监测结果显示,CO 年日均值第 95 百分位数浓度范围为 0.4~6.6 mg/m^3,平均为 2.1 mg/m^3。

我国的《环境空气质量标准》(GB3095-2012)的二级浓度限值规定:CO 的日平均浓度限值为 4 mg/m^3。

(五)臭氧

臭氧(ozone,O_3)是光化学烟雾的主要成分,其刺激性强并有强氧化性,属于二次污染物。光化学烟雾是大气中的 NO_2 和 VOCs,在太阳紫外线的作用下,经过光化学反应形成的浅蓝色烟雾,是一组混合污染物。O_3 占烟雾中光化学氧化剂的 90% 以上,是光化学烟雾的指示物。自然本底的 O_3 浓度很低,为 0.4~9.4 $\mu g/m^3$。洛杉矶光化学烟雾事件时,大气中的 O_3 浓度最高达 1500 $\mu g/m^3$。2015 年,我国 338 个地级以上城市的监测结果显示,O_3 日最大 8 h 平均值第 90 百分位数浓度范围为 62~203 $\mu g/m^3$,平均为 134 $\mu g/m^3$。

我国的《环境空气质量标准》(GB3095-2012)的二级浓度限值规定:O_3 的 8 h 平均浓度限值为 160 $\mu g/m^3$。

(六)多环芳烃

大气中的多环芳烃(polycyclic aromatic hydrocarbon,PAH)主要来源于各种含碳有机物的热解和不完全燃烧,如煤、木柴、烟叶和石油产品的燃烧,烹调油烟以及各种有机废物的焚烧等。尽管不同类型污染源产生的 PAH 种类有所不同,但不同地区大气中的 PAH 谱差别不大。由于苯并(a)芘(benzo(a)pyrene,BaP)是第一个被发现的环境化学致癌物,而且致癌性很强,故常以其作为 PAH 的代表。

我国的《环境空气质量标准》(GB3095-2012)的二级浓度限值规定:BaP 的年平均浓度限值为 0.001 $\mu g/m^3$,日平均浓度限值为 0.002 5 $\mu g/m^3$。

三、大气污染对健康的危害

大气污染物主要通过呼吸道进入人体,小部分污染物也可以降落至食物、水体或土壤,通过进食或饮水,经消化道进入体内,儿童还可以经直接食入尘土而由消化道摄入大气污染物。有的污染物可通过直接接触黏膜、皮肤进入机体,脂溶性的物质更易经过完整的皮肤而进入体内。

(一)大气污染对健康的直接危害

1. 急性危害 大气污染物的浓度在短期内急剧升高,可使当地人群因吸入大量的污染物而引起急性中毒,按其形成的原因可以分为烟雾事件和生产事故。

(1)烟雾事件。根据烟雾形成的原因,烟雾事件可以分为煤烟型烟雾事件和光化学烟雾事件。

煤烟型烟雾(coal smog)事件:主要由燃煤产生的大量污染物排入大气,在不良气象条件下不能充分扩散所致。自19世纪末开始,世界各地曾经发生过许多起大的烟雾事件,最著名的是伦敦烟雾事件。

1952年12月5-9日,英国许多地区被浓雾覆盖,大气呈逆温状态。伦敦的情况尤为严重,气温在-3~4℃,空气静止,浓雾不散,4~5 d内持续不变。空气中的污染物浓度不断增高,烟尘浓度最高达4.46 mg/m³,为平时的10倍。SO_2的最高浓度达到3.8 mg/m³,为平时的6倍。数千市民出现胸闷、咳嗽、咽痛、呕吐等症状,以此病患者为主的死亡人数骤增。12月7-13日这一周,死亡人数突然猛增,死亡总数为4 703人,与1947—1951年同期相比要多死亡2 851人。之后的第二周内,死亡人数为3 138人,仍较平时成倍增加。在此后两个月内,还陆续有8 000人死亡。对当时的数据进行重新分析后表明,这次事件造成的超额死亡人数高于以前的估计,达12 000人。

光化学型烟雾(photochemical smog)事件:由汽车尾气中的氮氧化物(NO_x)和挥发性有机物(VOCs)在日光紫外线的照射下,经过一系列的光化学反应生成的刺激性很强的浅蓝色烟雾所致,其主要成分是臭氧、醛类以及各种过氧酰基硝酸酯,这些通称为光化学氧化剂。其中,臭氧约占90%以上。

光化学型烟雾最早出现在美国的洛杉矶,先后于1943、1946、1954、1955年在当地发生光化学型烟雾事件。特别是在1955年持续1周多的事件期间,气温高达37.8℃,致使哮喘和支气管炎流行,65岁及以上人群的死亡率升高,平均每日死亡70~317人。

光化学型烟雾在世界许多大城市都曾经发生过,例如,美国的洛杉矶、纽约,日本的东京和大阪,澳大利亚的悉尼,印度的孟买以及我国的兰州、成都、上海、北京等地。

(2)事故性排放引发的急性中毒事件。事故造成的大气污染急性中毒事件一旦发生,后果通常十分严重,近年发生的代表性事件有印度博帕尔毒气泄漏事件和切尔诺贝利核电站爆炸事件。

印度博帕尔毒气泄漏事件:博帕尔是印度中央邦的首府,人口80多万。美国联合碳化物公司博帕尔农药厂建在该市的北部人口稠密区。工厂设备年久失修。1984年12月2日深夜和3日凌晨,该厂的一个储料罐进水,罐中的化学原料发生剧烈的化学反应,储料罐爆炸,41t异氰酸甲酯泄漏到居民区,酿成迄今世界最大的化学污染事件。在这次惨剧中,有521 262人暴露毒气,其中严重暴露的有32 477人,中度暴露的有71 917人,轻度暴露的有416 868人,2 500人因急性中毒死亡。该事件导致的各种后遗症、并发症不计其数,给当地居民的健康和社会政治经济造成无法弥补的损失。

苏联切尔诺贝利核电站爆炸事件:1986年4月26日凌晨1时许,苏联切尔诺贝利核电站发生爆炸,造成自1945年日本广岛、长崎遭原子弹袭击以来世界上最为严重的核污染。反应堆放出的核裂变产物主要有 ^{131}I、^{103}Ru、^{137}Cs 以及少量的 ^{60}Co。周围环境中的放射剂量达200 R/h,为人体允许剂量的2万倍。此次核事故造成13万居民急性暴露,31人死亡,

233 人受伤,经济损失达 35 亿美元。

2. 慢性影响　大气污染物的长期暴露可对人体产生多系统的危害。其中,对呼吸系统和心血管系统的影响尤为突出。

(1)对呼吸系统的影响。大气中的 SO_2、NO_X、硫酸雾、硝酸雾及颗粒物不仅能产生急性刺激作用,还可长期反复刺激机体引起咽炎、喉炎、眼结膜炎和气管炎等。呼吸道炎症反复发作,可以造成气道狭窄,气道阻力增加,肺功能不同程度的下降,最终形成慢性阻塞性肺疾患(chronic obstructive pulmonary disease,COPD)。

瑞士的一项研究发现,大气 NO_2、SO_2 和 PM_{10} 浓度与人群肺功能降低以及慢性支气管炎发病率增高有关。美国、加拿大等地对儿童的研究也得出同样的结论。研究还显示,大气颗粒物污染可阻碍儿童肺功能的增长。美国的研究发现,大气 PM_{10} 浓度每增加 10 $\mu g/m^3$,65 岁以上人群哮喘和 COPD 的入院率增加 1%。我国上海、沈阳、重庆、本溪等城市的调查都发现,大气污染与呼吸系统症状以及慢性支气管炎、肺气肿等疾病的发生有明显的相关关系。北京和上海的研究还发现,大气污染可影响儿童的一些肺功能指标如用力肺活量(FVC)、最大呼气流速(PEF)、第 1 秒钟用力呼气容积(FEV_1)等。

大量的研究证据表明,大气污染可加剧哮喘患者的症状,大气中的 SO_2、O_3、NO_X 等污染物会引起支气管收缩、气道反应性增强以及加剧过敏反应。在荷兰进行的出生队列研究发现,交通污染与出生后 2 年内幼儿喘鸣、哮喘发生的相对危险度增加有关。德国的一项研究观察到大气污染物 NO_2、$PM_{2.5}$ 以及煤烟与 1 岁幼儿夜间干咳发生之间有显著的关联。美国南加州的一项研究显示,在 O_3 污染较严重时从事体育活动可增加儿童哮喘发生的危险度。美国加州的一项大气污染与成人哮喘的研究也显示 O_3 污染与哮喘发生有明显的关联。

(2)对心血管系统的影响。美国国家空气污染与死亡率和发病率关系研究计划对美国20 个城市近 5 000 万人的资料分析显示,人群死亡率与死亡前日颗粒物浓度相关。PM_{10} 每升高 10 $\mu g/m^3$ 可引起总死亡率和心肺疾病死亡率分别上升 0.21% 和 0.31%。欧洲环境污染与健康研究计划对欧洲 29 个城市 4 300 万人资料分析后发现,PM_{10} 每升高 10 $\mu g/m^3$,每日总死亡率与心血管疾病死亡率分别增加 0.6% 和 0.69%。其他研究也表明,大气污染与心血管疾病死亡率、住院率、急诊率和疾病恶化等增加有关系。我国北京、太原和上海等地的研究也显示,大气污染,特别是颗粒物污染与心脑血管疾病的死亡率和发病率增加有关。

对美国哈佛等六个城市进行的队列研究首次提出,大气污染的长期暴露与心血管疾病死亡率增加有关。对美国 50 个州暴露大气污染 16 年的近 50 万成年人的死亡数据分析后发现,在控制饮食、污染物联合作用等混杂因素后,$PM_{2.5}$ 年平均浓度每增高 10 $\mu g/m^3$,心血管疾病患者死亡率增加 6%,且未观察到其健康效应的阈值。还有研究发现,大气 O_3 浓度增高与心血管病的多发有关。此外,大气污染长期暴露还与心律不齐、心衰、心搏骤停,危险度升高有关。我国沈阳、本溪等地的调查也表明,大气颗粒物的长期暴露与人群心血管疾病死亡率的增加有关。

(3)增加癌症的风险。2013 年 10 月 17 日,世界卫生组织下属的国际癌症研究机构(International Agency for Research on Cancer,IARC)发布报告,首次明确将大气污染确定为人类致癌物,其致癌风险归为第一类——“对人类是致癌物”。报告指出,有充足证据显示,大气污染与肺癌之间有因果关系。此外，大气污染还会增加患膀胱癌的风险。得出以上结论的相关人群研究都是在大气 $PM_{2.5}$ 年均浓度在 $10\sim30~\mu g/m^3$ 的国家或地区完成的。欧洲九国研究数据的汇集分析研究(European study of cohorts for air pollution effects, ESCAPE)以及美国癌症协会(the American Cancer Society, ACS)队列研究的分析结果为上述报告的结论提供了重要的科学证据。

(二)大气污染对健康的间接危害

1. 温室效应 大气层中的某些气体如 CO_2 等吸收地表发射的热辐射，使大气增温的作用，称为温室效应(greenhouse effect)。这些气体统称为温室气体(greenhouse gas)，主要包括 CO_2、甲烷(CH_4)、氧化亚氮(N_2O)和氯氟烃(氟利昂，chlorofluorocarbons, CFCs)等。其中，CO_2 增加是造成全球变暖的主要原因。

气候变暖对人类健康会产生多种有害影响。一些昆虫的活动受气候因素的影响很大，其中受温度的影响尤为显著。气候变暖有利于病原体及有关生物的繁殖，从而引起生物媒介传染病的分布发生变化，扩大其流行的程度和范围，加重对人群健康的危害。在热带、亚热带地区，由于气候变暖对水分布和微生物繁殖产生影响，一些介水传染病的流行范围扩大，强度加大。

气候变暖可导致与暑热相关疾病的发病率和死亡率增加。气候变暖还会使空气中的一些有害物质如真菌孢子、花粉等浓度增高，导致人群中过敏性疾患的发病率增加。

2. 臭氧层破坏 平流层底部臭氧层中的臭氧几乎可全部吸收来自太阳的短波紫外线，使人类和其他生物免遭紫外线辐射的伤害。人类活动排入大气的某些化学物质与臭氧作用，是导致臭氧损耗的重要原因。消耗臭氧层的物质主要有 N_2O、CCl_4、CH_4、溴氟烷烃类(哈龙类，Halons)以及 CFCs 等，破坏作用最大的是 CFCs 和哈龙类物质。

臭氧层被破坏形成空洞以后，减少了臭氧层对短波紫外线和其他宇宙射线的吸收和阻挡功能，造成人群皮肤癌和白内障等发病率的增加，对地球上的其他动植物也有杀伤作用。据估计，平流层臭氧浓度减少 1%，UV-B 辐射量将增加 2%，人群皮肤癌的发病率将增加 3%，白内障的发病率将增加 0.2%～1.6%。

3. 酸雨 在没有大气污染物存在的情况下，降水(包括雨、雪、雹、雾等)的 pH 值在 5.6～6.0，主要由大气中二氧化碳所形成的碳酸组成。当降水的 pH 值小于 5.6 时称为酸雨。酸雨的形成受多种因素影响，其主要前体物质是 SO_2 和 NO_X，其中 SO_2 对全球酸沉降的贡献率为 60%～70%。在酸雨的作用下，土壤中的营养元素如钾、钠、钙、镁会被溶出，使土壤 pH 值降低，增加土壤中有害重金属的溶解度，加速其向水体、植物和农作物的转移。研究显示，在酸化水区内，水体和鱼肉中的汞含量明显增加。

第二节 水 污 染

一、水污染概述

水污染(water pollution)是指人类活动排放的污染物进入水体，污染物数量超过水体自净能力,使得水和水体底质的理化特征以及水环境中的生物特征、组成等发生了改变,从而影响了水的使用价值,造成水质恶化,乃至危害人体健康、破坏生态环境的现象。

(一)污染来源

水体污染源分为自然污染源和人为污染源两大类型。自然污染源指自然界本身的地球化学异常释放有害物质或造成有害影响的场所。人为污染源指由于人类活动产生的污染物对水体造成的污染,主要包括工业废水、生活污水和农业污水。

1. 工业废水　来源于工业生产过程的各个环节,如冷却水、洗涤废水、水利选矿废水、水利除渣废水和生产浸出液等。《第一次全国污染源普查公报》显示,工业源2007年废水产生量为738.33亿t,排放量236.73亿t。《2015年中国环境公报》统计显示,工业污染源占海洋直排废水量的30%以上。近年来,我国工业废水污染事件的报道屡见不鲜。2010年紫金矿业铜酸水渗漏事故致9 100 m³污水流入汀江;2012年,含镉工业污水违规排放,使广西龙江河镉含量超《地表水环境质量标准》Ⅲ类标准约80倍。

2. 生活污水　人类生活过程中产生的污水,包括日常生活中的洗涤废水和粪尿污水等,其中可含有大量有机物及微生物。除此之外,生活污水中也含有大量无机物,如亚硝酸盐、硝酸盐等。合成洗涤剂的大量使用更导致了生活污水中磷含量的显著增加。《第一次全国污染源普查公报》显示,2007年生活污水排放量达343.30亿t,其中主要污染物氮、磷排放量分别为65.92万t和3.77万t。《2014年中国环境公报》全国废水主要污染物排量统计显示,生活污水化学需氧量排放864.4万t,占总排放量的36.7%;氨氮排放量为138.1万t,占总氨氮排放量的57.9%。

3. 农业污水　指农作物栽培、牲畜饲养、农产品加工等过程中排出的污水,以及降水和灌溉过程流过农田或者经农田渗漏排出的水。调查显示,由于大规模现代化肥的使用,种植业污水中大量氮、磷、钾等植物营养物质,氨氮排放量大。畜禽养殖业污水中则含有大量有机物,致化学需氧量高。《2014年中国环境公报》显示,农业污水化学需氧量排放1 102.4万t,占全国总化学需氧量排放的近50%;氨氮排放量为75.5万t,占总氨氮排放量的30%以上。而农药的滥用也成为农业污水中主要的污染来源。

(二)污染特点

各种水体(河流、湖泊和水库、地下水、海洋)的污染特点由于其运动方式不同和环境条件各异而有所不同。

1. 河流　河流的污染程度取决于河流的径污比。径污比越大,稀释能力较强,河流受污染的可能性和污染程度就相对变弱。污染物进入河流后,在水流的推力和分子扩散作用下,沿水流方向运动,因此河流大小和水流方向可影响污染物扩散的方式。河流的污染范围不仅仅局限于污染发生区,下游地区也常常被殃及。

2. 湖泊和水库　湖泊和水库的水流缓慢且水域相对封闭,使得污染物易于沉积,水体对有机物质的自净能力减弱。大量含磷、氮污水汇入水体可致藻类等浮游生物大量繁殖,造成水体富营养化,水面往往可呈现红色、绿色、蓝色等,即"水华"。

3. 地下水　地表水可经由不同途径渗入地下形成地下水。地表水中的污染物在下渗过程中遭到阻挡、截留、吸附和分解,使得地下水中污染物数量减少,污染过程也更为缓慢。但由于地下水流动极缓,溶解氧含量较低,微生物含量较少,自净能力较差,遭受污染的地下水水质需要较长时间才可恢复。

4. 海洋 各种各样的工业废水和生活污水通过江河水注入海洋,还有大气污染物随雨落入海洋,因此海洋的污染源多而复杂。并且污染物进入海洋后难以再次移除,不易分解的有机物在海洋中累积或通过海洋生物富集,从而形成海洋的持续性污染。此外,由于各海洋是相通的,海洋污染还具有影响范围广的特点。

二、水中主要有害污染物

(一)生物性病原体和微囊藻毒素

1. 生物性病原体 指可以侵犯人体,引起感染甚至传染病的微生物,或称病原体,水源性病原体包括细菌、病毒、原生动物和寄生虫。其中,细菌类病原体包括军团菌、类鼻疽伯克菌等;病毒类病原体包括腺病毒、轮状病毒、甲肝病毒等;原生生物病原体包括隐孢子虫、阿米巴虫等;蠕虫病原体包括血吸虫等。

我国《生活饮用水卫生标准》(GB5749－2006)中规定,饮用水中总大肠菌群、耐热大肠菌群以及大肠埃希菌均不得检出,菌落总数应＜100 CFU/100 mL。

2. 微囊藻毒素 随着经济社会的高速发展,大量含有氮、磷及其他植物性营养物的工业、农业废水和居民生活污水进入水环境,导致水体富营养化现象。河流、湖泊及人工水库日益严重的富营养化直接导致了水体中藻类的迅速繁殖,蓝藻"水华"现象频频发生。微囊藻是蓝藻"水华"的优势藻种,其大量繁殖不仅使得水体感官质量恶化,水中溶解氧下降,生物多样性锐减,造成水环境生态系统失衡,还可向水体中释放微囊藻毒素(mircocystin,MC)。《2015年中国环境公报》显示,开展营养状态监测的61个湖泊和水库中,贫营养的6个,中营养的41个,轻度富营养的12个,中度富营养的2个。天然水体中的MC浓度一般低于10 μg/L,当大面积"水华"发生后,毒素则从藻细胞大量释放到水中,严重威胁人类和动物饮水安全。

我国《生活饮用水卫生标准》(GB5749－2006)中规定,饮用水中微囊藻毒素＜0.001 mg/L。

(二)重金属及酚类化合物

1. 重金属 主要是指汞、镉、铅、铬以及类金属砷等生物毒性显著的元素。重金属不仅不能被生物降解,且存在食物链富集作用,使其生物学作用放大,对人类健康产生威胁。重金属在人体内能和蛋白质及酶等相互作用,使之失活,也可在器官中累积,造成损伤。

我国《生活饮用水卫生标准》(GB5749－2006)中也对镉、铅、汞、铬、砷、硒等限值做出了明确规定。其中镉＜0.005 mg/L,铅＜0.01 mg/L,汞＜0.001 mg/L,铬(六价)＜0.05 mg/L,砷＜0.01 mg/L,硒＜0.01 mg/L。

2. 酚类化合物 是指芳香烃中苯环上的氢原子被羟基取代所生成的化合物。酚类化合物是水体中常见的有机污染物,总数有几百种之多。酚类化合物的来源广泛,炼焦、造纸、医药、印染、化工等工业排放、农药降解以及环境本身的生物地球化学循环都可能会产生酚类化合物。我国环境保护部发布的《第一次全国污染源普查公报》中显示,我国重点流域(海河、淮河、辽河、太湖、巢湖、滇池)的工业污染源挥发酚排放量高达 1938.63 万 t,居于各类污染物排放之首。

我国《生活饮用水卫生标准》(GB5749-2006)中对 2,4,6-三氯酚和五氯酚的浓度进行了限定,其中 2,4,6-三氯酚<0.2 mg/L,五氯酚<0.009 mg/L。

(三)含氯有机化合物

含氯有机化合物作为重要的化工原料、有机溶剂和中间体,在化工、医药、农药、制革等行业中应用广泛,以致含有含氯有机化合物的工业废水大量排放,污染水体。其中,多氯联苯(polychlo rinated bipheny is,PCBs)是 20 世纪 70 年代应用最为广泛的原料之一。

农业污水也是水体中有机氯的重要来源。有机氯农药作为杀虫剂被用于农林业害虫的防治,对控制斑疹和疟疾的传播起到了重要作用。其毒性高,性质稳定,半衰期长,降解缓慢,在使用后容易进入地表水、地下水和土壤等不同区域并造成污染。

此外,饮用水的氯化消毒过程也会有含氯有机化合物产生。水中的天然有机物,如腐殖酸、富里酸和藻类等可与加入水中的氯发生取代、加成和氧化反应,从而生成以卤代有机物为代表的消毒副产物。

我国《生活饮用水卫生标准》(GB5749-2006)规定,氯化消毒剂与水接触时间≥30 min,出厂水中余氯≥0.3 mg/L,管网末梢水中余氯≥0.05 mg/L。

三、介水传染病

介水传染病是指通过饮用或接触受病原体污染的水,或食用被这种水污染的食物而传播的疾病,又称水性传染病。目前已知有 40 多种,以肠道传染病多见。我国现行的《中华人民共和国传染病防治法》规定的 39 种传染病中,介水传染病有 8 种,包括霍乱、病毒性肝炎(甲肝、戊肝)、脊髓灰质炎、细菌性和阿米巴性痢疾、伤寒和副伤寒、钩端螺旋体病、血吸虫病以及伤寒和副伤寒以外的感染性腹泻。

介水传染病的病原体主要分为三类,包括:①细菌,如伤寒与副伤寒杆菌、霍乱弧病毒、痢疾杆菌、致病性大肠杆菌等;②病毒,如甲型肝炎病毒、柯萨奇病毒、腺病毒、轮状病毒等;③原虫,如贾第鞭毛虫、隐孢子虫、溶组织阿米巴原虫等。病原体的主要来源是人类粪便、生活和医疗污水,以及医院、畜牧屠宰、皮革、食品等工业废水。

受病原体污染的水源未经妥善处理消毒即供居民饮用,以及处理后的饮用水在输配水和贮水的过程中由于管道渗漏、出现负压等原因重新被病原体污染,都会导致介水传染病的流行。此外人们在游泳、劳动、抗洪时,皮肤或黏膜接触病原体(如钩端螺旋体、血吸虫尾蚴)污染水体也可引起疾病的传播流行。其流行特点主要表现为三方面:①水源一次严重污染后,可呈暴发流行,短期内突然出现大量患者,且多数患者集中在同一潜伏期内;若水源经常受到污染,则发病者可中年不断,病理呈散发流行;②病理分布与供水范围一致,大多数患者都有饮用或接触同一水源的历史;③一旦对污染水源采取治理措施,加强饮用水的净化消毒,疾病的流行能迅速得到控制。

介水传染病目前在发达国家中已基本得到控制,但在发展中国家,仍旧是一个重要的公共卫生问题。据世界卫生组织（WHO）统计，2014 年共报告霍乱 190 549 例，其中非洲占 55%，亚洲占 30%，海地岛占 15%。《中国卫生和计划生育统计年鉴》数据显示，我国 2012 年细菌性和阿米巴性痢疾发患者数高达 20 万。广西、贵州、江苏等省份的伤寒和副伤寒也以介水传播为主。

由于饮用同一水源的人较多，介水传染病一旦发生，危害较大。除此之外，病原体在水中有较强的生存能力，一般都能存活数日甚至数月，一些肠道病毒和原虫包囊亦不易被常规消毒所杀灭。其中，隐孢子虫卵囊是已知的抗氯性最强的病原体之一，隐孢子虫感染也是腹泻最常见的病因。另外，贾第鞭毛虫病常见于旅游者，被称为旅游者腹泻，也是艾滋病并发症之一。美国 EPA 已将贾第鞭毛虫、军团菌、病毒等列入饮用水卫生标准微生物项目中加以控制，我国也在《生活饮用水卫生标准》（GB5749－2006）中对隐孢子虫和贾第鞭毛虫两项指标进行了规定限制。

四、饮用水化学性污染的健康影响

化学性污染是由化学品进入环境后造成的环境污染。水的化学性污染物总的可分为无机物和有机物两类，也可大致分成以下 7 类：①酸碱污染；②重金属污染，如汞、镉、铅等；③非金属污染，如砷、氟等；④农药污染；⑤需氧有机物污染，如蛋白质等；⑥酚类；⑦油类污染物，如石油及其制品。这些化学物质多为人类活动的产物，也有二次污染物。

随着经济发展、人口增加以及城市化进程的加快，饮用水化学性污染问题日益突出。统计数据表明，我国 1996—2006 年这 10 年间，水污染突发公共卫生事件共 271 起，其中化学性污染 92 起，占 33.9%。2010 年后，上海、成都、河北等地报道的水污染事件中，化学性污染均占到 50% 以上。

1. 重金属污染的健康影响　对我国七大主要水系重金属污染情况调查表明，总体上呈现轻度污染，靠近工业、矿业、城市和经济发达的海河、淮河、长江、珠江水域重金属污染较严重。调查研究显示，我国长江、黄河、珠江、淮河、松花江、辽河以及海河等主要水系沉积物中镉、铅、汞、铬及砷等重金属均超过背景值，其中，镉与汞的污染最为广泛和严重。

汞及其化合物具有很强的生物毒性和生物富集性，其中氯化汞和甲基汞被美国环境保护署列为可疑致癌物。汞可对人体神经系统、免疫系统和循环系统造成损害。甲基汞则可穿过血脑屏障对中枢神经系统造成永久性损伤，也可穿过胎盘屏障影响胎儿神经发育和生长。

国际癌症研究署（International Agency for Research on Cancer，IARC）将镉列入致癌物，认为镉与人类肺癌、乳腺癌及前列腺癌发生等密切相关。镉主要在肾脏蓄积，可引起肾损伤和肾衰竭。并且镉暴露与高血压、心肌病的发生有关。

2. 酚类化合物污染的健康影响　氯酚类化合物具有毒性强、持久性强、不易被降解且可通过食物链积累等特点。长期饮用含酚类化合物的饮用水，可引起头昏、出疹和瘙痒等神经系统的症状，也会造成贫血。并且五氯酚毒性较高，具有致癌、致畸和致突变作用。

3. 环境内分泌干扰物污染的健康影响　另有一些化学污染物属于环境内分泌干扰物，能改变机体内分泌功能，并对机体及其后代产生有害效应。研究报道，我国长江、黄河支流、海河、辽河、淮河和松花江水系均有环境雌激素检出。大量研究表明,环境内分泌干扰物能引起生殖障碍、发育异常及生殖系统癌症,如乳腺癌、睾丸癌、卵巢癌等,并导致男性精子数减少,孕妇早产,增加新生儿出生缺陷的风险,同时也可对神经系统和免疫系统造成影响。除上述化学污染物外,人类活动产生的废水可能含有药物、纳米颗粒、防晒霜等未在监管范畴的新型化学污染物,其健康效应也成为目前研究的焦点。

五、饮用水氯化消毒副产物的健康影响

水中的天然有机物,如腐殖酸、富里酸和藻类等可与加入水中的氯发生取代、加成和氧化反应,从而生成以卤代有机物为代表的消毒副产物(chlorinated disinfection by-products,CBPs)目前已知的 CBPs 有 600 多种,总体来说可分为 5 类:三卤甲烷类(trihalomethanes,THMs)、卤代乙酸类(haloacetic acids,HAAs)、卤代乙腈类(haloacetonitriles,HANs)、卤氧化物以及直接致诱变化合物(mutagen X,MX)。也可按照挥发性进行分类,其中挥发性的 THMs 和非挥发性的 HAAs 是最主要的两大类产物,两者含量可占氯化消毒饮用水总CBPs 的 80% 以上。

1. 致癌性流行病学调查及实验室研究　均证明 CBPs 可致癌症发生风险增加。多项大型流行病学研究证实饮用水中 THMs 与膀胱癌、结肠癌、直肠癌、乳腺癌以及脑癌的发生有关。长期接触 THMs 的人群的慢性粒细胞白血病发病率显著升高。毒理学实验结果也表明,THMs 能引起人淋巴细胞和小鼠骨髓细胞姐妹染色单体(SCEs)增加,可增加大鼠骨髓细胞染色体畸变率,可引起大鼠或小鼠的肠肿瘤、肝肿瘤和肾肿瘤。HAAs 对人体的致癌性多体现在下消化道癌症和膀胱癌。动物实验证实,HAAs 可导致啮齿类动物肝细胞肿瘤的发生。2004 年,IARC 将 MX 列入人类可能致癌物。有研究表明,MX 是直接诱变剂和染色体断裂剂,能引起哺乳动物细胞多种遗传损伤,并可致啮齿动物出现多器官肿瘤。

2. 致突变性鼠伤寒沙门菌标准 Ames 试验　显示 CBPs 存在致突变性,目前氯化消毒自来水中最强的致突变副产物是 MX。体内、外试验均表明,MX 可引起哺乳动物细胞基因突变、DNA 链断裂、染色体畸变、姐妹染色单体交换,可使致突变活性实验结果呈阳性。对人胚肝细胞体外试验观察到,MX 可引起 ras 基因过度表达和突变发生。除此之外,MX 还可与一些如杂环胺类等其他致突变物发生协同效应,使突变概率增加。世界卫生组织(WHO)已于 2003 年将 MX 列入饮用水需限制的物质中。但由于有关 MX 暴露及其健康效应的人群资料较少,至今 MX 的标准限值仍是空白。

3. 生殖发育毒性流行病学调查　结果显示,THMs 与不良生殖结局有不同程度的相关关系,包括低出生体重、自发性流产、生长发育迟滞、神经管缺损和唇腭裂等先天性畸形等。毒理学实验研究结果也表明,THMs 可能会影响精液形成及质量,可使实验动物精子活力减少,精子形态异常。除此之外,也可导致胎儿体重减轻、发育迟缓及流产,或造成神经管和颅面发育以及心脏畸形,提示其存在生殖发育毒性。研究显示,HAAs 及其盐类可引起雄性大鼠睾丸损伤,也会破坏精子的形成和能动性,表现出了较强的致畸作用。Hunter 等人运用全胚胎对多种卤代乙酸的致畸作用进行研究发现,HAAs 可产生多种致畸效应,包括视觉器官畸形、NTDs(包括前脑发育不全和脑膨出)、咽弓异位或发育不全、心脏发育紊乱等。

第三节 土壤污染

一、土壤污染概述

陆地表面可以生长植物、具有肥力的疏松表层被称为土壤。近年来,由于人口急剧增长,工业迅猛发展,致使土壤遭受非点源污染的机会越来越多,程度也越来越严重。土壤中的土壤污染物,指能够妨碍土壤正常功能,降低农作物质量及产量,通过直接接触或食物链间接进入人体并影响人体健康的所有物质。

土壤的自净能力有限。若土壤中有害物质总量超过土壤的自净能力,会导致土壤的组成、结构和功能发生变化,土壤中的微生物活动受到抑制。有害物质或其分解产物在土壤中逐渐积累,通过食物链或水源作为媒介,间接被人体吸收,达到危害人体健康的程度,就是土壤污染。

(一)污染来源与污染途径

土壤的污染来源较为广泛,主要包括污水灌溉、固体废弃物污染、农药及化肥、牲畜排泄物及生物残体、酸雨及降尘、放射性污染及汽车尾气污染等。

1. 污水灌溉 灌溉农田时使用不经处理的生活污水、工业废水、医疗废水等受到污染的水体,会导致土壤受到污染。未经过必要处理的污水中含有重金属、无机及有机化合物等有害物质,用以灌溉会使有害物质直接侵袭农田,污染土壤。

2. 固体废弃物 包括工业固体残渣和不经处理的医疗废弃物、生活垃圾,在土地上随意堆放的废弃物经雨水浸泡、冲刷后,其溶解物可直接渗入土壤。部分固体废弃物可通过垃圾堆肥的形式施入土壤,在这一过程中,重金属经过日晒、雨淋、水洗,可以通过周围土壤扩散,造成土壤重金属污染。扩散形式可能为辐射状或漏斗状。

3. 农药及化肥 在进行农作时,长期、大量的农药及化肥使用会导致土壤结构破坏,导致其生物学性质恶化。土壤中的农药及化肥可通过径流及风蚀转移,扩大污染范围,造成周边土壤污染。一部分直接进入土壤的农药可以被土壤吸附;在土壤中残留的部分农药,经过转化和降解后可形成稳定性不同的产物。一部分喷施于作物体上的农药可散落入土壤,这部分农药可与直接施用于田间的农药构成农田土壤中农药的基本来源。农作物根、茎、叶、果实和种子可以积累从土壤中吸收农药及化肥,最终通过饲料、食物危害牲畜、人体的健康。

4. 生物残体及排泄物 禽畜饲养场的厩肥、屠宰场的废料中带有大量寄生虫、病原菌和病毒等,如将这些废物用作肥料时不进行物理和生化处理,可以导致土壤污染,并直接接触或间接接触危害人群健康。畜禽有机废弃物中兽药的残留,是近些年来出现在土壤中的新的污染物。

5. 酸雨及降尘 颗粒物、氮氧化物、二氧化硫等有害物质存在于大气中,其在大气中发生反应后可形成酸雨,并通过降雨及沉降进入土壤,引起土壤酸化。

6. 放射性污染 土壤中的放射性污染主要来源于放射性矿物的开采、核废料处理、核武器爆炸、核试验等。大气层核试验的散落物同样可造成土壤的放射性污染。如 2011 年 4 月,日本受 9 级特大地震影响,福岛第一核电站的放射性物质发生泄露,附近土壤和植物中均可检出放射性物质。

7. 其他 如汽车尾气、矿产开采、选矿、冶炼等。

(二)污染特点

土壤污染不同于大气污染、水体污染等,根据其自身结构特性,其污染特点存在以下几个方面。

1. 隐蔽性及滞后性 土壤污染难以通过直观现象进行监测,且土壤污染形成过程通常时间较长,从污染问题形成到问题出现需要一定时间,导致在环境控制中不容易被人重视。

2. 累积性 与大气和水体污染不同,土壤污染物一般由于内部结构上的因素,扩散性及稀释性不强,导致土壤污染物长时间在区域内积累,造成严重污染。

3. 不可逆转性 土壤污染中,重金属及持久性有机污染物的降解周期较长,导致土壤污染不可逆转。

4. 难治理性 土壤内部的污染物一般降解难度大,即使切断污染源,治理已经存在的污染物也是一项较为困难的工作。土壤污染难以通过稀释和自净化作用实现对污染环境的控制,需要运用换土、淋洗土等周期长、变数大、成本高的方法进行全面的土壤污染治理,治理工作效果不显著。

二、土壤中主要有害污染物

(一)重金属

相对密度 4.0 以上的约 60 种元素或相对密度 5.0 以上的 45 种元素均可称为重金属。但重金属污染之中包含砷、硒两种非金属,因其毒性及某些性质与重金属相似。环境污染中,重金属污染主要指生物毒性显著的汞、镉、铅、铬、砷污染,以及具有毒性的锌、铜、钴、镍、锡、钒等重金属及类重金属污染。

土壤中所含重金属的来源途径较多。除土壤本身含有的重金属外,工业生产排放及农业中污水灌溉、肥料施用是造成重金属对土壤的污染的主要原因。大气中的重金属经过自然沉降和雨淋沉降进入土壤。含铅汽油的燃烧、汽车轮胎磨损产生的含锌粉尘等可导致公路及铁路两侧土壤中的重金属污染。石油化工及工业矿山产生的污水灌溉,会造成污水灌溉区土壤重金属污染。随固体废弃物进入土壤的重金属种类繁多,成分复杂,但冶炼厂周围多种重金属含量普遍高于当地土壤背景值。重金属元素是个别农药的组成物质,绝大多数农药由有机化合物或有机-无机化合物组成;但其是在肥料中报道最多的污染物质,长期不合理施用,也可以导致土壤重金属污染。

(二)农药

现代农业生产中,化学农药的施用在植物病虫害综合防治中占有重要地位。在施用农药时,直接喷洒在土壤或植物表面的农药量的 80%～90% 将最终进入土壤,其中 80% 以上残留在土壤的表土层,造成严重的土壤农药污染。

土壤中的农药污染来源于两种形式。直接作用于土壤或喷洒作物时落在地面上的农药,可带来直接的农药污染;附着在作物上、悬浮在大气中及动植物残体上的农药,经降雨降尘、分解被带入土壤,造成间接农药污染。

造成土壤农药污染的主要是无机杀虫剂、有机氯农药与有机磷农药。半衰期最长的农药,如早期使用的砷、铅及汞制剂,半衰期可达 10~30 年;在有机物农药中,有机氯农药的半衰期最长,通常为 2~4 年,有机磷农药的半衰期一般为几周至几个月,氨基甲酸酯类农药的半衰期最短,一般为 1~4 周。其中,被广泛使用的有机氯农药毒性较高,且性质稳定,在土壤中半衰期较长,主要包括 DDT、六六六、毒杀酚和氯丹等,其中 9 种在 UNDP 国际公约中被归类为持久性有机污染物。有机磷农药主要包括甲胺磷、对硫磷、敌敌畏与乐果等,以甲胺磷产量最高。有机磷等农药虽然易于降解,但大量施用时也会造成土壤污染。

(三)持续性有机污染物

一类具有毒性,易于在生物体内富集,在环境中能够持久存在,且能通过大气运动在环境中进行长距离迁移,对人类健康和环境造成严重影响的有机化学污染物质被称为持久性有机污染物,又称难降解有机污染物(persistent organic pollutants,POPs)。POPs 除高毒性(包括致癌性、生殖毒性、神经毒性、内分泌干扰特性等)外,还具有长期残留性、生物蓄积性、半挥发性等特性。

UNDP 国际公约中首批控制了三类(共 12 种)POPs:第一类为有机氯农药,包括艾氏剂、狄氏剂、DDT、六氯苯、毒杀酚、灭蚁灵、七氯等;第二类为精细化工产品,即多氯联苯(PCBs);第三类为化学产品的衍生物杂质和含氯废物焚烧所产生的次生污染物,包括二噁英和苯并呋喃(PCDD/Fs)。除上述 12 种物质之外,六溴联苯、林丹、多环芳烃和五氯酚在 1998 年 6 月被加入了 16 种应加以控制的 POPs 中。

POPs 在土壤中半衰期极长,少数 POPs 半衰期可达 600 年;而它们的生物富集因子(BCF)高达 4 000~70 000。以我国为例,即使在禁用农药六六六及 DDT 20 年后,我国一些地区的农业土壤中其残留量仍在 1 mg/kg 以上。土壤中的 POPs 无疑会导致 POPs 在食物链上发生传递和迁移,最终对人类健康造成危害。

(四)生物性污染物

土壤中的生物性污染指病原菌、病毒、原虫和蠕虫类等致病性生物侵入土壤并大量繁殖,造成土壤生态平衡被破坏,引起土壤质量下降,对地下水、饮用水源、动植物和人体健康造成不良影响。

土壤中的细菌、病原体和寄生虫卵来源于污水灌溉和垃圾、污泥、粪便的农用,大气中携带病原体的飘浮物和生物气溶胶沉降及病畜尸体随意掩埋或处理不当。蛔虫卵、钩虫卵可在土壤中存活 7 年,肠道病毒可存活 100~170 d,伤寒杆菌可存活 100~400 d。病原菌在条件适宜时可以土壤为媒介传播,引起人和动物传染病的发生。

土壤一旦污染了这些病原菌,则可成为疫源地,随时都有可能通过直接接触或食用等间接接触方式使人和动物感染相应的传染病。

三、土壤污染对健康的影响

(一)化学性污染的健康危害

1. 无机污染物 土壤中的无机污染物主要为重金属。人体内的重金属半衰期较长,暴露于低剂量重金属时,其可能在人体内逐渐蓄积,超过人体的生理负荷时,就会引起生理功能改变,引发急慢性疾病或造成长期危害。

(1)汞。土壤中汞的来源主要为施用含汞农药和含汞污泥肥料。大气中的气态和颗粒态汞也可以通过沉降进入到土壤中。汞毒可分为金属汞、无机汞和有机汞三种。金属汞和无机汞在体内停留时间不长,一般不造成积累性中毒,但可能损伤肝和肾;有机汞毒性高,可伤害大脑,且比较稳定,半衰期可达 70 d,即使暴露剂量较低也可累积致毒。慢性汞中毒初期主要为中枢神经功能障碍,表现为神经衰弱症。急性中毒时反应剧烈,出现神经系统及全身症状以及明显的口腔炎及胃肠道症状,部分患者可于发病后 1～3 d 出现汞毒性皮疹,少数严重患者可发生间质性肺炎。口吸汞盐,可引起急性腐蚀性胃肠炎、汞中毒肾炎及急性口腔炎。其中,汞中毒肾炎病情严重者呈坏死性肾病,最终可能导致肾功能衰竭,从而危及生命。

(2)镉。含镉的工业废水未经处理即进行农田灌溉,可使镉在土壤中呈不同程度的蓄积。镉的长期、小剂量摄入,可引起肾功能及形态障碍,导致维生素 D 代谢障碍,进而影响钙代谢并最终导致骨骼发生病变。慢性镉中毒亦称"痛痛病",其患者四肢弯曲变形,脊柱受压缩短变形,发生骨软化及骨质疏松,导致行动困难,被迫长期卧床,在产生轻微外伤,甚至咳嗽、喷嚏时即可引起多发性骨折。镉在人体内的半衰期为 16～33 年,经过长期暴露、体内镉的蓄积,营养不良可导致痛痛病发病,致使患者因衰弱和并发其他疾病而死亡。本病无特效疗法,死亡率较高。1955—1972 年,日本富士山县食用含镉稻米和饮用含镉水的居民,不断出现"痛痛病"患者,主要是见于绝经期妇女。1972 年 3 月统计患者超过 280 人,死亡 34 人,有 100 多人出现可疑症状。

(3)铅。土壤中的铅污染主要来自工业"三废"排放、汽车尾气排放及大气铅沉降。铅可作用于人体的各系统和器官,主要可阻碍神经冲动的传递、造成肝硬化或是肝坏死,降低血红素使红细胞内的钠、钾、水脱失并造成中毒性贫血、降低机体免疫功能。铅中毒分为慢性中毒和急性中毒。慢性铅中毒最初只感到疲倦、食欲不振、体重减轻等,后期可呈现头疼、耳鸣、视力障碍、流产、贫血、精神错乱、早亡等;急性铅中毒可引起消化系统严重损坏。儿童等易感人群由于大脑正在发育,神经系统处于敏感期,暴露于同样的铅环境下其吸入量高于成人,可能出现发育迟缓、食欲不振、行走不便和便秘、失眠等现象,并可能伴有多动、听觉障碍、注意力不集中和智力低下等情况发生。严重者造成脑组织损伤,可能导致终身残疾。

(4)铬。土壤铬污染主要来自铬矿和金属冶炼、电镀、制革等工业"三废"排放。六价铬侵入人体的途径较多,主要为经消化道、呼吸道、皮肤和黏膜接触侵入。入侵体内后,主要积聚在肝、肾、内分泌腺及肺部。皮肤直接接触铬化合物会导致铬性皮肤溃疡(铬疮)和铬性皮炎及湿疹;眼皮及角膜接触铬化合物可能引起刺激及溃疡,严重时可导致角膜上皮脱落。经呼吸道侵入人体时,初期侵害上呼吸道,引起鼻炎、咽炎和喉炎、支气管炎,长期摄入可能导致扁平上皮癌、腺癌、肺癌等疾病;吸入较高含量的六价铬化合物会引起瘙痒、鼻出血、溃疡和鼻中隔穿孔等症状。经由消化道摄入六价铬化合物严重时可能导致循环衰竭,失去知觉,甚至死亡。长期接触六价铬可能对子代的智力发育带来不良影响。

(5)砷。砷污染主要来源于工业部门生产中排放含砷"三废",及含砷化肥、农药的施用。慢性砷暴露可能导致色素沉着、皮肤脱失、角化过度和细胞癌变及非硬化性的肝脏纤维化、肾损伤及神经损伤。慢性砷中毒患者常伴有血管损害,尤以动脉血管损害为突出,可能导致发生动脉粥样硬化,从而使得血管局部循环发生障碍,还可产生呼吸系统症状、鼻黏膜萎缩、嗅觉减退、听力障碍、视野异常等症状。急性砷中毒患者可导致砷性急性肾功能衰竭。同时,砷具有致癌性、生殖毒性及潜在的发育毒性,长期暴露对母体及其胚胎产生双重毒害,影响子代的健康。

2. 有机污染物 土壤中的有机污染物主要来源于农药施用及垃圾焚烧。其中,对健康危害最大的是持久性有机污染物(POPs)。POPs 是亲脂疏水性物质,易于进入生物体的脂肪组织中。因其不易发生化学反应和代谢降解,在生物体内积累的浓度会产生生物放大作用,随着食物链的延长而升高。由于生物放大作用的存在,高级捕食者体内的 POPs 浓度将以数量级的单位高于环境中的 POPs 浓度。同时,POPs 可通过母乳喂养等方式导致易感人群暴露。日本 1968 年、中国台湾 1979 年均曾发生过多氯联苯污染导致的中毒事件,中毒者除发生急性中毒症状外,接触多氯联苯的女性在事件发生 7 年后所产下的婴儿仍会出现皮肤及发育方面异常的现象。

POPs 的健康危害主要有以下几个方面。

(1)对免疫系统的毒性效应。部分 POPs,如 PCBs 和 PCDDs 等,可能对免疫系统产生影响,除抑制免疫系统正常反应的发生外,还会影响巨噬细胞的活性,并降低生物体对病毒的抵抗能力。有流行病学研究表明,婴儿出生前及生后暴露于 POPs 的程度与免疫系统的失常存在相关关系。

(2)对内分泌系统的影响。部分 POPs,如 DDT、PCBs 等,可以表现出一定的雌激素活性,与雌激素受体结合并影响受体活动,导致内分泌系统紊乱,称为内分泌干扰物。长期暴露于低水平的类激素物质,与男性精子数量的减少,生殖系统的功能紊乱和畸形,睾丸癌及女性乳腺癌的发病率存在相关关系。

(3)对生殖和发育的影响。POPs 暴露可能导致生物体产生生殖障碍、畸形、器官增大、机体死亡等现象。同时,由于 POPs 可在生物体内脂肪组织内富集,故可通过胎盘影响胚胎的发育导致畸形、死胎等现象,通过母乳哺乳导致发育迟缓等现象发生。出生前后暴露于 POPs 可能导致智力发育滞后、认知能力较差等后果。

(4)致癌作用。一些 POPs 的长期暴露可促进肿瘤生长,导致癌症的发病率明显增高。如 2,3,7,8-四氯代二苯对二噁英(TCDD),在大量动物实验及调查基础上,于 1997 年被国际癌症研究机构定为人类一级致癌物。

(5)其他。POPs 还会引起一些其他器官组织的病变,导致如慢性阻塞性肺病、肝纤维及肝功能改变、黄疸、消化功能障碍等疾病发生。此外,POPs 还表现出一定的皮肤毒性,并可能引起精神心理疾患症状。

（二）生物性污染的健康危害

受生活污水、某些工业废水及人畜粪便污染的土壤会引发生物性传染病。这些污染物中含有大量的虫卵、细菌、病毒。它们在土壤中有一定的存活能力，并从以下几方面危害人体健康。

1. 引起肠道传染病及寄生虫病 人体排出的含有病原菌或寄生虫卵的粪便污染了土壤，再经过某种途径（如生吃蔬菜、瓜果等）而经口进入人体引起传染病（人-土壤-人）。许多肠道传染病菌在土壤中能存活相当长时间，霍乱弧菌可存活 8～10 d，伤寒杆菌、痢疾杆菌和肠道病毒等可存活数十天，寄生虫卵在土壤中存活时间更长。

2. 引起人畜共患病 动物粪便污染土壤后传染给人而引起的钩端螺旋体病和炭疽病等。钩端螺旋体的带菌动物为牛、羊、猪、鼠等，其可在中性或弱碱性的土壤中存活数个星期，并通过黏膜、伤口和皮肤接触等途径侵入人体（动物-土壤-人）。炭疽杆菌抵抗力最强，家畜感染此病并污染土壤后会在该地区相当长时期内传播此病。

3. 引起外伤感染破伤风及肉毒中毒病 天然土壤中常含有破伤风杆菌和肉毒杆菌，人接触土壤而感染（土壤-人）。这两种病菌抵抗力很强，在土壤中能长期存活。

第四节　室内及车内环境污染

一、室内空气污染及健康危害

室内环境是人们接触最密切的环境之一，人类约有 70% 的时间是在室内及车内度过，室内及车内的环境污染会直接影响每个人的健康。

随着经济、生活水平的不断提高，室内污染物的来源及种类都在增多，室内的密闭性也相应增加，导致污染物不易排出，加大了人类暴露污染物的机会，所以，室内空气污染对人群健康的影响是一个迫切需要研究的问题。

（一）污染来源

室内污染物的种类很多，根据室内空气污染发生的途径和原因，其来源可以分为室外来源和室内来源。

1. 室外来源

（1）室外大气污染物。主要通过自然通风和机械通风渗入室内，如硫氧化物、氮氧化物、一氧化碳、颗粒物、醛类等。这些污染物主要来自工业、企业以及交通运输等各种污染源。

（2）建筑物自身。有的建筑物自身含有某些可逸出和可挥发的有害物质，房屋建筑地基和建筑物石材、地砖、瓷砖中含有挥发性毒物或放射性氡及其子体。

（3）人为带入室内。人每天进出居室，很容易将各种污染物从工作环境或公共场所带入室内，这类污染物主要是铅、苯、石棉、病原微生物等。

（4）相邻住宅。污染从邻居家排烟道进入室内的毒物或者熏蒸杀虫剂等。此类污染物主要有一氧化碳、磷化氢等。

(5)生活用水。污染的水源或储藏水在输配水系统、高层建筑蓄水系统或二次供水系统等环节遭受有毒有害物质和病原体污染后，能随生活水进入室内，通过淋浴器、空气加湿器、空调等，以水雾的形式喷入到室内空气中。常见的有军团菌、苯和机油等。

2. 室内来源

(1)烹调、取暖产生的污染。①烹调。日常的烹调过程中会产生许多燃烧产物和烹调油烟。烹调油烟是食用油在高温下，油脂中的不饱和脂肪酸发生了氧化和聚合反应，产生的一系列复杂成分的混合物，其中许多物质都具有致癌性。燃料的种类不同，烹调食用油的品种不同，产生的化学成分也有所不同。当厨房通风排气不通畅时，更容易造成污染。②取暖。我国家用能源结构中，以电、煤气、液化气、煤炭占主导地位，燃料的种类不同，产生的污染物种类和数量也有差别。农村以及贫困地区，使用木炭、树枝、麦秆或稻草来做饭与取暖，炉灶结构简单，无通风系统，燃烧不完，烟雾和有害气体可直接排在室内，更加剧了室内空气污染。烹调或取暖过程中燃料燃烧会产生大量的燃烧产物，常见污染物有烃类(包括苯并芘等致癌性多环芳烃等)、一氧化碳、二氧化碳、氮氧化物、可吸入颗粒物等。

(2)室内装饰材料。引起的污染是当今室内空气污染的最主要污染源。大量装修材料均可释放出大量有毒有害的可挥发有机化合物，包括苯、甲苯、甲醛等。其中很多物质都具有致癌性，对人体的危害极大。

(3)人为活动引起的污染。①吸烟。是室内空气污染的一个重要来源。吸烟产生的烟雾中至少含有3 800种成分，其中致癌物不少于44种，如烟碱、煤焦油、苯并芘等。我国是全世界拥有吸烟人数最多的国家，吸烟引起的室内空气污染不容忽视。②飞沫及代谢产物。人体排出大量代谢废弃物以及谈话时喷出的飞沫等都是室内空气污染物的来源。在炎热季节出汗蒸发出多种气体，在拥挤、空气不流通的房间内引起的污染更为严重。这类污染物主要有 CO_2、CO、甲醇、乙醇、苯、氨类化合物等。另外，呼吸道传染病患者和带菌者都可将流感病毒、SARS病毒、结核杆菌等病原体随飞沫喷出污染室内空气。

(二)污染特点

1. 室内空气污染物来源广种类多 室内空气污染物既可以来源于室内材料的释放，也可以由室外进入室内，还可以由人类活动产生，来源广泛。而污染物的种类也包括物理性、化学性、生物性、放射性等多种。

2. 室内空气污染物较难扩散稀释 与外界环境相比，室内空间相对狭小，有害因素较难扩散稀释。某些有害因素可以出现高浓度污染而引起机体急性中毒。例如不完全燃烧产生大量的一氧化碳可引起机体的急性中毒。

3. 人体对室内空气污染物接触时间长累积危害大 室内环境是人们工作、学习和生活的场所。人们一天至少有一半以上的时间是在室内度过的，长时间暴露在室内空气污染情况下可对人体健康产生较大影响。

4. 室内空气污染物来源具有排放周期长的特点 室内装潢材料中所使用的黏合剂等溶剂长时期挥发有机物，对人体造成危害。例如，甲醛因具有防虫、防腐和强黏合性等功能而广泛应用于家具装潢中。

（三）室内主要有害空气污染物的健康危害

1. 挥发性有机化合物　挥发性有机化合物（volatile organic compounds，VOCs）是指在常温常压下易挥发的有机化合物的总称。其种类较多，主要包括苯、甲苯、二甲苯、苯乙烯、二氯乙烯、三氯乙烯、四氯乙烯等，主要来自于室内装饰装修材料。室内进行大规模装修时，大量 VOCs 挥发到空气中，室内人群会产生不适感，轻者头晕、头痛、咽痛、咳嗽、胸闷、恶心等，重者会出现呼吸困难、窒息、昏迷等症状。此外，大多数 VOCs 还可损伤肝脏、神经系统和造血系统，并可引起变态反应。《室内空气质量标准》（GB/T18883－2002）中规定，1 h 均值的标准值为：苯 0.11 mg/m³，甲苯 0.20 mg/m³，二甲苯 0.20 mg/m³，总挥发性有机物（TVOC）0.60 mg/m³。

2. 军团菌　军团菌主要存在于现代建筑物贮水器的水中，以及冷却塔水、冷凝水、温水箱水、浴池水及水龙头、淋浴喷头的水中，以气溶胶的形式飘浮在空气中，其中空调系统（主要通过冷却塔水）带菌是引起军团菌病的主要原因。

机体感染军团菌后，轻者无明显症状，重者表现为肺部感染为主的全身性损伤甚至出现死亡。

3. 燃烧产物　燃料的种类不同，燃烧产物的数量、种类和对人体的危害性就不同。燃烧产物中，除 CO_2 和水分是常见的以外，煤的主要燃烧产物是 SO_2、CO 和颗粒物，气态燃料的燃烧产物主要是 CO_2、CO 和 NO_x。燃料含有的杂质如氟含量高的煤燃烧，可造成室内空气氟污染，引起氟中毒。燃烧产物如 SO_2、氮氧化物等可对机体皮肤、黏膜产生刺激作用，进入肺内的颗粒物可对肺部造成损伤，引起肺功能的下降。

4. 烟草烟雾　烟草烟雾对机体各系统都有明显的损伤作用。大量研究已证实吸烟是引起肺癌的主要原因。除肺癌外，还可引起喉癌、咽癌、口腔癌、食道癌等。值得注意的是被动吸烟引起的危害尤为严重。

5. 二氧化碳　主要来自于人和动物的呼出气以及燃料燃烧产物。当 CO_2 浓度为 0.15% 时，不舒适感明显；达到 3% 时，人的呼吸程度加深；达 4% 时，可致头晕、头痛、耳鸣、眼花、血压上升；达 8%～10% 时，呼吸困难，脉搏加快，全身无力，肌肉抽搐甚至痉挛，神志由兴奋至丧失；达 30% 时可致死亡。《室内空气质量标准》（GB/T18883－2002）中规定 CO_2 日平均浓度的标准值为 0.1%。

6. 烹调油烟　据报道，烹调油烟的成分有 200 多种，包括脂肪烃类、多环芳烃、有机酸碱、酯类、醛类、醇类等。烹调油烟的成分和毒性与食用油的品种、加工技术、变质程度、加热温度、加热容器的材料种类和清洁度、被烹调食物的品种和新鲜程度等因素有关，烹调油烟中也含有烹调时燃烧的燃烧产物。烹调油烟是肺癌的危险因素。高浓度烹调油烟还能影响肺活量，出现呛咳、胸闷、气短等症状。

7. 甲醛　多来自燃料的不完全燃烧和日用化工产品。甲醛是一种具有强烈刺激性的气体，嗅觉阈为 0.06～0.07 mg/m³，刺激阈为 0.10 mg/m³。浓度达 0.15 mg/m³ 时可引起眼部烧灼感、流泪、咽喉干燥发痒、喷嚏、气喘、声带水肿、声音嘶哑、胸部发憋、皮肤潮红发痒等。甲醛还具有致变应性，可引起皮肤过敏。甲醛对肝脏、神经系统、内分泌系统和免疫系统都会造成严重的健康危害。此外，甲醛也具有可疑致癌作用。曾有报道关于甲醛职业暴露能引起白血病,但另一些同类研究未发现阳性结果。《室内空气质量标准》(GB/T18883—2002)中规定甲醛的标准值为 1 h 均值不得大于 0.10 mg/m³。

8. 臭氧 电脑、电视机、打印机、复印机等在运行时都能产生不同数量的臭氧。臭氧主要影响人体的眼睛和呼吸道,浓度达到 0.1 mg/m³ 以上,能嗅到特殊气味,眼睛和咽喉部有刺激感,达 0.2 mg/m³ 以上,就能引起哮喘并影响视力。达 2 mg/m³ 以上能引起头痛、肺功能障碍、肺水肿。《室内空气质量标准》(GB/T18883—2002)中规定臭氧的标准值为 0.16 mg/m³。

与室内空气污染健康影响有关的症状或疾病包括不良建筑物综合征(sick building syndrome,SBS)以及建筑相关疾病(building related illness,BRI)。

其中不良建筑物综合征又称致病建筑物综合征,是建筑物内的人员中所产生的一系列非特异性的自觉症状和体征,但尚未形成临床期的疾病;离开该建筑物后,症状和体征减轻或消退,再次进入该建筑物,症状和体征重新出现或加重;室内各种空气污染物综合作用,建筑物高度封闭,通风换气不充分造成不良建筑物综合征。

SBS 的特点:①发病快;②患者数多;③病因很难鉴别确认;④患者一旦离开污染的建筑物后,症状即可缓解或消失。由于污染物综合作用、建筑物高度封闭通风换气不充分造成。

建筑相关疾病是一种与室内有害因素暴露有关的疾病。室内人员脱离此环境后,不能自行恢复,必须经过临床诊断和治疗才能逐渐痊愈。例如军团菌引起的军团病、室内变应原引起的哮喘等,都属于此类疾病。

二、车内空气污染及健康危害

(一)污染来源

车内空气污染来源主要包括以下四个方面:车外污染物进入车内造成的污染,车内材料污染,车内人员及其活动产生的污染和车内空调产生的污染。

1. 车外污染物 车外的污染物主要包括道路扬尘和汽车尾气排放的气体污染物。汽车尾气主要由 CO_2、水蒸气、CO、SO_x、NO_x 和碳氢化合物等组成。已有研究发现汽车尾气排放的 $VOCs$ 占总认为排放量的 35% 以上,且不同可挥发有机物之间存在相关性。汽车废气和颗粒物均可通过汽车的门窗和缝隙进入车内,危害人体健康,产生疲劳、头晕、注意力不集中等不良症状。

2. 车内材料污染 汽车内部所用材料以及装饰材料均可释放大量有毒有害的可挥发有机化合物,其散发量受车内环境的影响,包括温度、湿度和风速,严重影响人类健康。

3. 车内人员及其活动产生的污染 人类的代谢产物会对车内环境造成污染,尤其以 CO_2 最为显著,当 CO_2 的含量达到 0.5% 时,人体就会出现一系列不良症状,包括头晕、头痛、恶心等。人体他人排放的病毒和致病菌的抵抗力较差,这些微生物可导致人员之间的交叉感染,而体表排放、呼出的病毒和致病菌与车内人数呈正比关系。香烟烟雾是车内含量最多的污染物,烟雾中含有大量的有害物质,以气态或气溶胶的形式存在于空气中,对人体健康造成重大危害。

4. 车内空调产生的污染 大量污垢和颗粒物常常附着在空调蒸发器上,导致细菌大量滋生,可以通过空气循环系统回到车内,造成车内污染物浓度增高,对人体健康造成不良影响。

(二)污染特点

车内环境属于特殊的室内环境,但与普通的室内环境污染相比,车内污染还具有以下特点:新风是主要的污染源之一;污染源较多,几乎车内所有部件都不同程度地散发污染;空间较小,污染物浓度在外扰作用下容易发生较大变化;司机暴露时间长、乘客暴露时间短等。目前我国有关车内空气污染的相应的研究和标准制定还处于起步阶段。

(三)车内空气污染的健康危害

车内空气污染与室内的空气污染相似,但是车内一般无烹调油烟、燃烧产物以及军团菌的影响。

车内装饰材料也会释放出大量有毒有害的 VOCs,但是其种类和危害性与室内的 VOCs 不同。有研究发现新车比旧车的污染更为严重,超标率更高,甲苯和二甲苯超标最为严重,然而室内污染物浓度的指示剂——甲苯和苯均未超标。提示车内 VOCs 的控制方法不能完全按照室内的污染控制标准执行。

车内涂料、油漆及装饰材料释放出的大量有毒有害可挥发有机化合物,可以引发恶心、头晕、头痛、胃痛等一系列不良症状。对眼、鼻、皮肤和黏膜均有刺激作用,皮肤会出现丘疹,严重时可诱发呕吐、气喘、神志不清等反应。长期低浓度暴露则会导致全身出现变态反应,出现低烧、关节酸痛、免疫力下降等症状。

第五节 食品污染

一、食品污染概述

食品作为人类生存的重要环境因素之一,提供生命所需的营养物质,即蛋白质、脂类、碳水化合物、矿物质及维生素,在维持正常的生命活动和生产活动中发挥着重要的作用。但食品在生产、加工、储存、运输、销售和烹饪等各个环节中都有可能受到有害因素或有害物质的污染,如病原体、霉菌毒素、有害金属、农药以及质量不合格的食品添加剂等,因此人们在食用食品的同时,有害因素也随食品进入人体,对人体造成损害。食品安全法首先规定食品应该无毒无害,其次才是符合应有的营养要求,因此了解不同污染物污染食品的途径以及其对健康的影响,是保障人类生存环境安全的重要环节之一。

食品污染对健康的影响根据污染的种类和污染物的浓度及数量有所不同。主要包括生物性污染和化学性污染。

(一)生物性污染

食品的生物性污染主要包括细菌和细菌毒素、霉菌和霉菌毒素、肠道病毒、经食品传染的寄生虫以及损害食品各类昆虫。食入被大量病原体污染的食品可引起食品中毒、肠道传染病、肠道寄生虫病及肠源性病毒感染等食源性疾病(food born disease)。其中以细菌性污染最多见,危害最人。

(二)化学性污染

1. 主要包括生产、生活和环境中的污染物对食品的污染 如有毒有害金属及非金属、农药、多环芳烃和 N-亚硝基化合物等。

2. 不符合卫生质量要求的食品容器、包装材料和运输工具中含的有害化学物质 如铅、锌、镉等对食品的污染。

3. 食品添加剂对食品的污染 若食品添加剂不符合卫生要求,或其中含有有害物质,就可能造成食品污染。

大量的有毒化学物质污染食品可引起急性食物中毒事件的发生;长期摄入含较少量污染物的食品可引起慢性损害,如机体代谢异常或生理功能改变,甚至出现致突变、致畸、致癌等损害效应。

二、食品中主要有害污染物

食品中的主要有害污染物包括细菌、霉菌、农药、金属、N-亚硝基化合物、多环芳烃化合物、二噁英等。

(一)细菌

食品的细菌污染包括非致病菌、致病菌和条件致病菌污染,其中主要常见的是非致病菌对食品的污染。非致病菌一般对人体无健康危害,但其中的腐败菌是评估食品卫生质量和腐败程度的重要参考指标。

1. 非致病菌 在自然界中广泛存在,土壤、水体、食物中最为常见。在这些非致病菌中,许多都与食品腐败有关。常见的腐败菌主要有假单胞菌属、微球菌属、芽孢杆菌属、肠杆菌属、弧菌属、黄杆菌属、嗜盐杆菌属与嗜盐球菌属以及乳杆菌属等。非致病菌种类很多,它们对温度、pH 值、氧气、渗透压等条件的要求亦不相同。以其对温度的需求,非致病菌可分为嗜冷菌(生长在 0℃ 或 0℃ 以下)、嗜温性菌(生长在 15~45℃,最适温度为 37℃)、嗜热性菌(生长在 45~75℃)。

2. 致病菌 致病菌污染食品可引起食物中毒。致病菌包括引起人畜共患病的布氏杆菌、结核杆菌、炭疽杆菌,还包括痢疾杆菌、副溶血性弧菌、伤寒杆菌、肉毒梭菌、致病性大肠杆菌等,后者污染食品可引起肠道传染病。

3. 条件致病菌 又称相对致病菌,是指在一般情况下对人体无健康危害,只有在一定的特殊条件下,才会有致病能力的一类细菌。常见的条件致病菌有葡萄球菌、链球菌、变形杆菌、蜡样芽孢杆菌、韦氏梭菌,它们都能在一定条件下引起食物中毒。食物中毒的发生常与菌型、菌量、肠道菌丛状况、人的抵抗力等条件有关。

(二)霉菌

霉菌是真菌中的一类,其菌丝发达,生长分枝,交织成团,一条菌丝上可有多个孢子。霉菌分布广泛,大约有 45 000 种。与食品污染相关的霉菌大多数属于青霉菌属、半知菌纲中的曲霉菌属和镰刀菌属。

霉菌产生的有毒代谢产物是霉菌毒素。产毒菌株只有在适宜的条件下才能产生毒素，这些条件包括营养物质、温度、湿度、酸碱度和空气等。目前已知的霉菌毒素有200多种，这些毒素污染食品能引起食入者的急慢性中毒，有的可引起致畸、致癌和致突变作用。与人类健康关系密切的毒素有黄曲霉毒素、镰刀菌毒素、赭曲霉毒素和展青霉素等。

（三）农药

食品污染的另一种常见形式为农药对食品的污染。一般进入人体的农药仅有10％是通过大气和饮水，而90％都是通过食物进入人体的。农药污染食品的途径主要包含以下内容。

1. 直接污染　指对作为食品的农作物、禽、畜等受到直接施用农药而造成的污染。内吸性农药（如1605、乐果）的吸收及转运快，渗透性农药则仅在外表沾染。

2. 间接污染　农田喷洒农药后，有40％～60％的农药降落及污染土壤耕作层，之后通过植物的根系吸收转移到植物组织内部或进入到食物中。

3. 生物富集作用　有机氯、砷和汞等制剂的化学性质比较稳定，与生物体内酶及蛋白质的亲和力强，吸收后不易排出体外，在食物链中它们可逐级浓缩，从而发生生物富集作用（bioconcentration），使农药的轻微污染造成农产品、畜产品和水产品中农药的高浓度残留。

4. 其他来源　熏蒸剂对食品的污染，粮食在贮存、加工、运输过程中的混装、混放以及事故性污染等。

（四）金属

金属对食品污染主要通过工业三废污染江、河、湖、海使水源遭受污染，以污染水源灌溉农田，即可造成作物的污染；某些微量的金属通过水生生物食物链可浓缩在水产食品中；受工业三废污染的水产品、农作物、牧草等，充作禽畜饲料时，使某些有害物质污染和积蓄于家畜、家禽体内。有害金属中通过污染食品而引起人体健康危害的主要有汞、镉、铅、砷等。

（五）N-亚硝基化合物

N-亚硝基化合物（N-nitroso compounds，NOCs）是一类致癌性和毒性均很强的化学物质。1954年发现该化合物具有肝脏毒性，1956年又证实了二甲基亚硝胺能导致大鼠的肝癌，从此引起了人们对N-亚硝基化合物的深入研究。到1983年人们已经研究了300余种N-亚硝基化合物，大约90％具有致癌性。

1. N-亚硝基化合物的前体物以及合成　自然界中存在的N-亚硝基化合物不多，但其前体物质亚硝基化剂（硝酸盐、亚硝酸盐、氮氧化物）和胺类（伯胺、酰胺、叔胺等）却普遍存在。主要有蔬菜中的硝酸盐、亚硝酸盐，动物性食品中的硝酸盐、亚硝酸盐以及环境和食品中的胺类。这些前体物质广泛存在于环境和食品中，在适宜的条件下，可以通过化学和生物途径合成各种N-亚硝基化合物。合成在酸性条件下进行，pH为3～3.5最适宜。人体主要在胃部合成亚硝基化合物。

2. 食品中N-亚硝基化合物的来源

（1）食品烹调加工中生成。鱼和肉类食物在腌制和烘烤等处理中，能分解出一些胺类化合物；腐烂变质的鱼和肉，可产生大量的胺类，这些化合物与食品加工时加入的硝酸盐和亚硝酸盐作用生成亚硝胺。

（2）食品存储过程中生成。蔬菜、水果在长期存储过程中，植物体内的硝酸盐和亚硝酸盐与胺类发生反应，生成亚硝胺。

（3）食品包装材料污染。食品与食品容器或包装材料的直接接触可使挥发性亚硝胺进入食品。

（4）食品添加剂污染。某些食品添加剂和农业投入品含有挥发性亚硝胺，在食品加工时一起加入到食物中。

（六）多环芳烃化合物

多环芳烃化合物（polycyclic aromatic hydrocarbons，PAHs）是由两个以上苯环稠合在一起并在六碳杂环中具有五碳环的一系列芳香烃化合物及其衍生物的总称，目前已有200余种。PAHs中有一部分化学物质具有致癌性，其中以具有5个苯环的苯并（a）芘与人类关系最密切。

各种食品都可受到苯并（a）芘的污染，其中烘烤和熏制食品含量最高。食品中苯并（a）芘主要有以下其他来源：在熏制和烘烤时直接受到污染；加工时受到包装材料的污染；在柏油路面晒粮食受到污染；大气飘尘的直接污染；水域产品受到污染的水的污染；污染的土壤和水也可污染植物性食物；微生物和植物也可合成少量苯并（a）芘。

（七）二噁英

二噁英（dioxin）是指一类氯代含氧三环芳烃类化合物，包含多氯代二苯并-对-二噁英（polychlorodioxins，PCDDs）和氯代二苯并呋喃（polychloro-dibenzofurans，PCDFs），共210种。PCDD/Fs是非人类生产、没有任何用途伴随存在于各种环境介质的一类环境持续存在的污染物。其化学性质稳定，在环境中难以降解；脂溶性强，易经食物链发生生物富集且毒性极高，容易存在于动物脂肪和乳汁中，长时间食用被二噁英污染的食品会对人体健康产生严重危害。

人类接触二噁英90%来源于食品，以动物性食品为主。二噁英对食品的污染主要通过食物链的富集作用、包装材料中的污染和意外事故的污染等途径。

三、食品污染对健康的危害

（一）食品腐败变质对健康的危害

食品腐败变质是指在以微生物为主的各种因素的作用下，食品降低或失去其价值的一切变化。

食品腐败变质包括以下危害。

（1）色、香、味等感官性状发生改变，使人难以接受。

（2）食品的营养成分被分解破坏，降低或丧失其食用价值和商品价值。

（3）大量微生物在食品中繁殖，病原菌及其毒素的存在可能引起食物中毒及感染性疾病。

（4）食品腐败变质过程中产生的各种分解产物也可能对人体造成不良反应，如硫化氢的刺激气味，醛、酮等物质对机体的损害等。

因此在保藏食品时,应采用低温保藏、高温杀菌保藏、脱水与干燥保藏、辐射保藏等方法,以控制食品的腐败变质。

(二)霉菌污染对健康的危害

1. 黄曲霉毒素污染 黄曲霉毒素常引起霉变谷物中毒。黄曲霉毒素(aflatoxin,AF)是由寄生曲霉及黄曲霉的产毒菌株产生的有毒代谢产物,对人体有巨大的健康危害,有强致癌性。1961 年首次发现该物质,1962 年将其命名为黄曲霉毒素。

黄曲霉毒素有极强的急性毒性、慢性毒性和致癌性。

(1)黄曲霉毒素为肝毒性,是氰化钾毒性的 10 倍,为剧毒性物质,可以抑制肝细胞 DNA、RNA 以及肝脏蛋白的合成。

(2)慢性毒性表现在抑制动物生长发育,肝脏损伤,体重减轻,不育或产仔量变少。

(3)致癌性主要表现为可以诱发灵长类、禽类、鱼类等多种动物的肝癌的发生,是目前最强的化学致癌物之一,此外,还可诱发胃腺癌、肾癌、直肠癌、乳腺癌等其他部位的癌瘤。

黄曲霉毒素也可导致人体中毒,造成巨大的健康危害。2001 年,我国广东、广西、江西、湖南等地市场上查出"毒大米"数百吨,所抽样品的黄曲霉毒素 B1 的含量严重超标。食用污染的食品后可出现发热、腹痛、呕吐、食欲减退,严重者在 2～3 周内出现肝脾肿大、肝区疼痛、皮肤黏膜黄染、腹水等肝功能异常或中毒性肝病的表现。

在 AF 与人类肝癌关系的研究中,亚非国家和我国肝癌流行病学调查均发现,凡食物中 AF 污染严重或人类实际摄入量较高的地区,肝癌发生率也较高。

2. 赤霉病麦中毒 赤霉病麦中毒是我国最重要的霉菌性食物中毒之一。此类中毒是指食用了被镰刀菌侵染而发生赤霉病的麦类引起的食物中毒。赤霉病麦中毒的病原菌主要是禾谷镰刀菌,它可产生单端孢霉烯族化合物(trichothecenes),该族中目前已知的主要毒素为 T-2 毒素、二脂酸蔍草镰刀菌烯醇(diacetoxyscirpenol,DNS)、雪腐镰刀菌烯醇(nivalenol,NIV)和脱氧雪腐镰刀菌烯醇(deoxynivalenol,DON)。

单端孢霉烯族化合物毒性作用的共同特点为:具有较强的急性毒性、细胞毒性,并有免疫抑制和致畸作用,有的有较弱的致癌性。食用病麦 30 min 到 1 h 后,一般出现恶心、呕吐、头晕、头痛、腹痛等消化道一般症状,还可引起局部刺激、炎症以及坏死。其慢性毒性特点是白细胞减少,影响动物蛋白的合成。

镰刀菌毒素中还包括玉米赤霉烯酮(zearalenone)和伏马菌素(fumonisin)。前者首先从发生霉变的玉米中分离出来,其产生与串珠镰刀菌有关;后者发现较晚,可能与食道癌的发生有关。

(三)农药污染对健康的危害

1. 急性中毒 主要是由于不正确的使用农药、误食误服含有大量高毒、剧毒农药残留的食物等引起,这些农药主要是高毒的有机磷和氨基甲酸酯类杀虫剂、杀鼠剂等。

2. 慢性中毒 长期食用农药残留超标的农副产品的人员,易发生慢性中毒。引起慢性中毒的主要是脂溶性的有机氯和有机磷农药。

3. 三致作用 动物实验和人群流行病学调查已表明,有些农药具有致癌、致畸、致突变的

"三致作用"。

(四)金属污染对健康的危害

汞、镉、铅、铬等金属污染对健康危害见本章第三节中所述。

(五)N-亚硝基化合物

N-亚硝基化合物具有急性毒性、致癌性和致突变作用。

1. 急性毒性 N-亚硝基化合物因化学结构的不同毒性有所差异。主要是造成肝损伤出血、坏死、胆管增生、纤维化等。亚硝酸胺的毒性较小,所致肝中毒病变较轻,多为小叶周缘坏死。

2. 致癌性 N-亚硝基化合物的致癌作用较强,少量长期接触或一次大量给药均可致癌,并对多种动物有致癌性,其中以肝癌、食管癌、胃癌为主;此外还可经乳汁、胎盘引起子代肿瘤。亚硝酸胺化学性质比亚硝胺活泼,本身就是终末致癌物;而N-亚硝胺稳定,在体内经肝微粒体细胞色素 P450 代谢活化而致癌,属间接致癌物。N-亚硝基化合物对是否对人也具有致癌作用,尚无定论,流行病学调查显示,某些地区食物中亚硝胺的含量与肿瘤发病有关。

3. 致突变作用 亚硝酸胺是直接的致突变物,不需活化便能直接引起多种哺乳动物及细菌、真菌发生突变;然而亚硝胺则需要经过哺乳动物微粒体代谢活化后才具有致突变性。

(六)多环芳烃化合物

PAHs 中有一部分化学物质具有致癌性,其中苯并(a)芘对动物的致癌性已得到证实,苯并(a)芘能诱发大鼠、小鼠的胃肿瘤、乳腺瘤、肺肿瘤及白血病;并可经胎盘使子代发生肿瘤。苯并(a)芘还具有致突变作用,在许多短期致突变试验中,常作为阳性物。研究表明,苯并(a)芘是一种间接致突变物,需经肝微粒体霉系统活化。

目前关于流行病学的调查研究,多集中探讨苯并(a)芘与胃癌的关系。匈牙利西部地区、冰岛、波罗的海沿岸均是胃癌的高发区,调查发现胃癌高发与当地居民常吃熏鱼、熏肉等熏制食品有关。

(七)二噁英

1. 一般毒性 二噁英属于极强毒性物质,其中 $2,3,7,8$-TCDD(简称 TCDD)是目前二噁英中毒性最大的物质,豚鼠经口 LD50 仅为 $1\ \mu g/(kg \cdot bw)$。中毒特点为肌肉、脂肪组织急剧减少,体重严重丢失,称为废物综合征。

2. 肝毒性 主要表现为肝大,实质细胞增生肥大;严重时可引起肝脏的变形坏死,并出现肝功能异常。

3. 免疫毒性 二噁英类对动物的体液免疫和细胞免疫均有抑制作用,非致死剂量时可引起胸腺萎缩,进而引起免疫功能障碍。

4. 生殖毒性 二噁英类属于环境雌激素(environmental estrogens,EE),其生殖毒性以雄性的雌性化最为突出。二噁英类可以引起恒河猴、大鼠、小鼠、豚鼠等动物的生殖毒性,表现为生殖器官形态改变和功能异常。最近研究表明因职业接触 $2,3,7,8$-TCDD 的男性工人血清睾酮水平降低,且与血清 $2,3,7,8$-TCDD 水平呈负相关,同时血清雌激素如促卵泡素和黄体激素水平相应升高,提示 $2,3,7,8$-TCDD 对人类具有生殖毒性。

5. 发育毒性和致畸性　动物实验表明,二噁英类通过改变生长因子及其受体水平影响胎鼠的生长发育,产生有害效应。胎儿对二噁英类的敏感性较成人高,接触过二噁英类物质的人群生育后代时自发性流产和所生子女缺陷的发生率增加。

6. 致癌性　2,3,7,8-TCDD 对动物具有极强的致癌性,致大鼠的肝癌剂量低达 10 ng/(kg·bw)。流行病学研究显示人群所有癌症的总体危险性增加与接触 2,3,7,8-TCDD 及其同系物有关。国际癌症研究机构(IARC)于 1997 年将其列为Ⅰ级致癌物。

（郭新彪　黄婧）

第二篇　基　础　篇

第四章　环境化学因素与不孕不育

第一节　环境化学因素概述

随着工农业迅速发展,环境问题日趋严重。我们每天向大自然排放的废物中含大量的有机溶剂、内分泌干扰物及重金属等。工业原料的使用增加,废物处理不充分,使得这些有毒物质在环境中的含量逐渐增加并超过它们的安全限度,通过我们呼吸的空气、饮用的水、生存的土壤、接触的灰尘,还有我们一日三餐的饮食进入我们的体内,其中绝大多数的环境化学物质由于其未知的生物功能、身体的排泄率低、生物半衰期长,便会存在于我们的血液、肾脏、肝脏以及胎盘、男性的睾丸和女性的卵巢等器官中,随着时间逐渐积累。它们当中的许多物质凭借着化学结构与人体的激素类似、能够与激素转运蛋白相互作用或扰乱人体激素的正常代谢途径而干扰人体正常的内分泌功能,影响内环境的稳态。我们不仅要知道这些化学物质会危害我们的健康,同时我们也应该充分意识到它们对人类生殖方面的影响。

近年来全世界的不孕不育发病率越来越高,由于我们所处的周围环境的改变、人们不良的生活习惯以及长时间暴露于环境中的有害物质而导致的特发性不孕不育已占到不孕不育总数的 50%,环境污染物质对生殖功能的破坏已经越来越受到人们的重视。婚后妇女的受孕时间延迟,流产发生的频率升高等与环境中有毒物质的增加密不可分。研究表明:持续暴露于环境化学物质会影响夫妻双方的生育能力。这些存在于环境中的有毒物质会造成男性的精子密度减少,精液量和质量下降,精子活动度减低。而对女性而言,环境化学毒物会影响女性正常生殖激素的产生和发挥作用,在发育的各个时期对女性的腺垂体、卵巢、子宫、乳腺等重要器官造成损害,同时影响卵泡正常的发育和成熟。重金属作为环境污染的一个重要的毒性产物,对生育功能的影响不容忽视。它们可以在卵母细胞产生和成熟时期直接进入卵母细胞,并以此途径被转运至胎盘,作为卵泡液中的污染物来影响卵母细胞的质量。重金属铅、汞、铬、镉等被视为环境致畸剂,使流产发生的概率大大增加;铅、汞、镍等可以使男性精子质量下降;金属还可以通过结合受体位点和间接机制干扰人体内某些激素的作用,如锰、铜、钼等作为内分泌干扰物可以影响正常血清睾酮的水平。除重金属外,微量元素也在影响着人类生育功能。与大多数重金属对人体的毒性作用不同,大部分微量元素是我们人体发育过程中所需的,它们对生殖功能的影响与其在人体中的含量关系密切。许多研究都发现:任何元素过剩或不足都可能导致男性精子发生缺陷,降低性欲,造成睾丸组织和精子氧化损伤,最终导致男性不育。微量元素对于人体的作用就像一把双刃剑,一方面维持细胞的稳态;另一方面,又作为可以引起严重的结构和功能改变的催化剂来打破这个平衡。微量元素在人类生殖系统中发挥着方方面面的作用,它们参与组成人体内许多酶、激素、维生素等并作为它们的活性因子,例如:微量元素作为 DNA 合成和催化抗氧化反应酶的辅助因子,参与卵泡产生和卵母成熟过程中 DNA 合成和减少有害物质——活性氧的重要环节,缺乏微量元素会造成性功能障碍;免疫功能失调会引发男性和女性不孕不育,而微量元素在人体免疫功能调节过程中发挥着重要的作用;微量元素还通过调节人体自身的内分泌来影响性功能。我们的身体会由于微量元素的失衡而染上各种疾病,引发性功能紊乱,造成不孕。

第二节　重金属及其化合物对不孕不育的影响

金属,包括必需和非必需元素,在我们生活的自然环境中无处不在。我们会通过主动地补充营养,被动摄入受到污染的食物和水;接触到含有毒物的灰尘、空气、土壤而暴露于各种金属元素。我们把标准状况下单质密度大于 4 500 kg/m³ 的金属元素称为重金属元素,常见的有镉(Cd)、汞(Hg)、银(Ag)、铜(Cu)、钡(Ba)、铅(Pb)等,其中大部分并非人体的生命活动所必需,它们超过一定浓度的时候便开始对我们的身体造成伤害。本节主要介绍铅、汞、镉、铬四种以及另外一些常见的重金属和它们的化合物对生殖系统的影响。

一、铅及其化合物

铅存在于工业、蓄电池制造、各种生活材料中;在农业上,铅还可以用于杀虫剂;铅的化合物氧化铅、硫化铅、醋酸铅等分别用于油漆、颜料、橡胶、玻璃、陶瓷等。铅及其化合物大多以粉尘形式逸散从而进入人体。暴露于环境中的铅及其化合物会对人类生殖产生负面影响。许多研究已经证实:血铅浓度与胚胎植入率、临床妊娠率等呈负相关。王艳等人通过Meta 分析法得出:男性铅接触作业者存在生殖健康损害的结论,发现铅接触可引起男性阳痿率、早泄率升高,精子总数减少,精子畸形率上升和精子活动率下降。男性吸烟者的血铅水平会显著高于不吸烟者。铅通过消耗谷胱甘肽(GSH)和增加 ROS(活性氧)产物引起诱导氧化应激,造成精子 DNA 的损伤。高血铅水平的男性面临着精子形态异常和精子核染色质 DNA 完整性缺失的高风险。以含有醋酸铅的水喂养雄鼠,一段时间后发现它们的生殖器官重量减轻,附睾的精子数和血清睾酮水平显著下降,精子质量恶化。对于女性而言,过多接触到环境中的铅同样是造成不孕的一个重要因素。Rahman SN 等人进行了一项关于女性血中铅浓度与不孕症关系的病例对照研究,结果显示:患有不孕症的女性的血中铅含量较正常女性显著增高;同时发现血铅水平和尿促卵泡素水平存在明显线性相关。血中铅浓度升高会增加子宫肌瘤的发生概率,影响女性的生育能力。暴露于铅、镉等微量元素有助于肌瘤的生长,逐渐增大的肌瘤又反过来增加了铅等有毒元素的储存。Hsiao-Ling Lei 等人研究发现:不孕妇女缺乏运动和频繁服用中草药会造成体内血铅浓度增高;不恰当地使用中草药会同时增加不孕和怀孕妇女身体的铅负担;但通过体育锻炼可以减少不孕妇女体内铅的累积。同时建议女性朋友在进行服用中草药治疗过程中应慎重选择,适量服用,平时要多参加体育运动。

二、汞及其化合物

汞,俗称水银,是唯一一个在常温常压下以液态存在的金属,在常温下即可蒸发,汞蒸气和汞的化合物多具毒性。人类接触到的有机、无机和金属汞主要来自鱼类食用、医药和化妆品使用及牙科汞合金使用等。汞会干扰人体的内分泌系统,使女性的卵巢功能下降,月经周期紊乱,诱发不孕。汞在水生环境中转化为甲基汞(MeHg),人类可以通过食用鱼和生鱼片获得甲基汞。不孕的女性每周食用鱼肉的次数≥1次,那么体内甲基汞超标(≥5.8 μg/L)的概率会增加3~4倍。通过测量不孕女性和孕妇头发的甲基汞含量,发现不孕女性甲基汞的暴露量明显高于孕妇。汞的另一个化合物氯化汞($HgCl_2$)被发现在无临床毒性的剂量下依然可以破坏雄性大鼠的生育功能。以氯化汞饲喂的雄鼠,睾丸和血浆中的睾酮水平及睾丸激素与交配受孕能力之间的关联性下降;附睾头、体部的精子数减少;与它们交配后的雌鼠的受孕时间延迟,受孕率显著下降。汞可以造成男性精子DNA损伤。用电感耦合等离子质谱测定不育男性尿液中金属汞的含量;中性彗星分析法测定精子的尾长、尾部DNA百分比和尾距等DNA损伤相关的参数,发现受试者尿液中的金属汞含量与精子尾长增加的趋势相关。这提示了暴露于环境中的金属汞与男性精子DNA的损伤相关,有人猜测是因为汞能促进ROS(活性氧)的产生并参与人体抗氧化防御系统的改变。

三、镉及其化合物

镉是银白色有光泽的金属,毒性较大且非人体的必需元素。人主要通过金属焊接、焊料,房料,采矿,制陶等工业过程会接触到镉元素;人们进行冶炼及精炼金属、城市垃圾焚烧时也会向大气中释放镉的氧化物、氯化物和硫化物;此外,摄入含有镉污染的食物、水及吸烟等也是人体中镉的一个重要来源。镉作为一种环境有毒物质和人体的内分泌干扰物,在人体内经过长期的蓄积,会对人体的各个脏器造成损伤甚至有致癌作用。这里我们主要讨论镉元素对生殖方面的损害。来自土耳其伊诺努大学的E. Tanrikut和A. Karaer等人选取了33位不孕不育女性和32位正常女性的子宫内膜活检标本,通过原子吸收光谱法测定标本中镉元素的含量并做对比分析,结果在33位不孕患者的子宫内膜中有30位检测到镉元素,其镉浓度的中位数达到19.58 μg/L,而在32位正常女性中只有11位检测到了镉元素,且浓度中值浓度为0.00 μg/L。这就表示镉元素在女性子宫内膜中的沉积在女性不孕不育的发生中起到促进作用,但目前其作用机制尚不明确。子宫内膜作为囊胚植入和胎盘形成的重要场所,它的健康完整对于女性生殖至关重要。而镉元素可以干扰人子宫内膜内皮细胞中血管生成因子VEGF-A和PLGF相关的m-RNA的表达,影响子宫内膜的血管形成,从而使子宫内膜功能异常。除上述之外,镉含量的高低还与生殖激素水平的变化相关。研究显示:在健康的绝经前女性的血中镉含量的增加会引起尿促卵泡素(FSH)水平的下降。镉不仅单独影响生殖健康,还会同其他因素联合起来破坏人类的生殖系统。如今人们生活方式改变,各种不良习惯养成,如高碳水化合物饮食摄入或久坐不动的习惯,造成人体内胰岛素抵抗。而除了肝脏、脂肪组织和肌肉外,卵巢亦是胰岛素作用的另一个重要靶器官,胰岛素抵抗会影响女性的卵泡发育和排卵。利用地塞米松处理一段时间后,小鼠卵巢颗粒细胞出现胰岛素抵抗现象。使这样的小鼠暴露于镉,初步结果显示:小鼠的发情周期延长,血清雌二醇浓度下降,卵巢组织学结构破坏,颗粒细胞死亡数增加。说明胰岛素抵抗联合环境中镉暴露会使卵巢形态以及正常的类固醇产生过程被改变,引起卵巢正常发育程序破坏。

以上提到的都是镉对于女性生殖方面的影响,接下来我们再来说说镉是如何影响男性生殖作用的。在尼日利亚人们发现患有精子缺乏症的男性的血清和精浆中镉水平均高于正常男性。体内镉水平的增加会造成精液中除精子体积外的所有生理参数下降。他们还发现:精浆中镉浓度与尿促卵泡素含量呈正相关,且镉浓度有可能影响下丘脑-垂体-性腺轴的功能。他们猜想:镉对精子发生的毒性包括其系统性和细胞毒性两方面作用。除造成精子损伤外,镉还会造成以下生殖损害:男性的睾丸对镉毒性极其敏感,其中血-睾丸屏障是镉发挥毒性作用的主要靶点,镉通过特定信号转导通路和信号分子(p38 增殖蛋白激酶),经过一系列复杂的相互作用来破坏血-睾丸屏障的功能;镉作用于睾丸间质细胞/莱氏细胞和下丘脑-垂体-睾丸轴,干扰睾酮等生殖激素的合成和受体基因表达,破坏内分泌环境;镉与锌离子、钙离子竞争结合位点扰乱由它们介导的正常的细胞活动(后续会提到锌具有抗凋亡、抗氧化作用,而钙与许多细胞能量活动相关),使一些重要的信号转导通路被激活或抑制,引起氧化应激,使 DNA 配对机制被改变,造成相关细胞异常增殖等。

四、铬及其化合物

金属铬在环境中主要以三价和六价化合物的形式存在。六价铬被广泛应用于制革、金属电镀和其他冶金技术等工业中,而三价铬则是作为微量元素和膳食补充剂使用。那么,它们是以怎样的方式影响我们的生殖系统的呢? 我们都知道,女性在促性腺激素和卵巢内细胞因子的联合刺激下生成类固醇,使颗粒细胞和卵泡膜细胞增殖、分化,从而促进卵泡发育和排卵。卵巢颗粒细胞作为重要成分参与甾体雌激素的生成,它的凋亡控制着卵巢的细胞生长,这也是卵泡闭锁现象的缘由。这两种形式的铬元素可以通过激活 p53 和线粒体介导的内源性凋亡、促进人体的氧化应激使女性的卵泡闭锁。其中:六价铬作为一种诱变剂、畸胎原和致癌物质,通过诱导 DNA 分裂、增加细胞色素 c 由线粒体到胞质中的释放、下调抑制凋亡基因的表达和上调促凋亡基因表达等途径诱导颗粒细胞凋亡。而对于男性而言,六价铬则通过诱导氧化应激和激活线粒体依赖途径的细胞凋亡对体细胞和精原细胞造成损伤,诱发不育。在鼠的试验中,分别以鼠 TM3 莱氏细胞、TM4 足细胞以及精原干细胞为研究样本,实验观察到六价铬的生殖毒性作用机制大致为:中断 TM3 细胞内类固醇生成;在 TM4 细胞内,干扰紧密连接信号和细胞受体分子表达并影响其分泌功能;破坏精原干细胞的分化和自我更新机制等。六价铬可以借助非特异性离子转运蛋白进入细胞,之后就迅速转变为三价铬。而三价铬会增加血浆和卵巢中的过氧化氢和脂质氢过氧化物含量,减少细胞内的抗氧化酶类,从而造成损伤。不过有大量的研究都表明,存在于营养品中的三价铬只有在极少数情况下才会对人体造成伤害。吡啶甲酸铬是含铬的众多形式的营养品中很受欢迎的一种。有研究发现:吡啶甲酸铬可以帮助减少多囊卵巢综合征患者的胰岛素抵抗。前面我们就提到胰岛素抵抗会影响女性的卵泡发育和排卵,而对多囊卵巢综合征大家一定不陌生,它是育龄妇女最常见的内分泌紊乱性疾病,患者表现为:排卵减少甚至停止;临床和/或生化雄激素过多症;卵巢多囊超声波等,胰岛素抵抗连同合成血胰岛素增多是多囊卵巢综合征发病机制中关键的代谢特征。用吡啶甲酸铬治疗患有胰岛素抵抗的多囊卵巢综合征患者,6个月后她们的空腹血胰岛素水平显著下降,空腹血糖胰岛素比率显著上升,排卵概率增大,月经周期也变得更加规律。

五、其他金属及其化合物

除外以上所说的血铅、镉外,尿中钴浓度增加也会影响女性子宫肌瘤的发生率。镍与男性精子形态学恶变有关。血清睾酮水平的下降会造成迟发型性腺功能减退,一项针对中国人口的实验中发现:金属锡可以降低血清总睾酮水平;锡、镍、锌、钼与血清总睾酮/黄体生成素比值下降有关;锰可以增加膜联蛋白 V ＋/PI -精子百分比,诱导精子细胞凋亡;而尿中铁元素含量的增加对男性精子的存活是有利的。锰除了造成男性精子损伤外,还可以阻止雄性大鼠莱氏细胞(睾丸间质细胞)产生类固醇。在暴露早期(2～4 h):阻止类固醇生成急性调节蛋白(StAR protein)表达和发挥作用,破坏线粒体功能,打破细胞内钙稳态。在后期阶段(24～48 h):使细胞周期暂停,诱导细胞凋亡,使酶活性下降,类固醇产生减少。采集中国男性的尿液作为样本,测量其中的金属含量,发现尿液中锰含量的增加与循环中睾酮的产生呈负相关。血清中金属含量反映了较近期的重金属暴露水平,除了测定尿液中的金属含量,还可以以头发组织为样本检测金属元素的含量,这是观察长期金属暴露量的一个可信指标。人体需要在高锌含量的状态下维持睾酮的正常水平,通过检测实验对象的血清睾酮含量及头发组织中铜、锌浓度,发现:血清睾酮含量下降与高铜水平以及铜/锌比值增高密切相关。此外,长期暴露于金属钼也会负向影响睾酮水平。钼是一种过渡元素,在自然界当中无处不在。我们日常吃的食物(尤其是绿色蔬菜和豆类)、饮水、摄入的复合维生素、多矿物补充剂,工业生产电子零件、玻璃,各种催化剂和颜料产品,以及医院实验室的化学制剂都含有钼存在。钼在人体内主要通过尿液排泄,并易于在肾脏堆积。John D. Meeker 等人在研究男性血中金属含量与精液质量相关性的过程中发现:钼与精子浓度和正常形态之间存在剂量依赖的相关性,即使在考虑了潜在混杂因素和血中其他金属的作用后此种关联性依然存在;并初步发现:钼与人体内铜、锌浓度过低之间存在相互作用,联合影响男性精液质量参数。钼对铜元素具有螯合效应,会影响铜在体内的利用,这与以往的诸多动物实验得出的结论相一致:金属钼造成人体内铜元素的利用障碍及代谢异常。钼加强体内原有铜缺乏对精液质量的损害效应。同时,铜元素的补充可以对抗由于高钼造成的精子损伤。

第三节　微量元素对不孕不育的影响

我们把人体中存在量极少,低于人体体重 0.01% 的矿物质称为微量元素。虽然人体每日对微量元素的需要量很少,但它们对我们的健康却是必不可少的!微量元素对生殖方面的影响有利有弊,在相对少量时,这些微量元素是我们体内一系列广泛的生物活性分子的辅助因子,然而,它们大量积累后可能导致人体的新陈代谢混乱,转而破坏生育能力。本节内容我们就从碘、氟、砷、硒等入手来综合分析介绍。

一、碘

碘是人体必需的微量元素,而人体自身无法合成碘。日常生活中人们主要通过食用海产品以及加碘盐或含碘药物来补充所需的碘。而提到碘,我们自然地联想到人体一个重要的器官——甲状腺。碘参与甲状腺生长发育和分泌功能的调节,是合成甲状腺激素的主要原料,适当的碘摄入对人体甲状腺正常功能的维持起着非常重要的作用。研究表明:甲状腺能否发挥正常功能对生殖系统健康至关重要!低甲或高甲都能改变女性性激素水平,对女性生殖系统产生消极影响,造成女性月经紊乱。碘缺乏是地方性甲状腺肿的主要原因,而甲状腺水肿和甲状腺毒症都可以造成女性不孕不育,由此可见碘对生殖健康的重要性。

碘除了以上这些有利生殖的作用外,在一些方面也是有害的。甲状腺癌的患者常常需要接受放射碘治疗,长期碘 131 治疗会影响睾丸功能,使尿促卵泡素(FSH)出现短暂升高(通常在 18 个月后回落),体内大剂量碘 131 累积会造成精子减少。经放射碘治疗的分化型甲状腺癌妇女的绝经年龄(更年期)会提前。童年时期的放射碘接触可能与成年之后的不孕有关。然而在早些年 Massimo E. 等人的研究也指出:经长期放射碘 131 治疗的妇女在生育率、产后婴儿出生体重和早产的发生等方面与普通妇女并无显著差异。

二、氟

我们接触到氟主要是通过它的化合物形式。氟化物是具有高反应活性的氟离子化合物,不同程度地存在于岩石、水和土壤中,高浓度的可溶性氟盐有毒。在工业生产过程中,我们人为地向环境中排放大量的氟化物,对动植物和我们人体本身都是有害的。

Songna Yin 等人分别以含有不同浓度 NaF 的水和正常水喂养雌鼠,5 周后发现:实验组雌鼠的卵巢结构损坏;与卵母细胞形成相关的 Dazl、Stra 8、Nobox 等基因低表达;成熟卵母细胞的体外受精数目明显减少;即使同正常的雄鼠交配,仍变现为低生育力;在卵子生长和诱导顶体反应中起作用的 Bmp 15、Gdf 9、H1oo 等卵母细胞特定基因表达下调。此外,氟化物还通过影响 DNA 甲基化和组蛋白乙酰化作用相关基因的表达,干扰哺乳动物的生殖轴发育和基因组印记。Songna Yin 等人由此推论:高浓度的氟化物可以显著降低雌鼠产生成熟卵母细胞的数量,限制其生长发育,影响生育能力。氟化物影响雄鼠精子的获能。给实验雄鼠饲喂大剂量的氟化物会使精子头部酪氨酸磷酸化和肌动蛋白聚合减少,从而影响精子的发生和附睾精子体外获能的能力。氟化钠影响雄鼠精子功能和受精的大致机制为:氟化钠减少细胞内 ATP 产生;降低精子的能动性;使细胞内钙浓度减少、蛋白激酶 A 活性减弱且影响精子蛋白酪氨酸磷酸化。用氟化钠处理雄兔一段时间,其他条件与对照组相同,通过研究它们睾丸和附睾精子的超微结构发现实验组雄兔精子的鞭毛、顶体和细胞核结构均遭到破坏:外部微管和鞭毛轴丝缺失,外层致密纤维结构和数量畸变,纤维鞘分解,鞭毛中段的线粒体结构缺失,顶体从精子细胞核平面分离、剥落等。

三、砷

砷污染被视为全球顶级环境健康风险之一,慢性接触无机砷会增加人体许多疾病的发生风险。女性妊娠期环境中砷暴露会使其后代发育异常，如：不孕不育、早产、流产、胎儿生长受限、子代先天畸形等。除了生存在砷高度污染的地区外，饮食中含有砷及微粒吸入也是重要来源：食用大米和其他含砷食物会增加体内的无机砷浓度，食用海鲜则是有机砷（甲基砷酸、二甲砷酸、砷甜菜碱等）的重要来源。通过生物标志物将砷暴露与雄激素、氨基酸、嘌呤代谢联系起来，代谢组学研究显示：暴露于环境中的砷通过氧化应激和性激素干扰（干扰激素合成、代谢、与受体结合引起睾丸激素改变）等途径造成男性不育。慢性砷暴露会造成体质指数下降。

在台湾开展的一项横断面研究结果显示：不孕妇女较正常妇女的血中砷含量增高，但砷对于造成不孕的原因和作用机制尚不明确。雌激素对于女性生殖道和乳腺器官的发育和功能起着重要作用，砷作为一种内分泌干扰物，会通过影响雌激素作用来干扰女性正常生殖功能。北京协和医学院研究生院进行了一项关于孕前砷暴露对植入前胚胎发育影响的研究。他们给3～5周龄性未成熟的雌性小鼠隔日腹腔内注射亚砷酸钠并观察发现：孕前砷暴露使小鼠植入前胚胎大部分发育阻滞，在这些阻滞的胚胎中检测到：活性氧含量增加、细胞色素 c 明显释放且细胞凋亡率增高。这说明孕前砷暴露可以通过氧化应激诱发胚胎凋亡从而导致植入前胚胎发育阻滞。本项研究结果同时也预示了：育龄妇女在孕前接触到环境中的砷有可能会造成她们日后的受孕困难。

四、硒

硒是人类胚胎发生过程中必需的微量元素，大量的硒存在于巴西坚果、动物肾脏、海鲜和谷物中。当饮食中含有丰富的低分子量蛋白质和维生素（维生素 A、维生素 C、维生素 E）时，硒的生物利用度会提高，而重金属则会降低硒的生物利用度。硒对人类的健康起着重要的作用，它可以帮助人体对抗重金属危害，还可以保护我们的生殖系统免受干扰。硒蛋白在人体的生长发育过程中发挥着不可小觑的功能。硒蛋白 P 敲除后的雄性大鼠表现为不育。

硒参与很多种重要酶和蛋白质合成，如：组成精子活动必需的酶。硒还参与构成精子和线粒体膜成分，维持膜正常结构和功能。由肝脏产生的硒蛋白 P 利用血液向睾丸运输硒，之后睾丸把运来的硒用于合成一种硒基酶（谷胱甘肽过氧化物酶4），它是在精子成熟过程中位于精子中段的结构成分，它的表达与精液质量相关。硒蛋白 P 除了作为血液中运输硒的工具外，也在精浆中存在。精浆中硒蛋白 P 的浓度与精子密度呈正相关，它还有可能在精子存储期间，通过生殖道过程中以及最后阶段对精子起保护作用。利用 X 光荧光显微法观察和量化组织、细胞和亚细胞中的硒，发现：在晚期精子中硒含量极其丰富，这种丰富是由于线粒体谷胱甘肽过氧化酶4水平增高，并且完全依赖于硒蛋白 P 对硒的供应。硒主要存在于精子中段（中段含量 0.8 fg；头部含量：0.14 fg），与铜、铁共同定位。硒集中在延伸精子的官腔侧，这里是精子的结构成分形成的位置，可见硒在精子发生过程中也发挥作用。

硒对于女性生殖健康也同样至关重要。一项动物实验证实了：牛尿促卵泡素（FSH）对雌激素（E2）产生的促进作用依赖于硒的存在。硒可以刺激母牛小卵泡细胞增殖，并进一步强化促性腺激素对卵巢的刺激效应，显著加强雌激素生成。此外，牛颗粒细胞产生 NO，NO 可以作为自由基清除剂并灭活 $\cdot O_2^-$，从而防止细胞毒性。研究发现硒调控颗粒细胞增殖及

E2 合成的作用可以通过硒抑制 NO 产生被部分调停。

五、其他微量元素

除上面所述 4 种微量元素外,还有一些大家熟知的微量元素在人类的生殖方面起着潜移默化的作用。比如:前面已经重复提到的多囊卵巢综合征和胰岛素抵抗,《生物微量元素》(*Biological Trace Element Research*)杂志曾报道检测到在多囊卵巢综合征患者血清中钙浓度极大增高,锰含量显著低于正常女性,这种变化在合并胰岛素抵抗后会加剧;同时在多囊卵巢综合征伴胰岛素抵抗的女性的血清中,镁和铬水平减低;锌、铜含量增高。预示着人体内元素失衡可能是多囊卵巢综合征患者出现胰岛素抵抗现象的重要基础。男性不育症患者精液质量与 Zn、Fe、Cu、Ca 含量相关。其中,Fe、Cu、Ca 含量高于正常男性,而 Zn 含量则低于正常男性,可见锌对于生殖方面是有利因素。锌是促进 DNA 转录和蛋白合成相关酶的辅助因子,在类固醇激素受体表达中发挥作用,具有抗凋亡、抗氧化性质。膳食来源的锌主要来自高蛋白食物:红肉、海鲜等。有研究称:锌含量与体外人工受精卵巢刺激后卵母细胞的产生呈正相关。氧化应激是引发男性不育的一个首要原因。不育症患者的精浆的抗氧化状态被破坏,脂质过氧化水平增高,而精浆是抗氧化剂的天然储库。在精浆中,微量元素锌、硒等作为非酶抗氧化剂通过对抗氧化损伤和脂质过氧化反应而对男性精子起到重要的保护作用。研究还发现:精液中的锌含量与精子的浓度和活力均呈正相关。锌、硒、锗等参与调节人体的免疫功能,从而减少生殖器感染性疾病的发生;铜、铁、锌等参与人体性激素的调节,影响内分泌功能。由非特定因素和结核导致的前列腺的慢性炎症会降低男性射出精液的质量,锌、硒制剂被证明对患有慢性非特异性前列腺炎,特发性不育的男性的精液质量有积极影响。

铜是人体内又一种必需的微量元素,铜参与哺乳动物正常繁殖过程,为人体内多种代谢活动和酶促反应所必需。许多研究都证实存在于人体内的铜含量多少与男性精液质量、精子浓度和活力、精子正常形态等有关男性生殖生理的重要参数变化存在一定程度相互关联性。然而有趣的是,在有关重金属和微量元素对 GnRH(促性腺激素)拮抗周期内胞质精子注射和胚胎移植效果的研究中却发现:卵泡液中的铜浓度会显著影响辅助生殖技术周期成果,降低受孕率。卵泡液是由经血-卵泡屏障过滤掉大分子蛋白质后形成的超滤液组成,其含量的轻微变化都有可能改变卵母细胞所处的微环境。存在于卵泡液中的铜会影响卵母细胞生长及质量、受精和早期胚胎发育,对卵泡成熟和发育中的胚胎造成伤害。

铁和铜相似,既是十分常见的金属又是大家熟知的重要微量元素。铁在人体内有血红素和非血红素两种形式。转铁蛋白是铁的首要运输蛋白,同时也负责储存人体中的铁元素。在男性生殖系统内,睾丸支持细胞(sertoli cells)和睾丸间质细胞(leydig cells)是铁蛋白的重要来源。通过研究猪睾丸的铁和铁蛋白浓度与睾丸重量及精子产生量的关系,猜测:循环中尿促卵泡素含量上升并诱导铁蛋白转运会使铁浓度增加、睾丸重量减轻。同时还发现随着睾丸铁浓度上升,每日精子产生量和总精子产生量下降。Leydig cells 储存铁以便于生殖细胞利用,但同时也在一定程度上保护生殖细胞免受铁离子危害。铁和铜在男性生殖生理和病理学上扮演着不可或缺的角色,它们参与细胞呼吸、精子发育和代谢,并帮助保护雄性配了对抗氧化应激。在研究男性不育时,由于铁、铜缺乏所致的病理表现和它们导致的毒性反应都被作为重要参考因素。

第四节 有机溶剂与不孕不育

有机溶剂(organic solvent)是一类以有机物为介质的溶剂,能溶解一些不溶于水的物质,如油脂、蜡、树脂、橡胶、染料等,其特点是在常温常压下呈液态,具有较大的挥发性。按化学结构可分为烃类(包括芳香烃、脂肪烃、脂肪环烃、卤代烃等)、醇类(单醇类、二醇类)、酯类、醚类、酮类等。主要存在于涂料、黏合剂、漆和清洁剂中。对神经系统、皮肤黏膜、血液系统和肝肾功能均可产生一定的损害作用。研究发现,有机溶剂还可对人类生殖过程产生影响,导致生殖功能障碍或生殖器官损伤,表现为不孕不育。现就几种常见有机溶剂对不孕不育的影响介绍如下。

一、苯、甲苯、二甲苯

(一)理化性质和接触机会

1. 理化性质 苯(benzene)属于芳香烃类有机溶剂,常温常压下为无色、透明、带有芳香气味的液体,易挥发,分子量 78.11,溶点 5.5℃,沸点 80.1℃。微溶于水(1.5 g/L,15℃),与乙醇、乙醚、丙酮、四氯化碳、二硫化碳和醋酸混溶。甲苯(toluene)为无色透明液体,有苯样气味,分子量 92.14,溶点 −95℃,沸点 110.6℃。微溶于水,与乙醇、乙醚、丙酮等溶剂混溶。二甲苯(xylene)为无色透明液体,分子量 106.17,是苯环上两个氢被甲基取代的产物,存在邻、间、对三种异构体,溶点 −25~13℃,沸点 137~140℃,通常所说二甲苯即指上述异构体的混合物。具有特殊臭味,易燃,与乙醇、氯仿或乙醚能任意混合,不溶于水。

2. 接触机会 苯及其同系物甲苯、二甲苯被广泛应用于工农业生产,主要的接触机会有:①苯、甲苯、二甲苯的生产:焦炉气、煤焦油的分馏、石油裂解,轻油组分分馏等。②用作原料:苯用于生产苯乙烯、苯酚、农药、合成橡胶、塑料等;甲苯用于合成硝基甲苯、苯甲酸染料、炸药等;二甲苯用于医药、炸药、农药等行业合成单体。③用作燃料:苯在工业汽油中含量达 10%左右,以提高汽油的燃烧效率。④用作溶剂:苯用于生药的浸渍、提取、重结晶,油墨的稀释,树脂、人造革黏胶的制造;甲苯和二甲苯主要应用于油漆、涂料、染料、树脂等的溶剂。因此。在制造、存贮、运输过程中发生意外事故、在通风不足的空间使用,均可接触到苯及其同系物。在组织病理学领域,二甲苯主要用于组织、切片的透明和脱蜡,这些行业的从业人员是主要的接触者。

(二)一般毒性

因苯及其同系物具有较大挥发性和脂溶性,在空气中很容易扩散,人或实验动物主要经呼吸道和皮肤接触而进入体内,引起急、慢性中毒。

1. 急性毒性 短时间接触高浓度苯,可出现头痛、眩晕、耳鸣、复视、步态蹒跚等酒醉样症状,重者出现抽搐、昏迷、呼吸中枢麻痹、谵妄、幻觉及脑水肿等表现。发病过程取决于苯浓度的高低,从数分钟到数小时。甲苯和二甲苯的急性毒作用主要表现为麻醉作用和对皮肤黏膜的刺激作用,浓度高时可损害肝脏、肾脏和心脏。

2. 慢性毒性   长期接触苯主要表现为对造血系统的影响。国际癌症研究署(IARC)已确认将为人类致癌物,主要引起急性粒细胞或淋巴细胞白血病。苯还能引起再生障碍性贫血,早期白细胞增多、随后逐渐下降,严重时血小板和红细胞数也降低,呈全血细胞减少征象。甲苯的慢性毒性主要表现在神经系统的改变,如人长期接触甲苯可出现头晕、乏力、睡眠障碍、记忆力下降等类神经症;长期接触二甲苯可发生皮肤干燥、皲裂、皮炎,出现神经衰弱综合征。

(三)对生殖生育的影响

1. 雄(男)性生殖损伤

(1)对精子生成的影响。精子的生成有赖于生精器官和生精过程的正常。研究发现,长期接触低剂量苯,接触人群出现不育的概率增加,主要是苯能使精细胞染色体发生断裂,产生重复和缺失为主的结构畸变。动物实验结果证明,苯可致动物睾丸、附睾脏器系数降低,精子总数下降;组织病理学检测发现睾丸内各期生精细胞减少、间质细胞排列稀疏、分裂异常。如 Singh RK 等人对 SD 大鼠染毒 400 mg/kg 和 800 mg/kg 剂量的苯 14 d 和 9 d,病理学检测发现,曲细精管内细胞脱落、排列疏松,精原细胞、初级精母细胞、精细胞数量减少,细胞出现核固缩、溶解,胞质出现空泡。甲苯可影响小鼠精母细胞减数分裂,使减数分裂像细胞数减少。

(2)对精子质量的影响。精子数量减少、活动率下降、形态异常均可影响受精能力。肖国兵等人研究发现,接触苯系混合物的男性工人,精液液化时间延长,活精子数、精子运动力下降,且精液液化时间与精浆中甲苯水平呈正相关;印度学者调查接触苯的职业工人,也同样发现精子总数、精子活率均随接触时间的延长而呈依赖性的下降,精子畸形率增高。另外,苯与其他化学物对精子质量存在协同作用,如对昆明种小鼠用甲醛和苯联合染毒 35 d,检测发现高剂量组精子活率下降、精子畸形率上升。二甲苯对雄性生殖的影响也主要体现在致精子总数及精子活动率下降、精子畸形率升高。

(3)毒性机制。通常情况下,职业环境中苯及其同系物是同时存在的,职业人群接触的是苯、甲苯、二甲苯的混合物,因此,对雄性生殖损伤的结局应是三者同时作用的结果。无论苯及同系物对精子生成还是精子质量的影响,其根本原因是精子遗传物质损伤而产生的。苯或甲苯代谢过程中会产生酚类中间产物,而酚类物质是损伤染色体的"元凶",精细胞染色体发生缺失或重复,影响到生精过程、精子形态和授精能力,最终表现为精子数、精子活率下降,精子畸形率升高,生育能力降低。

2. 雌(女)性生殖损伤

(1)对生殖功能的影响。动物实验结果显示,不同发育阶段接触苯,均可影响生殖功能。未成年小鼠接触苯,可致阴道开口时间提前、阴道上皮角化、子宫重量增加;成年小鼠接触苯可致闭锁卵泡数目增加、黄体数目减少。苯还能够扰乱大鼠和小鼠的动情周期,引起卵巢萎缩、卵巢质量下降。对女工的影响主要表现为月经异常,如月经周期异常、经量异常、痛经、经血异常等。职业工人长期接触苯及同系物,可以引起女工月经周期缩短、经期延长或缩短、经血量增多或减少等月经异常,且随着工龄的增加,月经异常率与之呈直线相关。

(2)对生殖内分泌调节的影响。主要表现为性激素水平改变,如接触苯及苯系物的女工在一个月经周期(月经期、增殖期、排卵期、分泌期)中,血清促黄体生成素(LH)和雌二醇(E_2)含量降低,尿中孕二醇-3-葡糖苷酸(Pd3G)浓度下降,说明苯可使女工卵巢黄体功能低下;测定未妊娠女工排卵期尿中 LH、Pd3G,显示接触者排卵前 LH 水平显著降低。提示苯可以干扰下丘脑—垂体—卵巢轴的内分泌调节功能,引起月经异常及周期紊乱。暴露于苯的雌性 SD 大鼠血清 FSH、LH、E_2 水平下降,而甲苯却使雌性 SD 大鼠血清 FSH、LH 水平升高。

(3)毒性机制。接触苯及其同系物的女工出现月经周期紊乱、黄体功能不足;雌性动物则出现动情周期紊乱、生殖器官萎缩、卵泡闭锁等现象。这些均与生殖内分泌功能调节紊乱有关,即苯及其同系物通过干扰下丘脑-垂体-性腺轴的正常功能,改变内源性激素水平,影响神经内分泌调节功能,进而出现雌(女)性生殖生育能力受损。

二、正己烷

(一)理化性质和接触机会

1. 理化性质　正己烷(Hexane)是一种有微弱特殊气味的无色液体,有较大挥发性,常用作溶剂。分子量86.18,熔点−95.3℃,沸点65℃,不溶于水,溶于丙酮,可与乙醚、氯仿混溶。

2. 接触机会　正己烷是一种工业溶剂,常用于配制胶粘剂或用于电子元件的擦拭和清洗。工业上使用的正己烷多数从铂重整抽余油中分离,因此,正己烷的生产过程可接触到;另外,正己烷的应用较广,如工业上用作溶剂配制黏胶以黏合鞋革、箱包,电子元件的擦拭清洗,食用植物油的浸出,塑料工业用于丙烯溶剂回收,化学实验中的萃取剂,日用化学品的花香溶剂萃取等。如果使用不当,极易造成职业中毒。

(二)一般毒性

1. 急性毒性　短时间接触高浓度正己烷主要引起眼、呼吸道刺激症状,中枢神经系统麻醉症状,表现为头痛、头晕、恶心、共济失调。大鼠经口 LD_{50} 为 $15\sim30$ g/kg,经呼吸道 LC_{50} 为 271 g/m³,实验动物急性中毒首先出现呼吸道刺激症状,继而麻醉,最终因呼吸衰竭而死亡。

2. 慢性毒性　正己烷的慢性影响主要是以神经系统损伤为主的全身性疾病,多为感觉运动型多发性周围神经病。潜伏期一般 10 个月左右,首先出现食欲不振、头昏、体重下降,继而感觉异常,如"蚁走样"感觉,最后出现感觉、运动障碍。轻者表现为肢体远端感觉型神经病,即指、趾端麻木,痛觉、触觉、震动和位置觉减退,呈手套、袜套样分布;重者出现运动型神经病,即下肢远端无力、腓肠肌压痛、肌肉痉挛等。这种临床表现与轴索变性相一致,最初远端的感觉和运动神经轴索损伤,在郎飞结附近形成肿胀,随着郎飞结结构扭曲且髓鞘从肿胀处回缩,出现节段性脱髓鞘改变,最后轴索发生变性。

（三）对生殖生育的影响

1. 对雄（男）性生殖损伤　正己烷对男（雄）性生殖影响缺乏有效的人群资料和动物实验资料支持,仅有个别动物实验研究证实正己烷可影响大鼠睾丸的发育,致睾丸重量下降,睾丸支持细胞形态模糊不清、生精小管内各级生精细胞排列疏松,有的严重脱落,或管腔中出现多核巨细胞。其可能的机制是正己烷的氧化损伤,表现为睾丸组织中 SOD、GSH、GSH-Px 含量下降,MDA 升高;另外,正己烷可使睾丸中各凋亡相关蛋白 Fas、FasL、bax 和 bcl-2 表达增强,促进生精细胞的凋亡。

2. 对雌（女）性生殖损伤　目前,没有充分证据证实正己烷对女性生殖生育的影响,但动物实验证明正己烷对雌性生殖过程存在明显损伤,主要体现在以下几方面。

（1）对性腺的影响。对卵巢的影响主要体现在对生理功能和结构损伤两方面。卵巢的重要生理功能是提供成熟卵子,这涉及从初级卵泡、次级卵泡到成熟卵泡的整个发育过程,在卵泡发育过程中,卵原细胞的有丝分裂、卵原细胞减数分裂形成卵母细胞、颗粒细胞和膜细胞分化时段,是毒性敏感期。研究显示,正己烷可致实验动物（大鼠或小鼠）各级卵泡数量减少,闭锁卵泡增多,排卵数下降。对卵巢结构的损伤主要表现在能使卵巢脏器系数降低,卵巢颗粒细胞凋亡率上升。正己烷能使实验动物子宫脏器系数减小,内膜上皮厚度变薄,收缩力下降。

（2）对内分泌调节功能的影响。主要表现在实验动物接触正己烷后,动情后期明显缩短及动情周期异常发生率明显升高;血清雌二醇水平下降,但孕激素水平变化尚缺乏统一认识。

（3）毒性机制。①氧化损伤机制。正己烷体内主要代谢产物是 2,5-己二酮,是正己烷产生毒性的根本原因。2,5-己二酮能够使实验动物卵巢组织 SOD、GSH、GSH-Px 水平下降,MDA 和过氧化氢水平升高,进而致卵巢雌二醇合成与分泌量下降。②细胞凋亡机制。正己烷还能够诱导颗粒细胞凋亡,众所周知,颗粒细胞是构成卵泡的重要细胞之一,在卵母细胞的生长发育过程中起营养作用,并促进卵母细胞的发育成熟,正己烷是通过影响 Bax、Bcl-2、Caspase-3 等凋高性能相关基因的表达,诱导卵巢颗粒细胞凋亡的,进一步影响卵泡的数量和成熟。

三、溴丙烷

（一）理化性质和接触机会

1. 理化性质　溴丙烷(bromopropane,BPs)是一种工业原料和有机溶剂,分为 1-溴丙烷(1-BP)和 2-溴丙烷(2-BP)两种同分异构体,分子量 122.99。1-溴丙烷又称溴代正丙烷或正丙基溴,无色液体,有刺激性气味;不溶于水,溶于醇、醚、四氯化碳,溶点－110℃,沸点 70.9℃,相对密度 1.36。2-溴丙烷又称溴化异丙烷或异丙基溴,无色液体;微溶于水,可混溶于丙酮、苯、四氯化碳,溶点－90℃,沸点 58.5℃~60.5℃,相对密度 1.30。

2. 接触机会　溴丙烷的生产、贮存和运输过程中的泄露,可造成直接接触者中毒;溴丙烷作为化工生产的中间体被广泛使用,如香料、染料、医药产品和农药的生产以及黏胶、涂料的配制；由于其不会对大气臭氧层造成破坏，常被作为氟利昂的替代品；另外，作为高效、环保清洗剂，广泛应用于金属精密仪器、电子元件、五金、电子、光学仪器、各种油脂、服装干洗业。在我国，广东等沿海省市溴资源十分丰富，是溴丙烷的主要生产地，产品远销美国、欧洲、日本等国。

(二)一般毒性

1. 急性毒性　对于实验动物，溴丙烷属于中等毒性化学物，1-溴丙烷大鼠经口 LD_{50} 为 4 000 mg/kg，小鼠腹腔注射 LD_{50} 为 2 530 mg/kg；2-溴丙烷小鼠腹腔注射 LD_{50} 为 4 837 mg/kg。动物实验结果显示，短时间接触 2-溴丙烷可影响脾脏功能和肝脏转氨酶活性和抗氧化能力，人群资料则缺乏。

2. 慢性毒性　20 世纪 90 年代，2-BP 作为替代臭氧层破坏物质的新溶剂首先在韩国和日本使用，但人们很快发现 2-BP 接触者出现神经系统毒性；随之发现其同分异构体 1-BP 毒性相对较低，作为新的替代溶剂开始使用，但动物实验发现 1-BP 对大鼠也具有神经毒性，在接触一定剂量 1-BP 后，大鼠可出现运动神经传导速度下降，末端潜伏期延长，甚至出现步态改变、下肢瘫痪，其原因是 1-BP 引起大鼠坐骨神经脱髓鞘和轴索改变，导致运动神经的传导速度减慢和潜伏期的延长。人群研究资料显示，长期大量接触 1-溴丙烷可引起头痛、睡眠障碍、眩晕和视力模糊，随后出现步态不稳，身体下半部出现麻木、感觉异常，还有腹泻和排尿困难等表现。在精神方面，1-溴丙烷中毒者会出现情绪改变，如抑郁、焦虑、易怒、情绪激动等，但多无特效治疗方法。

(三)对生殖生育的影响

1. 对雄(男)性生殖损伤　溴丙烷的雄(男)性生殖损伤主要靶点是性腺。动物实验证明，不论是 1-溴丙烷还是 2-溴丙烷，均对睾丸的发育、结构与功能产生一定的影响，进而损伤其精子生成能力，造成精子数下降或出现无精症，但 2-溴丙烷毒性高于 1-溴丙烷。具体影响包括睾丸脏器系数下降、脂质过氧化水平过高、生精小管出现空泡、凋亡细胞比例上升、精原细胞和精母细胞坏死等。溴丙烷对男性工人生殖影响主要是 2-溴丙烷的中毒事故，如韩国的调查发现接触者出现无精、精子减少和精子活力降低，且在未使用 2-溴丙烷之前退休或离开该工厂的工人并没有这些损害。我国对一生产 2-溴丙烷化工厂进行的职业流行病学调查，结果接触组男工精液量、精子总数、精子活率、快速运动精子比例下降，精子畸形率增高。1-溴丙烷尚无人群资料证实其男性生殖毒性。

现有的研究成果证实，溴丙烷的雄(男)性生殖损伤主要机制是：①引起雄性生殖细胞 DNA 氧化损伤，破坏细胞膜的抗氧化能力，致使脂质过氧化物升高从而导致生殖毒性；②引起雄性生殖细胞的凋亡。

2. 对雌(女)性生殖损伤　1995 年韩国对某生产触摸开关的工厂进行调查，发现使用的清洗剂中含有 2-溴丙烷成分，接触 4~16 个月后出现继发性闭经，同时伴有促卵泡激素(FSH)和黄体生成素(LH)水平上升，泌乳素正常；个别女工血中雌二醇水平低于检出限，说明卵巢功能衰竭。中国接触 2-溴丙烷的女工也出现闭经现象。卵巢活检显示卵巢皮质出现纤维化，缺乏卵母细胞或颗粒细胞，卵泡发育停滞，但这一结果并没有与同龄未接触的女性比较。

动物实验观察到的结果与职业女工相似,2-溴丙烷可扰乱大鼠动情周期,致使动情周期延长;原始卵泡和发育卵泡数量减少;严重时卵巢萎缩,卵母细胞和颗粒细胞不足,但没有观察到 FSH、LH 的变化。其可能的机制是 2-溴丙烷诱导原始卵泡和卵母细胞凋亡而产生的卵巢毒性。

四、苯乙烯

(一)理化性质和接触机会

1. 理化性质　苯乙烯(styrene)是一种无色、具有芳香气味、常温常压下呈液态的油状液体。分子量 104.14,溶点 −30.6℃,沸点 145℃,相对密度 0.90;不溶于水(0.3 g/L, 20℃),易溶于乙醇及乙醚等有机溶剂。因其在室温下即能缓慢聚合,贮存时需加稳定剂,如对苯二酚、叔丁基邻苯二酚等。

2. 接触机会　苯乙烯是化工行业重要的单体化合物,在其生产、运输、使用过程中均有机会接触。常见于:①苯乙烯生产:工业上常用乙苯催化脱氢法和乙苯共氧化法制取,而在实验室可用加热肉桂酸的办法制取;②作为合成橡胶和塑料的单体:用来生产丁苯橡胶、聚苯乙烯、泡沫聚苯乙烯,也用于与其他单体共聚制造多种不同用途的工程塑料,如与丙烯腈、丁二烯共聚制得 ABS 树脂等,广泛用于各种家用电器及工业上;③用作原料:用于制药、染料、农药以及选矿等行业;④用作交联剂和稀释剂:苯乙烯作为交联剂,与聚酯的共聚反应活性高;而且用苯乙烯做稀释剂的树脂固化速度快、黏度较低,便于施工。⑤生活接触:在生活中,一支香烟可释放 20～48 μg 苯乙烯,是空气中苯乙烯的重要来源,吸烟可使室内空气中苯乙烯含量最高达 0.53 μg/m³。

(二)一般毒性

1. 急性毒性　苯乙烯属于低毒物质,急性影响主要是对眼、皮肤、黏膜及呼吸道刺激作用。大鼠经消化道染毒 LD_{50} 为 5 g/kg,经呼吸染毒 LC_{50} 为 26 g/m³(4 h),小鼠吸入 2 h LC_{50} 为 34.5 g/m³。家兔接触 100 mg/kg 即可产生重度眼刺激,500 mg/kg 在开放性皮肤出现轻度刺激。短时间高浓度接触引起麻醉作用,出现意识模糊、精神萎靡、共济失调、倦怠、乏力等类神经症。

2. 慢性毒性　苯乙烯进入机体途径有呼吸道、皮肤和消化道,进入机体收后在富含脂肪的组织,如脑、肝脏、肾脏、肾周围脂肪组织及脾脏内的含量较高,但无蓄积作用。人群低剂量长期接触可出现:①神经系统改变为主的多器官、组织损伤;②血液和肝脏损害:白细胞数下降、血色素降低等;③听力损害:长时间暴露于低浓度苯乙烯,可引起高频段听力障碍。2012 年 12 月 20 日,欧洲化学品管理署(ECHA)公布了风险评估委员会(RAC)会议结果,同意将苯乙烯归类为通过吸入而长期或反复暴露将损坏听力器官的物质;④遗传损伤:苯乙烯经细胞色素 P450 代谢产生的活性中间产物 7,8 氧化苯乙烯,可致染色体断裂,引起细胞微核率升高;IARC 将苯乙烯认定为人类可疑致癌物。

(三)对生殖生育的影响

1. 对雄(男)性生殖损伤　苯乙烯对雄性生殖影响靶点多、范围广,主要表现在对生精过程、生殖系统特异的生化指标、性激素水平、生殖结局等方面的影响。现有的流行病学资料显示,男性长期接触苯乙烯可致性功能障碍,其妻子妊娠并发症高发,死胎、死产危险度增加 3 倍以上,自然流产率上升;自身性激素水平下降,如血清睾酮(T)、促黄体生成素(LH)显著降低,且与接触时间呈负相关。但这些结论只是少数人群资料的结果,存在例数较少或暴露复杂等情况,一些混杂因素不能很好进行剔除,可能并非苯乙烯单一因素的作用结果,结论不能准确归因。

为了进一步验证苯乙烯对雄性生殖的影响,研究者们通过动物实验寻找可靠证据。如 Srivastava S 等对青春期大鼠染毒苯乙烯 60 d,性成熟后检测,结果高剂量组(200 mg/kg)精子总数减少,同时睾丸组织相关生化指标发生改变,即山梨醇脱氢酶(SDH)和酸性磷酸酶(ACP)的活性下降,乳酸脱氢酶(LDH)、β-葡萄糖醛酸酶(β-G)、葡萄糖-6-磷酸脱氢酶(G-6-PD)和 γ 谷氨酰转肽酶(γ-GT)活性显著增加。Chamkhia N 等研究苯乙烯对睾丸组织和性激素的影响,以 600 mg/kg 剂量对 Wistar 雄性大鼠进行腹腔注射染毒,10 d 后检测发现睾丸相对质量增加,镜下可见睾丸组织细胞间隙增大、组织松动、曲细精管内精细胞缺失;血清 T 水平下降、LH、FSH 水平增高;同时也观察到精子总数下降、活动率降低。

苯乙烯对雄性生殖的影响已被动物实验和人群流调资料所证实,而这种影响不是通过模拟内源性激素或拮抗内源性激素实现的,即苯乙烯不是内分泌干扰物,其对 T、LH 等影响是通过对睾丸的直接作用形成的。动物实验和人群流行病学调查资料均证实,接触苯乙烯可使血清中 T 下降,说明苯乙烯的毒性靶点可能是睾丸组织的间质细胞,而且动物实验光镜检查发现睾丸组织疏松,其余毒性表现如性功能障碍、精子数下降等均可由 T 水平下降而引起;另外,氧化苯乙烯和 4-乙烯基苯酚是苯乙烯在体内通过 CYP2F2 和 CYP2E1 代谢的活性中间产物,均具有遗传毒性,可与 DNA 形成加合物或使染色体断裂,影响细胞增殖和存活,对睾丸组织的发育、间质细胞的功能造成一定影响,进而 T 合成与分泌量下降,呈现出不同的雄性生殖毒性表现。

2. 对雌(女)性生殖生育的影响 苯乙烯对雌(女)性生殖生育的影响,在人群主要表现为月经周期紊乱、受孕率下降、流产概率增加。有研究显示,女工进入苯乙烯浓度为 $20\sim128$ mg/m³ 车间工作 6 个月,可出现一时性可逆的月经功能变化,9 个月时有 21.1% 的工人出现月经功能紊乱或月经周期不规则、经血量过多的情况;接触者还会出现受孕率下降、出生低体重儿概率、自然流产率增加,早产的危险度上升。Hemminki 等人的调查认为,接触苯乙烯的女工自然流产率可达 15%;Harkonen 等的病例对照研究也发现,与纺织女工和食品生产业女工相比,苯乙烯接触女工的分娩数显著减少。实验动物也证实,长期接触低浓度苯乙烯可致动情周期紊乱,如大鼠在 5 mg/m³ 浓度下吸入 4 个月,动情周期和动情间隔均延长,生育能力下降;提高到 50 mg/m³ 剂量,染毒一个月后即可出现动情周期延长,停止染毒一个月这种影响仍持续存在。而苯乙烯对雌性内分泌调节功能、性激素水平、生殖器官损伤、卵泡发育与成熟过程的影响则鲜见报道。

五、防治措施

1. 职业人群 改革生产工艺、改善职业环境、加强劳动保护,从源头上采取有效措施,杜绝或减少苯乙烯的接触机会和接触剂量。同时需要注意多种化合物的联合影响,在职业环境中,用苯乙烯单体进行聚合反应时,还会出现聚苯乙烯、丙烯腈-丁二烯-苯乙烯三聚物,这些聚合物的毒性、聚合物与单体的联合毒性研究还比较少,更应加强防护。

具体措施包括如下几方面。

(1)技术革新,降低环境浓度。利用现代科技,改革工艺过程,实现自动化生产,隔离生产环境与操作者,减少接触机会。

(2)安全生产,防止跑冒滴漏。在原材料存贮、运输环节,建立定期巡查、安全检查制度;在生产环节,要进行岗前培训,熟悉工艺流程和操作规程,杜绝违反安全生产的操作,从源头上消灭意外事故的发生。

(3)技术创新,低毒产品替代。加强技术创新能力,开发毒性高效的替代产品,从根本上防制其毒性损害。

(4)健康教育,加强自我保护。采取多种形式对职业人群进行健康教育,加强自身劳动保护,减少接触剂量,保障身体健康。

2. 一般人群　聚苯乙烯产品在生活中应用范围较高,特别是一些食品包装与加工,或多或少会接触到一些苯乙烯,吸烟者及其对周围环境的污染也应引起注意,特别是孕妇,本身不要吸烟,还要远离二手烟,最大限度地保护胎儿健康。

第五节　气体污染物对不孕不育的影响

一、硫氧化物

二氧化硫(SO_2)是一种无色有刺激性气味的气体,是主要大气污染物之一。空气中的SO_2主要来源于煤和石油等含硫燃料的燃烧,含硫较多的有色金属矿石的冶炼以及化工、硫酸和炼油等工厂的生产过程。

有学者用病例对照的方法分析了天津市SO_2与孕早期流产的关系。收集2002年1月—2006年12月天津市内六区各监测点的SO_2月平均监测值,与市内六区15家医院计划生育门诊超声诊断为稽留流产而行人工流产的病例和超声诊断为正常妊娠的人工流产对照病例通过单因素和多因素分析,研究结果表明,在2002—2006年天津市区采暖期的SO_2浓度均明显高于非采暖期,2002—2005年SO_2年平均浓度逐年增加,而市内六个行政区15家医院相同时间段计划生育门诊稽留流产的就诊人数和稽留流产病例占人流总数的比重也有逐年增加的趋势。稽留流产患者的就诊最高峰在4月,最低点在10月,即稽留流产患者孕期在1—3月的最多,在7—9月的最少。病例组和对照组在整个围孕期以及围孕期的孕前一个月和孕第一个月的SO_2暴露浓度均存在统计学差异,病例组的平均暴露浓度均高于对照组。病例组和对照组的患者怀孕处于采暖期的暴露率也有明显差别,怀孕处于采暖期的患者稽留流产发生的危险性是处于非采暖期的1.38倍。围孕期SO_2的不同暴露程度和稽留流产危险度分析结果表明,围孕期SO_2暴露浓度增加,稽留流产发生的危险性也增加。中

浓度 SO_2 暴露组与低浓度暴露组相比,病例组与对照组的 SO_2 浓度暴露率有显著差异,中浓度暴露组稽留流产发生的危险性是低浓度暴露组的 1.36 倍。高浓度 SO_2 暴露组与低浓度暴露组相比,病例组与对照组的 SO_2 浓度暴露率也存在显著差异,高浓度暴露组稽留流产发生的危险性是低浓度暴露组的 1.88 倍。将受孕年龄、既往有无生育史、流产史、与围孕期 SO_2 的暴露程度分别进行比较的结果显示,有生育史的妊娠妇女稽留流产发生的危险性是没有生育史的妊娠妇女的 3.99 倍,高受孕年龄(>28 岁)妊娠妇女稽留流产发生的危险性是低受孕年龄(≤28 岁)妊娠妇女的 1.42 倍。

由此可见,孕早期稽留流产的发生与季节变化有一定相关性,在 SO_2 浓度较高的采暖期稽留流产发生的可能性较大。围孕期暴露于较高浓度 SO_2 的环境中可能会增加孕早期稽留流产的风险。SO_2 暴露对孕早期稽留流产的影响相对于既往有生育史和高受孕年龄对稽留流产的影响不明显。

二、氮氧化物

大气污染物中常见的氮氧化物包括一氧化氮(NO)和二氧化氮(NO_2)等,它们能够刺激呼吸器官,引起急慢性中毒,危害人体健康。氮氧化物中的 NO_2 毒性最强,它的毒性比 NO 高 4~5 倍。空气中的氮氧化物主要来源于汽车尾气以及煤和石油燃烧产生的废气。

研究结果显示,NO 在排卵、受精、受精卵着床及发育过程中起重要作用。NO 不仅是一种体液免疫作用因子,而且还与神经内分泌系统密切相关,在下丘脑-垂体-卵巢轴中发挥重要功能。因此,NO 缺乏会直接导致不孕。有文献报道,自然流产者流产发生前受精卵着床部位即有巨噬细胞侵入,巨噬细胞在局部产生大量 iNOS,导致 NO 水平显著升高,产生细胞毒作用,从而细胞生长停止。上述结果表明,适量的 NO 是生殖过程中的必须物质,NO 过量不利于妊娠,NO 产生不足或过量均可导致不孕。通过对不明原因不孕患者的 NO 测定结果分析,研究者发现原发不孕患者体内的 NO 平均水平与正常女性相比显著升高,继发人流后不孕患者和生殖系统感染患者体内的 NO 水平升高尤为显著。

正常男性体内适量的 NO 能够在生殖的不同阶段发挥调节作用,如参与精子的发生、获能,影响精子的质量等。研究表明,适量的 NO 对维持正常生育者和弱精不育者的精子运动能力和存活率起重要作用,其机制是 NO 能够灭活超氧阴离子从而保护精子膜免受脂质过氧化物(LPO)损害,NO 还能够增加精子细胞内 cGMP 含量,有利于精子的高度活化与获能。Tomlinson 等人在体外将 NO 供体 SNP 与有活力的精子共同孵育,首次发现 NO 能够明显减弱精子的运动能力并减少精子的存活率,其机制可能是过量的 NO 与超氧化物反应形成的过氧化物具有精子细胞毒性。还有研究发现,不育男性血清中 NO 水平升高,其精子的运动能力和存活率均降低;不育男性血清中 NO 水平降低,精子的运动能力下降,而存活率正常。其机制可能是由于 NO 合成不足,精子不能高度活化和获能,从而运动能力降低导致不育。上述研究结果显示,NO 合成不足或过量均可引起男性生育能力下降。

三、碳氧化物

一氧化碳(CO)是一种无色、无味、无刺激性的有毒气体,几乎不溶于水,在空气中不易与其他物质发生化学反应,可长时间存留于空气中。如局部浓度较高,可对健康造成一定危害。CO 为内窒息性毒物,空气中的 CO 浓度达到一定高度,就会引起中毒,甚至死亡。

CO 是煤和石油等含碳物质不完全燃烧的产物。自然灾害如森林火灾、矿坑爆炸、地震、火山爆发等,也能造成地区局部 CO 浓度增高。目前,吸烟也被认为是 CO 污染的来源之一。

随空气进入人体的 CO 经肺泡进入血液循环后,能够与血液中的血红蛋白(Hb)结合。由于 CO 与血红蛋白的亲和力比氧气(O_2)与 Hb 的亲和力高 $200 \sim 300$ 倍,因此,当一氧化碳进入机体后,很快与血 Hb 结合成碳氧血红蛋白(CoHb),阻碍 O_2 与 Hb 结合成氧合血红蛋白(HbO_2),造成一氧化碳中毒。吸入浓度为 0.5% 的 CO $20 \sim 30$ min 后,中毒者就会出现脉搏微弱,呼吸变慢,进而衰竭死亡。这种急性 CO 中毒常发生在工厂车间事故和家庭取暖不慎时。长时间接触低浓度的 CO,对人体的心血管系统、神经系统乃至后代均有一定影响,但碳氧化物对不孕不育的影响尚缺乏文献报道。

四、有机污染物

有机物污染物是指造成环境污染和对生态系统产生有害影响的有机化合物。可分为天然有机污染物和人工合成有机污染物两大类。前者主要是由生物体的代谢活动及其他生物化学过程产生的,如萜烯类、黄曲霉素、氨基甲酸乙酯、麦角、细辛菌、草蒿脑、黄樟素等。后者是随着现代合成化学工业的兴起而产生的,如塑料、合成纤维、合成橡胶、洗涤剂、染料、涂料、农药、食品添加剂和药品等。空气中的有机物有气态的,有形成气溶胶或吸附在颗粒物上的。有些烃类、烯烃在日照下能与氧化剂和自由基等发生光化学反应,生成过氧乙酰硝酸酯(为光化学氧化剂)、醛及酮等二次污染物。土壤和水体中不少有机物能被生物降解,如石油烷烃可被微生物降解产生甲烷,并能进一步氧化而生产二氧化碳和水。微生物对农药和洗涤剂的降解有很大作用。如对滴滴涕、敌草隆等。非生物的通过化学反应使农药分解也很重要,如氯代均三氮苯类农药可通过土壤的吸附催化水解作用而得到分解产物二氧化碳和水,消除了污染。但高分子聚合物则不易氧化、光解,也难被微生物降解,能长期在环境中滞留。一些有机污染物是致突变、致畸、致癌物质,有些能够在环境中发生化学反应从而转化为危害更大、毒性更强的二次污染物,如黄樟素和黄曲霉素 B_1 与氧化剂反应会生成更强致癌活性的环氧黄樟素和环氧黄曲霉素 B_1。

(一)多环芳烃

多环芳烃(polycyclic aromatic hydrocarbons,PAHs)是一类由两个或两个以上苯环或与苯环结构相似以稠环形式相连的有机化合物。PAHs 是最早发现的环境污染物和致癌物,普遍存在于空气、食物和饮用水中。空气中的 PAHs 主要来源于煤、木材、油和烟草的不完全燃烧。室内 PAHs 广泛存在于烹调油烟冷凝物、油烟颗粒物、烧烤烤肉等食物以及环境烟草烟雾(environment tobacco smoke,ETS)的主、侧流烟雾颗粒物质中。

研究表明室内燃煤污染同燃煤型室外大气源排放 PAHs 具有相似组成含量,而室内烟草烟雾污染源的 PAHs 组成含量特征则与室外燃煤型和燃油型均有显著区别。PAHs 中多种化合物都具有亲脂性,对女性生殖健康有不良影响,能够导致生殖内分泌失调,包括不排卵、受孕率降低、流产、月经失调,也可导致女性生殖器官发育缺陷等。多数 PAHs 通过激活一系列的螺旋-环-螺旋转位因子、芳烃受体和芳烃受体核易位因子,诱导 AhR 靶分子的表达而发生作用。PAH 介导的芳烃受体激活和雌激素受体信号途径之间的复杂反应被认为很可能是导致发育畸形、生殖功能紊乱和致癌的原因。

吸烟对人群生殖健康的影响部分归因于 PAHs 的毒性作用，其可增加不良产科结局和胎儿出生结局的危险性，包括自然流产、前置胎盘、胎膜早破、早产和低出生体质量等，甚至导致不孕不育。在中国北方的采暖期，燃煤、机动车废气和油类挥发是 PAHs 的主要来源，而在非采暖期，PAHs 的来源主要为机动车废气，尤其是重型柴油车。

（二）内分泌干扰物

人体的内分泌系统主要由女性卵巢、男性睾丸、脑垂体、甲状腺和肾上腺组成。该系统有效地控制着人体的整个生物过程，包括大脑发育、神经系统、生殖系统、代谢和血糖浓度。内分泌干扰物（endocrine disruptor chemicals，EDCs）的最初定义是具有类雌激素行为的污染物或环境激素。随着研究的不断深入，EDCs 的定义扩大为具有类似雌激素作用或能够干扰正常雄激素、甲状腺激素，能够激活或抑制体内激素合成与代谢的外源性化学物质。

1. 双酚 A（bisphenol A，BPA） 双酚 A（bisphenol A，BPA）的化学名字是 2,2-二（4-羟基苯基）丙烷，1891 年由 A. P. Dianin 首次合成，在 19 世纪 30 年代中期被认为是具有雌激素作用的物质。BPA 是具有两个酚基的化合物，这使它成为一种重要的有机化工原料，主要用于聚碳酸酯和环氧树脂等高分子材料的合成。

研究显示，2009 年世界 BPA 生产总量超过 220 万 t，超过 90% 的欧美人群体内可以检测到 BPA 的存在。仅在过去的 15 年内，发表的大量学术论文讨论了 BPA 可能产生的潜在健康影响，包括肥胖、糖尿病等代谢性疾病，以及儿童性早熟、多囊卵巢综合征等内分泌与生殖系统疾病。尽管 BPA 的健康效应还处于研究和争议阶段，已经有部分国家和地区限制其在一些领域的应用，尤其是涉及易感人群健康的产品，如婴幼儿使用的聚碳酸酯奶瓶等。2008 年，加拿大成为首个将 BPA 列为有害物质的国家，立法禁止生产和销售含 BPA 的婴幼儿奶瓶，2010 年，以丹麦和法国为主的欧盟、澳大利亚和美国部分州也紧随其后。2011年，欧盟食物链和动物健康委员会也宣布禁止生产、销售和使用含 BPA 的婴幼儿奶瓶，包括此类商品的进口。

2. 邻苯二甲酸酯 邻苯二甲酸酯（phthalates，PAEs），又称酞酸酯，常作为增塑剂被添加到塑料制品中以增强材料的弹性、透明度和使用寿命，也作为添加剂在溶剂和黏合剂中广泛使用，具有种类多、产量大、使用范围广等特点。邻苯二甲酸酯二（2-乙基己基）酯（di（2-ethylhexyl）phthalate，DEHP）是 PAEs 中最常见的一种，占市场份额的 50% 以上。邻苯二甲酸二丁酯（dibutyl phthalate，DBP）是另一种环境研究较多的 PAEs，广泛用作硝化纤维素、聚乙酸乙烯酯（PVA）、聚氯乙烯（PVC）等的增塑剂；同时还用作润滑剂、消泡沫剂、润肤剂和抛光剂、指甲油、定型摩丝的添加剂。作为塑料添加剂，DBP 并没有与塑料的高分子碳链聚合，因此随着时间的推移，会逐渐地释放出来，进入生态环境。DBP 在自然环境中广泛存在，是当前环境中常见的邻苯二甲酸酯类化合物，可通过工矿企业通风管道排出的烟雾和聚氯乙烯商品（薄膜材料、各类人造革、食品包装、医药品、建筑材料、纺织品）的释放进入大气，以蒸汽或气溶胶的形式暴露于生物或人体；可通过工厂排放的污水而污染水体，进入水生食物链，对生物或人体产生暴露；也可通过直接接触塑料物品电器绝缘体等物品而对人体产生暴露；还可通过食用水体污染水生动植物而对人体产生间接的影响。已有的研究指出

DBP 是环境内分泌干扰物的一种,因此,其潜在的生态与健康影响成了当前环境科学研究的热点领域之一。

作用于生殖系统和造成肝脏损伤是 DBP 的主要毒作用特点,动物实验显示成年大鼠暴露 DBP 一段时间后,可出现睾丸萎缩、雌性动物生育能力下降、肝脏过氧物酶体增生;未成年大鼠可出现附睾缺失、隐睾及尿道下裂等生殖系统发育损害。流行病学调查显示,人类尿液中的 DBP 代谢物 MBP 的含量与精液参数的变化有剂量-效应关系。已有的研究指出啮齿动物的胚胎期和新生期对 DBP 最为敏感,是研究 DBP 对生物生殖影响的最佳暴露时期。

3. 二噁英类　二噁英类(dioxins)被普遍认为是环境内分泌干扰物中毒性最强、影响最广、最具代表性的物质。二噁英类具有极强的亲脂性和化学稳定性,700℃以上开始分解,在土壤中的半衰期为12年,在人体内难以生物降解,不易排出甚至不能排出,其半衰期平均为7年。天然的二噁英主要来源于森林火灾和火山爆发,生活中的二噁英主要来源于燃烧和化学工业生产。城市垃圾、医院废弃物、燃油、煤炭、木柴、香烟等燃烧都可以产生二噁英类,尤其是聚氯乙烯等垃圾的不完全燃烧。局部产生的二噁英类可借助于大气环流、洋流和生物迁徙等进行迁徙。二噁英类不易被生物机体降解,极易通过食物链在生态系统内富集,其在环境中的持续存在将对野生动物和人类造成难以预测的影响,尤其是对生殖及子代发育的影响,这使得二噁英类成为世界关注的焦点。

胚胎和胎儿是二噁英类最敏感的靶器官之一,对母体几乎不产生毒性作用的低水平二噁英类可以在胚胎和胎儿体内产生一系列的生物效应,包括生殖的改变、神经系统分化的调节和免疫系统的改变等,严重者可导致胎儿宫内死亡,其毒性效应在大鼠、小鼠、恒河猴以及人类等均已证实。研究显示,在越南,暴露于某种高效二噁英类除草剂的妇女流产率显著升高。近年的研究结果表明,妊娠期妇女血清和胎盘组织中的二噁英类化学物浓度与动物实验证实的对生殖系统具有毒性效应的浓度相近。二噁英类还可以通过胎盘和乳汁影响胎儿和新生儿。在二噁英类未达到对母体产生影响的剂量状态下,其出生后代即可出现睾丸发育不良、隐睾症、两性畸形和尿道下裂等改变,有些变化如精子数量减少、质量下降、性行为改变和女孩青春期提前等在成年后才被发现。

(三)丙烯腈

丙烯腈(acryloultrile,AcN)是一种重要的化工生产原料,也是影响作业工人健康一种潜在的危害因子。研究表明,从丙烯腈接触组和对照组男工妻子的孕期妊娠并发症及异常妊振结局可以发现,尽管恶露、先兆流产等妊娠并发症的发生率在丙烯腈接触组工人中略高,但各组间差异均无显著性。然而,从异常妊振结局角度分析,丙烯腈接触组的过期产、不孕症和自然流产的发生率均显著高于对照组,其早产发生率也高于对照组,但差异无显著性。此外,根据丙烯腈接触工人的岗位不同,研究者分析了各车间工人妻子妊娠并发症及生殖结局的构成比,结果表明,在工人妻子妊娠并发症的构成比上,丙烯腈浓度不同的四个车间无显著差异,在生殖结局的构成比上,丙烯腈接触浓度最低的溶剂车间,不孕症和自然流产的发生率显著低于其他组,尽管死胎率无显著性差异,但死胎全部发生在丙烯腈浓度较高的车间。夫妻双方均接触丙烯腈(双方接触组)的自然流产和过期产的发生率高于仅男工接触者(单方接触组),其中自然流产的发生率与单方接触组相比具有显著性差异。匈牙利学者 Iva-nescu 等对接触丙烯腈工人睾酮水平进行测定发现,接触工人睾酮水平比同季节对照组工人要低,认为丙烯腈会影响男工睾酮的合成或是分泌过程从而导致血清睾酮水平下降。国内马玉敏等认为丙烯腈接触工人促性腺激素未见明显改变情况下,睾酮和雌激素水平显著下降。

丙烯腈可导致雄性大鼠、小鼠生殖损伤,引起精子形态改变,精子数量和活力下降,干扰精子正常生长和发育过程,而这种影响可能存在多方面的机制。丙烯腈分子及其环氧化产物对含有$-SH$,$-CH$,$-NH$基团的大分子发生亲核性攻击(michael 反应)可能起着重要的作用。Tandon 等的报道认为 10 mg/kg 丙烯腈染毒小鼠 60 d 可引起生精过程中的某些特征酶改变。研究表明,丙烯腈口服染毒 13 周,睾丸 LDH 及其同工酶 LDH-X 活力在 10 mg/kg 组表现为升高,此后随染毒剂量增加,活力逐渐下降;ACP,AKP,SDH 在 10 mg/kg 组略有升高,后也表现为下降趋势,但上述各酶在 40 mg/kg 组与对照组比较,差异均无显著性,因而可以认为丙烯腈染毒 13 周对睾丸生精过程有关的一些特征酶活力改变不明显。但从该酶逐渐下降的趋势看,如果增加染毒的时间或提高染毒剂量,酶活力有可能会进一步下降:LDH 及其同工酶 LDH-X 表现得更为敏感。交配实验结果显示各剂量组雄鼠交配指数,雄鼠生育率,雌鼠受孕率与对照组比较无显著差异,表明丙烯腈不能够明显改变对雄性大鼠的性功能和交配后的着床效能,但当染毒剂量达到 40 mg/kg 时,大鼠平均每窝活胎数显著下降,胎吸收率显著上升,提示丙烯腈可能由于影响到精子质量,从而影响雄性大鼠生育力,危害到胚胎的正常发育,但需在较高剂量染毒下(大鼠口服染毒丙烯腈 LD_{50} 为 7~186 mg/kg)。

五、硫酸烟雾

硫酸型烟雾是燃煤排放的 SO_2、颗粒物等一次污染物,经一系列复杂反应而产生的 SO_3、H_2SO_4、硫酸盐等二次污染物,这些污染物混合在一起形成的一种环境污染。

由于严重的大气污染,二氧化硫在低浓度时,致使对人体和动物造成呼吸道内径狭窄,加大呼吸道阻力,刺激呼吸道,造成呼吸道疾病,如胸闷、咽喉疼痛、咳嗽等;在高浓度时,还会侵害中枢神经系统和心脏等部位,使人与动物处于昏迷状态,直至死亡。二氧化硫还有助癌性,尤其是肺癌,1930 年由于二氧化硫污染造成的马斯河谷事件,仅一周时间就造成 60 人死亡;1956 年发生的伦敦烟雾事件(后来证实是由于硫酸雾造成),死亡人数达 4 700 人。由此可以看出,二氧化硫的污染直接影响到人与动物的生命安全。当人体吸入由二氧化硫氧化形成的三氧化硫和硫酸雾时,即使其浓度只相当于二氧化硫的十分之一,其刺激和危害将更显著。据动物实验证明硫酸雾引起生理反应比二氧化硫气体强 4~20 倍。专家估算结果显示,若大气中二氧化硫浓度每增加 1 倍,则总死亡率增加 11%。目前,硫酸烟雾对不孕不育的影响还缺乏文献报道。

六、光化学烟雾

光化学烟雾是排入空气中的氮氧化物和碳氢化物在紫外线的作用下产生的一种具有刺激性的浅蓝色烟雾,包括臭氧(O_3)、醛类和硝酸酯类(PAN)等多种复杂化合物。这些化合物均为光化学反应生成的二次污染物,以光化学氧化剂为主。当遇逆温或不利于扩散的气象条件时,烟雾积聚不散,会造成空气污染事件,刺激眼和呼吸道等器官或诱发各种呼吸道炎症,危害人体健康。光化学烟雾污染事件最早发生在美国洛杉矶,故又称其为洛杉矶光化学烟雾。近年来,光化学烟雾不仅出现在美国,在日本的东京、大板、川崎、意大利的热那亚、澳大利亚的悉尼和印度的孟买等汽车众多的城市也先后出现过。

空气中的氮氧化物和碳氢化物主要来源于汽车尾气、煤和石油燃烧产生的废气以及挥发性有机溶剂等。其在紫外线的作用下发生化学反应,生成臭氧和醛类等二次污染物。在光化学反应中,臭氧占85%以上。日光辐射强度是形成光化学烟雾的重要条件,因此,夏季是较易发生光化学烟雾的季节。而在一天中,下午两点前后是光化学烟雾达到峰值的时刻。光化学氧化剂可由污染区扩散至100千米甚至700千米以外。在汽车尾气污染严重的城市,空气中臭氧浓度的升高可视为光化学烟雾形成的信号。

光化学烟雾能够刺激眼睛和呼吸道黏膜,引起眼睛红肿和喉炎,其机制可能与产生的醛类等二次污染物的刺激有关。光化学烟雾对人体的危害与臭氧浓度也密切相关。当大气中的臭氧浓度达到 $200\sim1\,000\ \mu g/m^3$ 时,会引起哮喘发作,导致上呼吸道疾病恶化,同时也刺激眼睛,使视觉敏感度和视力下降;当大气中的臭氧浓度达到 $400\sim1\,600\ \mu g/m^3$ 时,只要接触2个小时就会出现气管刺激症状,导致胸骨下疼痛、肺通透性降低、机体缺氧;浓度再高,就会出现头痛,肺部气道变窄和肺气肿等症状。光化学烟雾接触时间过长,还会损害中枢神经系统,引起思维紊乱等并发症。臭氧还可以引起潜在的全身性影响,如损害酶的活性和溶血反应、诱发淋巴细胞染色体畸变、影响甲状腺功能、使骨骼早期钙化等。长期吸入氧化剂可以影响体内细胞的新陈代谢,加速衰老。

预防光化学烟雾要采取一系列综合措施,包括制定法规、监测废气排放、改良汽车排气系统、提高汽油质量以及减少油漆、涂料等挥发性有机物的使用等。

七、刺激性气体和窒息性气体

(1)刺激性气体(irritant gases)。指对眼、呼吸道黏膜和皮肤具有刺激作用的一类有害气体,在化学工业生产中最为常见。此类气体多具有腐蚀性,常因不遵守操作规程或容器、管道等设备被腐蚀而发生跑、冒、滴、漏,污染作业环境。

刺激性气体种类很多,常见的有氯、氨、二氧化硫、三氧化硫、氮氧化物、光气、氟化氢等。刺激性气体对机体毒性作用的共同点是对眼和呼吸道黏膜的刺激作用。常以局部损害为主,仅在刺激作用过强时,引起全身反应。不同种类刺激性气体的损害程度主要取决于毒物的浓度和接触时间;作用部位及病变程度主要取决于它们的水溶性和浓度。当水溶性大的气体如氨、氯化氢等接触较湿润的球结膜和上呼吸道黏膜时,会立即附着在黏膜局部产生刺激作用;高浓度则侵犯全呼吸道,致化学性肺炎和肺水肿。中等水溶性的气体如氯、二氧化硫,低浓度时只对眼和上呼吸道产生刺激作用,而高浓度时则侵犯全呼吸道;水溶性小的气体如二氧化氮、光气等,低浓度时对上呼吸道刺激性较弱,易进入呼吸道深部与水分作用而对肺产生刺激和腐蚀,常引起化学性肺炎和肺水肿。

(2)窒息性气体(asphyxiatin gases)。指经吸入而直接引起窒息作用的气体。按其性质可分两类:

1. 化学性窒息性气体 指能影响血液氧的携带输送或损害组织对氧的利用的气体,如一氧化碳(carbon monoxide,CO)、硫化氢(hydrogen sulfide,H_2S)、氰化氢(hydrogen cyanide,HCN)、苯胺(aniline,$C_2H_5NH_2$)等。CO在含碳物质氧化不全和以CO为原料的作业和环境中遇到,如炼焦、金属冶炼、窑炉、火灾现场、光气和合成氨制造、煤气发生炉,以及家庭内生活用煤的不完全燃烧、煤气灶漏气等。H_2S,有臭蛋样气味的气体,多见于含硫矿物或硫化物的还原及动植物蛋白质腐败有关环境,如石油提炼、化纤纺丝、皮革脱毛、合成橡胶及硫化染料生产;制糖酿酒、酱菜加工、污物处理、下水道疏通等过程。HCN 见于机械行业的淬火及电镀等,曾用作战争毒剂。

2. 单纯性窒息性气体 是指能够引起组织供氧不足从而发生窒息的无毒、微毒气体和惰性气体。在高浓度下单纯性窒息性气体如氮(nitrogen,N_2)、甲烷(methane,CH_4)、二氧化碳(carbon dioxide,CO_2)等可以使空气氧分压降低,导致机体动脉血血红蛋白氧饱和度和动脉血氧分压降低,组织供氧不足,引起缺氧。CH_4 多见于腐殖化环境和矿井,CO_2 多见于酒池、地窖、矿井尾部和深井。

八、麻醉性气体

吸入性麻醉剂在使用的过程中不可避免地会泄露于空气中,其是否会对暴露人群尤其是手术室工作人员的健康产生危害是目前关注的热点问题。目前,国内尚缺少系统的研究,仅在发达国家存在较完整的研究资料。由于有些问题迄今仍有争论,不能做出确定性的结论。相关研究结果显示,常用吸入麻醉剂对人体的影响如下。

(1)致突变性。氟烷、异氟烷、七氟烷、安氟烷、地氟烷和氧化亚氮都没有潜在的致突变性,且绝大多数对 DNA 损害测试的结果均为阴性,只有三氟乙基乙烯醚和三氯乙烯是致突变原,但这些药物目前已被废弃。

(2)致癌性。有学者通过观察长期暴露于微量麻醉气体对啮齿类动物的影响,在啮齿类动物中对麻醉性气体的致癌性进行了研究。结果显示,氟烷、安氟烷、异氟烷、甲氧氟烷和氧化亚氮在 18 个月或更长时间内每周多次给予动物吸入给药,其致癌性均为阴性。七氟烷和地氟烷没有在啮齿类动物中进行致癌性实验,但二者均已通过美国 FDA 批准,允许在临床上使用。对啮齿类动物经口灌饲超大剂量药物时发现氯仿和三氯乙烯对其有致癌性,但这一给药途径与手术室工作人员和手术患者的暴露方式不同。

(3)对生育能力的影响。目前,已有大量关于吸入麻醉药对动物繁殖能力影响的研究,包括生殖能力、交配行为、胚胎、胎儿致畸、先天异常和产后存活及行为表现等方面。结果显示,氧化亚氮是唯一对实验动物有直接致畸作用的吸入性麻醉药物。在器官形成期,连续 24 h 给怀孕大鼠吸入高浓度(50%~75%)的氧化亚氮或在怀孕全程给其吸入低浓度(0.1%)的氧化亚氮均可提高胎鼠内脏、骨骼肌异常的发生率。但上述暴露条件不太可能出现在人类的生活和生产活动中。氟烷、安氟烷和异氟烷对大鼠无致畸作用。目前认为,这些麻醉性气体的致畸作用均与给药途径密切相关,职业性暴露于微量麻醉气体和生殖能力之间无相关性。在由制造商赞助的研究中,地氟烷和七氟烷也未显示出致畸性和生殖毒性。

(戴姝艳 段志文 肖纯凌 徐佳)

第五章　环境物理因素与不孕不育

第一节　环境物理因素概述

不孕症(sterility)是指婚后有正常性生活，没有采用任何避孕措施，一年以上未孕称不孕症。如果能受孕但因种种原因导致流产而不能获得存活婴儿的称为不育症(infertility)。因男性原因导致配偶不孕不育者，称男性不育症。不孕不育症涉及全球各个国家地区育龄夫妇，如今在世界范围内，包括亚洲，已有超过15%的夫妇深受不孕不育所困扰。世界卫生组织的专家预计不孕不育症将成为21世纪第三大严重影响人类健康的疾病。随着不孕不育发病率的逐年升高，让很多家庭生活在不能生育的痛苦阴影下，已经影响到夫妻关系和谐与家庭成员和睦。调查显示，不孕不育夫妇离婚率是正常人群的2.2倍，生殖健康问题已成为医学工作者面临的重要课题，也成为一个重要的医学和社会问题。引起男女不孕不育的原因是多方面的，非常复杂的，包括化学因素，物理因素和各种疾病等等。大量文献表明，环境中多种因素可引发女性卵巢功能障碍，导致男性精子质量下降，从而导致人群生育力下降及不孕不育症发生。

目前已有大量研究表明环境化学因素可以引起不孕不育，但是关于物理因素方面的研究较少，且存在一定的争议。关于不孕不育症环境影响因素的研究有利于预防不孕不育症的发生，对于改善生殖健康、提高人口质量具有重要的社会意义。下面对影响不孕不育的环境物理因素进行具体阐述。

环境物理因素包括电磁辐射、放射线、超声波、噪声、温度（如高温、低温等）、振动等，广泛存在于自然界。随着科学技术的发展和生产方式的改变，在人们的工作和生活环境中充斥着各类电器、移动通信设备、办公设备等，如经常使用微波炉、操作电脑或复印机、长期处于噪音和高温环境中，人们接触物理因素的机会不断增加，接触物理因素的强度越来越大，物理因素以能量的状态存在并作用于人体，超出一定范围均可导致不孕不育、流产、胎儿生长受限、先天畸形等，严重危害着人类生殖健康。环境中的物理因素影响着人类生殖过程的每一个阶段，包括精子和卵子的生成、胚胎发育各阶段及种植过程，可引起自然流产及胎儿的出生缺陷等。在日常生活中对以上诸多因素加以防护，能有效减少不孕不育症的发生，减轻对后代的不良影响，减低出生缺陷的发生率，达到生育健康的目的，为家庭和社会减轻负担，从而提高我国的人口素质。

一、电磁辐射污染

指电磁辐射强度超过人体所能承受的或是仪器设备所能允许的限度。今天，随着科学技术的发展,越来越多的电子、电气设备被投入到人们的工作和生活中,从而使各种频率的不同能量的电磁波充斥着地球的每一个角落。人体作为一个良导体,电磁波不可避免地会对其构成一定程度的危害。电磁辐射对人们生殖系统的影响主要表现为降低男性精子质量,使孕妇发生自然流产和胎儿畸形的风险增加等。

二、放射性污染

人类活动排放出的放射性污染物,使环境的放射性水平高于自然本底或超过国家标准。放射性污染的来源有:原子能工业排放的废物,核武器试验的沉降物以及医疗、科研中排出的含有放射性物质的废气、废水、废渣等。研究表明,放射性污染可以引起男性精子质量下降,女性生殖内分泌功能紊乱,如果在孕期受到放射性照射可以引起女性流产、胎儿畸形等,受放射线诊断的孕妇生的孩子小时候患癌和白血病的比例会增加。

三、超声波污染

指人耳听不见的声波。正常人的听觉可以听到 16～20 千赫兹(KHZ)的声波,低于 16 千赫兹的声波称为次声波或亚声波,超过 20 千赫兹的声波称为超声波。20 世纪 70 年代以后,人们开始怀疑超声波是否是绝对安全的。爱因斯坦医学院的研究已证明,诊断剂量的超声检查会产生机械、温热和空化作用。这些生物效应可降低组织细胞的免疫功能、导致姐妹染色体交换次数改变、细胞死亡或增加畸变率。美国的研究结果表明,与未经超声辐射的正常婴儿相比,孕妇在孕期较频繁接受诊断过量超声辐射,分娩后新生儿出现低体重的概率明显增高。因此,孕期需要严格遵守超声检查的适应证,尽量避免孕早期不必要的超声波检查。如必须检查应尽量利用低强度和小频率,同时减少辐照时间。

四、噪声污染

是指人为造成的,从生理学观点来看,凡是干扰人们休息、学习和工作以及对你所要听的声音产生干扰的声音,即不需要的声音,统称为噪声。当噪声对人及周围环境造成不良影响时,就形成噪声污染。孕妇长期处在超过 50 分贝的噪音环境中,会出现精神紧张和内分泌功能紊乱,严重的会使胎儿缺氧缺血、导致胎儿畸形、早产甚至流产。噪声还可导致男性精子质量下降、遗精等。而高分贝噪音能损坏胎儿的听觉器官,甚至影响大脑的发育,导致儿童智力低下。

五、光污染

是指过量的光辐射对人类生活和生产环境造成不良影响的现象。它是继废气、废水、废渣和噪声等污染之后的一种新的环境污染源,主要包括白亮污染、人工白昼和彩光污染。光污染正在威胁着人们的健康,如损害眼睛、诱发癌症、产生不利情绪等。目前,鲜有关于光污染对生殖健康影响的报道,有待进一步的研究。

第二节　环境物理污染物对不孕不育的影响

一、电磁辐射污染与不孕不育

现代科技高速发展，一种看不见、摸不着的污染源日益受到关注，这就是被人们称为"隐形杀手"电磁辐射。据报道，电磁波辐射已被世界卫生组织列为继水源、大气、噪声之后的第四大环境污染源。大量流行病学研究表明电磁辐射不但影响人体的免疫、循环和代谢功能，还严重危害人类生殖健康。

1. 电磁辐射污染定义　电磁辐射污染是指电磁辐射强度超过人体所能承受的或是仪器设备所能允许的限度时就构成电磁辐射污染。

2. 电磁辐射污染来源

(1)广播、电视、通信、导航等发射设备。主要包括各地广播电视的发射台，地面卫星通信站、微波通信站、移动通信站等。

(2)工业、科研、医疗高频设备。主要为高频炉、塑料热合机、电子加速器、高频理疗机、超短波理疗机、紫外线理疗机等。

(3)交通电力系统电磁辐射。电气化铁路、轻轨及高压输电线、发电厂和变压器电站等。

(4)家用电器电磁辐射。包括电视机、显示器、电脑、微波炉、移动电话等。

3. 电磁辐射污染的一般危害

(1)热效应。电磁辐射可引起肌体升温，从而影响各器官的正常运转。体温升高可诱发各种症状，如头痛、失眠、心悸、心动过缓，视力下降、免疫功能下降等。

(2)非热效应。这里是指低频电磁波产生的影响，当人体受到电磁辐射照射后，体温虽并未明显升高，但却干扰了人体固有微弱电磁场，对人体造成严重危害。

(3)累积效应。当热效应及非热效应作用于人体后，对人体的伤害尚未得到自我修复之前，若再次受到电磁波辐射，其伤害就会发生累积，久之成为永久性病态，危及健康。

4. 电磁辐射污染与不孕不育　电磁辐射对男性的性功能减退、女性月经周期紊乱、危害生殖细胞及早期胚胎发育的影响均已有较多报道。

(1)影响女性生殖功能。孕期电磁辐射暴露可导致流产、早产、低出生体重儿、出生缺陷等异常妊娠结局。极低频的电磁场可致雌性小鼠卵巢中大量的生殖细胞发育阻滞，从而失去正常的生育力且其流产率、后代畸形率均高于正常组，孕期接触低频辐射与出生缺陷呈正相关。有研究将鼠窦前卵泡暴露于不同极低频电磁场中体外培养，发现暴露组窦腔形成均受损，颗粒细胞 DNA 合成减少和雌激素分泌均减少，推测暴露于极低频电磁场是通过损伤卵子的发育能力降低女性生殖能力的。有研究在比较极低频电磁场对自然受精胚胎与体外受精(IVF)胚胎的影响时发现，IVF 胚胎对磁场更为敏感，且对胚胎早期发育就会产生影响。

(2)影响男性生殖功能。男性长期接受电磁辐射暴露会导致精子质量下降及精子畸形率增高。据文献报道,手机产生的高频电磁辐射可降低精子质量,且降低程度取决于日常接触手机的持续时间。有研究指出,雷达操作人员长期受到非电离辐射的影响,可导致精液质量下降。

5. 电磁辐射污染的控制措施

(1)社会措施。①为公众及职业暴露人群分别制订极低频电场和磁场暴露指南。②考虑改变现有工艺方法或提高工艺水平以便降低设备的极低频电磁场暴露水平来增加安全性。③企业和政府都应当重视电磁辐射研究,尤其是极低频电磁场暴露对生殖健康影响的研究。

(2)个人措施。①提高自我防护意识,正确使用电脑、手机、微波炉等家用电器。②保持人与电器的距离,尽量避免同时使用多台家用电器。③经常饮茶或食用富含维生素 A、C 和蛋白质的食物,加强抵抗电磁辐射的能力。

6. 展望　随着现代科学技术的日益发展,电脑、手机、办公电子、家用电器等与人们的生活和工作越来越密切,长期而过量的电磁辐射会对人体神经和免疫、生殖等系统造成伤害。但是目前国内有关家用电器电磁辐射对生殖健康影响方面的研究还较少,而国外有关家用电器的电磁辐射与胎儿出生缺陷关系的研究也没有统一的结论。因此由于现有研究结果存在不一致性,关于电磁辐射对妊娠及子代的影响在很多方面有待进一步研究和探讨。

二、放射性污染与不孕不育

在自然状态下,来自宇宙的射线和地球环境本身的放射性元素一般不会给生物带来危害。自 20 世纪 50 年代以来,人类的活动大大增加了人工辐射和人工放射性物质,环境中的射线强度随之增强,从而产生了放射性污染。放射性污染难以消除,射线强弱只能随时间的推移而减弱。大量流行病学研究表明,放射性污染会导致造血器官、心血管系统、内分泌系统和生殖系统等紊乱。

1. 放射性污染定义　放射性污染是指由于人类活动造成物料、人体、场所、环境介质表面或者内部出现超过国家标准的放射性物质或者射线所造成的污染。

2. 放射性污染来源

(1)原子能工业排放的放射性废物。原子能工业中核燃料的提炼、加工、制造,都会有放射性废水、废气、废渣产生和的排放。这些放射性"三废"都是放射性污染的来源。

(2)核武器试验的沉降物。在进行核试验时,排入大气中的放射性物质与大气中的飘尘相结合,由于重力作用或雨雪的冲刷而沉降于地球表面,这些放射性沉降物最终导致放射性污染。

(3)医疗、科研放射性。在检查和诊断等医疗行为过程中,患者身体均会受到一定剂量的放射性照射以及排出的含有放射性物质的废水、废气、废渣等都有可能造成放射性污染。

3. 放射性污染的一般危害

(1)急性损伤:高强度辐射会灼伤皮肤,严重的引发白血病及各种癌症,甚至有的能在短期内导致死亡。

(2)慢性损伤:少量多次照射会引起慢性放射病,损害造血器官、内分泌系统、心血管系统和神经系统等,病程往往会延续几十年。

4. 放射性污染与不孕不育　X射线对生殖功能的影响主要是通过损伤线粒体实现的。线粒体作为X射线敏感的细胞器,其形态、数量和功能的改变均可损伤细胞功能。

(1)影响女性生殖功能:放射线对卵巢的损伤是不可逆转的,可导致月经紊乱、停经及不孕;对子宫的损伤会导致不孕、流产、胎儿生长受限等。另外国内外学者均一致确认放射线是绝对的致畸因子这一事实。电离辐射还可引起基因突变、染色体畸变、胎儿发育缺陷,但妊娠期间<5rads的辐射不会增加自然流产的风险。但在妊娠最初,当母体暴露于特定辐射环境中会导致胚胎死亡。

(2)影响男性生殖功能:睾丸生精小管的生精细胞和支持细胞对放射线高度敏感,对睾丸损伤主要为生精细胞DNA改变和数量减少,主要表现为少精子症、弱精子症和畸形精子症等。有学者研究了从事放射技术的人员的生殖健康问题,结果表明长期接触放射线的男性出现生殖健康问题的发生率高于正常男性,不育、流产、死产、胎儿先天畸形等比例均较高。

5. 放射性污染的控制措施

(1)社会措施。①尽量减少照射,避免一切不必要的照射,缩短照射时间,增大与辐射源的距离。②做好保护设施屏蔽,辐射装置质量控制检测等工作。③制定相关的法律法规。

(2)个人措施　①关键在于提高自我防护意识。②怀孕早期要绝对避免任何放射性检查和治疗。

6. 展望　辐射应用在造福人类的同时,也给人类带来了灾难。电离辐射的健康效应也是多种多样。尽管很多辐射效应需要相对较高的剂量,但电离辐射致生殖遗传效应的发生率的增加一般认为与剂量呈线性无阈关系。为减少有剂量阈值的确定性效应与可能没有阈值的随机效应这两者的风险,需要进一步加大对电离辐射照射的限制和管理。

三、超声波污染与不孕不育

超声波是一种频率高于20 000 Hz的声波,它的方向性好,穿透力强,易于获得较集中的声能,可用于测距、测速、碎石、焊接、清洗、杀菌消毒等。在工业、农业、军事、医学上均有较为广泛的应用。

1. 超声波污染定义　超声波污染是指超声波强度超过人体所能承受的或是仪器设备所能允许的限度时就构成超声波污染。

2. 超声波污染来源　目前关于超声波污染报道及研究均很少,少量报道也是集中在超声波的医疗应用中。

3. 超声波污染的一般危害　关于超声波污染危害的报道及研究现阶段均很少见。但自20世纪70年代后,人们对超声波的绝对安全的产生了质疑。有文献报道指出,诊断计量的超声检查会产生机械、温热和空化等作用。这些作用产生的生物学效应可致组织细胞的免疫功能降低、畸变率增加、姐妹染色体交换次数改变或细胞死亡。

4. 超声波污染与不孕不育　产科超声不良生物学效应的主要原因:可能是吸收超声波能量引起组织的热损伤(热效应)。动物实验不乏超声波热损伤导致不良后遗症的报道。胚胎及胎儿的动物研究显示：若超声波照射时间延长、胚胎或胎儿局部组织进一步升温，则发生后遗症的机会亦随之增加；胎儿及胚胎组织的升温程度与引发潜在热损伤所需的超声波暴露时间呈负相关。同时有研究结果指出，当孕妇在孕期频繁接受诊断过量的超声辐射时，其分娩的新生儿体重较正常婴儿呈下降趋势。

5. 超声波污染的控制措施

(1)社会措施。①严格遵守孕期超声检查的适应证，避免孕早期不必要的超声检查。②只要图像质量保证，应尽量减低设备的超声波输出量，减少检查时间，以减少超声波辐射。

(2)个人措施：提高自我防护意识。

6. 展望 超声检查技术进入临床50多年来，对整个医学特别是妇产科的发展产生了重大的影响。由于胎儿孕育和成长对人类繁衍、进步的重大蕴义，临床超声检查对胎儿的安全性在世界范围内都是倍受关注的问题。加之超声诊断设备的功能增加和性能提升有相当部分是以提高声输出为前提的，且近年来某些胎儿检查项目需要较长的时间，对胎儿产生潜在危害的可能性也增大了。对于今后可能造成危害，需要引起政府和社会公众的高度注意和重视，及早采取有效的预防和控制对策及措

四、噪声污染与不孕不育

噪声是环境污染的典型公害之一，它可对人体健康产生多方面的不良影响。大量流行病学研究表明，噪声除了对听觉系统产生特异性损伤，如听力损伤或耳聋外，还严重危害人类生殖健康，诱发不孕不育。

1. 噪声污染定义 环境噪声污染是指环境噪声超过国家规定的环境噪声排放标准，并影响他人正常生活、工作和学习的现象。

2. 噪声污染来源

(1)交通噪声。交通运输工具，如机动车、铁路机车及航空运输器等在运行中产生的噪声。交通噪声是城市噪声污染的主要来源，在城市中分布广泛、危害较大。

(2)工业噪声。工矿企业在生产过程中机械设备运转产生的噪声。

(3)建筑施工噪声。建筑施工现场各种不同性能的动力机械产生的噪声。

(4)社会生活噪声。人为活动产生的噪声。包括文化娱乐场所和商业经营活动中使用的设备、设施产生的噪声等。

3. 噪声污染一般危害

(1)影响睡眠、工作 60 dB 的噪声，可使人从睡眠中惊醒，高于 90 dB 的噪声，严重干扰交谈和思维。

(2)听力损害。噪声所致听力损伤属于不可逆的感音神经性听力损伤，主要是由于长期接触强噪声所产生。

(3)神经系统紊乱。持续性的强噪声接触能诱发大脑皮层功能紊乱，从而出现头痛、头晕、烦躁、易怒、心悸和情绪不稳定等。

4. 噪声污染与不孕不育 噪声是一种压力激素，当机体暴露于噪声环境时，中枢神经系统会受到刺激，从而导致下丘脑-垂体-肾上腺轴发生变化，影响性激素的合成和分泌。噪

声也能干扰机体细胞分裂和 DNA 合成,从而促进染色体结构畸变率明显增加。大量流行病学研究表明,噪声污染会严重导致内分泌系统和生殖系统紊乱。

(1)影响女性生殖功能。长期接触噪声可导致经前紧张、痛经、闭经,可影响月经功能,如周期紊乱、经期延长和经量增多等,甚至会导致女性不孕。此外,妊娠期间,孕妇长期接触噪声,可导致自然流产率、先兆流产发生率、早产儿出生率、妊娠并发症发生率和胎儿脐带绕颈发生率等的增加,还可能导致受精卵着床失败、胎盘调节异常、胎儿畸形等。

(2)影响男性生殖功能。噪声可导致精子质量下降(如加重精子 DNA 损伤,诱发精子活力下降),导致男性遗精,精液异常甚至不育,但噪声对男性其他性功能指标(如性欲、早泄等)尚未见明显影响。

5. 噪声污染的控制措施

(1)社会措施。①规划措施　合理的规划措施是控制城市噪声的有效措施。如将工业区、交通运输区、居住区的相互位置安排好等。②工程技术措施　如通过提高车辆、机械的设计及制造水平降低噪声排放等。③管理措施　如城市环保部门加强对交通、建筑施工和社会生活等领域噪声污染的监督管理等。

(2)个人措施。①加强健康监护,提高自我保健意识。②远离噪声环境:避免长时间在高分贝噪声环境作业;切忌收听震耳欲聋的刺激性音乐。

6. 展望　目前噪声对人体生殖健康的危害已经备受关注,职业医学和基础医学的飞速发展,将为研究噪声所引起的健康损害带来新的研究方向和思路,为研究噪声危害提供新的机遇和挑战。免疫学、分子生物学和毒理学等学科的最新研究进展也将对噪声所致健康损伤的机制研究产生较大的推动作用,因此利用新的研究技术和手段,对噪声致生殖系统的损害机制研究将是今后的重点研究方向之一。根据最新机制研究成果,及早发现噪声作业人员产生生殖系统损害的早期敏感标志物的研究也将为预防和治疗噪声所致健康危害提供新的思路和方法。

五、光污染与不孕不育

光污染是一类新的、尚不完全被人们所认识的环境污染。光污染无处不在,其存在形式多种多样,影响着城市生态系统的各个层面,对人类健康构成危害,常见的是眼睛和皮肤的伤害。最新研究表明,光污染还严重危害人类生殖健康,导致不孕不育。

1. 光污染定义　光污染是指过量的光辐射对人体健康及生存环境造成的不良影响,包括可见光、红外线和紫外线等造成的污染。

2. 光污染来源

(1)白亮污染。白天强烈阳光照射,城市建筑物表面的玻璃幕墙、磨光大理石和各种涂料等反射光线可引起光污染。

(2)人工白昼。城市中的夜景照明灯、霓虹灯、灯箱广告等的强光直刺天空,使夜间如同白天所造成的光污染。

(3)彩光污染。歌舞厅等安装的黑光灯、旋转灯及闪烁的彩色光源所造成的光污染。

(4)其他。如室内装修采用的镜面、瓷砖和白粉墙,电脑、雪白的书本纸张等,这些物体表面对光的反射系数特别高,比草地、森林或毛面装饰物高 10 倍左右。

3. 光污染的一般危害

(1)危及城市人群身心健康。光污染造成城市人群视力下降、干扰大脑中枢神经等。

(2)影响动植物。光污染影响动物觅食、繁殖、迁徙等行为习性;破坏植物的生物钟节律,对植物的生长造成不同程度的影响。

(3)引发交通事故。光污染强烈的反射眩光降低行人和司机视觉功能,从而产生道路交通安全隐患。

4. 光污染与不孕不育

目前关于光污染对生殖健康的影响,少有报道。据研究表明,人工光环境如长期作业于日光灯下,可影响生殖功能,如生育数量明显减少,但其具体机制尚需进一步研究。

5. 光污染的控制措施

(1)社会措施。①建筑物外墙尽量不用玻璃、大理石等材料,选择反射系数低的涂料。②绿色植物可将反射光转为漫散光,可加强城市绿地景观规划设计。③室内装修要合理分布光源,注意色彩的协调等。

(2)个人措施。①加强健康监护,提高自我保健意识。②远离光污染:避免长时间在强光,彩光,黑暗等环境作业。

6. 展望 目前关于光污染诱发不孕不育的分子生物学机制有待进一步研究,相信在职业医学、分子生物学和毒理学等众多学科知识交叉渗透下,利用新的研究技术和手段,光污染致生殖系统的损害机制研究将是今后的重点研究方向之一。

(凌秀凤)

第六章　环境生物因素与不孕不育

第一节　环境生物因素概述

大量流行病学调查和动物实验研究表明,环境中多种因素对生殖健康存在影响,气象因素,外界辐射、化学污染物质、药物、不良生活方式等均可以导致生育能力下降、不孕不育、流产、早产、胎儿生长受限、先天畸形及子代性别比例失调等。生物学因素中女性不孕不育的原因归纳起来有器质性病变,内分泌因素、免疫因素与精神因素等。男性不育的原因有下丘脑垂体病变、睾丸病变、输精管及附属性腺、精子转运功能障碍。目前导致不孕症最常见的原因是排卵问题、输卵管疾病、子宫内膜异位症和精液问题。

其中各种致病微生物造成的生殖道感染严重影响生殖健康,造成不孕不育、流产、早产、新生儿出生缺陷等。最常见的如腮腺炎病毒、风疹病毒、弓形虫感染、单纯疱疹病毒、结核分枝杆菌感染、梅毒螺旋体感染、艾滋病、淋病奈瑟菌感染、支原体、衣原体感染等。其中有学者对 704 例不孕不育患者性病病原体感染情况进行调查发现:总感染率为 31.25%,其中支原体感染率为 29.68%,其次是念珠菌、衣原体、梅毒、淋病,提示泌尿生殖道的性病病原体感染可能是不孕不育的原因之一。

第二节　微生物感染对不孕不育的影响

一、腮腺炎病毒感染

1. 流行病学特点　流行性腮腺炎(mumps)的病原体为腮腺炎病毒(mumps virus,MuV),系 RNA 病毒,属副黏病毒属,具有很高的传染性,抵抗力很弱,加热至 $55\sim60℃$ 后 20 min 后即失去感染性,甲醛溶液或紫外线均可将其杀灭,但其耐低温。人类是腮腺炎病毒的唯一宿主,传播的主要途径是飞沫传播,尤其是接触病毒污染的食物和餐具等。一年四季均可发病,尤以冬春季较多,在幼儿园、小学中易流行。流行性腮腺炎是由腮腺炎病毒引起的急性上呼吸道传染病,系非化脓性炎症,以腮腺肿大及疼痛为特征,各种唾液腺体及其他器官均可受累,而以睾丸损伤导致的男性不育尤为严重。

人群对本病普遍易感,感染后可持久免疫。85%的患者为 $5\sim15$ 岁儿童,9 个月前的婴儿有从母体获得的抗体,很少发病。腮腺炎病毒进入人体后主要侵犯腮腺、颌下腺、舌下腺等唾液腺及性腺、胰腺、甲状腺、泪腺,脑、脑膜、心肌、肝及肾等脏器小可受累,其对睾丸有相当的亲和力,可引起成年男子不育,以单侧睾丸受累最常见,25％的患者为双侧睾丸同时受累。也有相当高的嗜神经性,约有一半的病例侵犯中枢神经系统。

2. 临床表现　睾丸附睾炎是青春期男性最常见的腮腺炎的并发症。流行性腮腺炎并发睾丸炎临床主要表现为睾丸肿胀、疼痛、发热、寒战,并可有呕吐、腹痛等症状,阴囊检查可见睾丸肿大,触痛明显,质地中等,亦有硬如石者,阴囊皮肤明显水肿,鞘膜腔穿刺有黄色积液,30％～50％的患者可发生不同程度睾丸萎缩。单侧病变导致精子计数减少,一般不影响生育;但双侧睾丸感染时,部分可因睾丸萎缩引起精子生成障碍而导致不育。

3. 发病机制及病理变化　但是对于其发病机制目前还不是很清楚。研究表明,在感染腮腺炎病毒 14 d 内腮腺炎病毒还是相对独立的,但在感染 40 d 后就可以使用 RT-PCR 技术检测到腮腺炎病毒的 RNA。睾丸附睾炎是一过性损害但是可以显著减少精子的数量及可以导致精子形态严重异常,而这些可能从长期来讲严重降低人的生育能力。汪秀星等的研究表明该病毒主要侵犯睾丸的曲细精管和间质,腮腺炎病毒感染患者的睾丸组织会出现巨噬细胞的增殖并导致引起曲细精管变性,生精细胞缺乏,曲细精管的退化,即生精细胞的大量缺失并导致不育。既往认为,腮腺炎病毒导致精液中的抗精子抗体产生有关,但也有研究认为,睾丸附睾炎患者的精液中的抗精子抗体含量并未明显增加。

腮腺炎所致睾丸附睾炎病理表现为浆细胞和巨噬细胞浸润,严重者炎性细胞可以浸及生精管道。睾丸内压的增高引起睾丸实质缺血,造成生精上皮不可逆的玻璃样变和纤维化,50％的患者发生睾丸组织的广泛破坏和萎缩。急性期消退后,继之是渐进性的慢性病理改变,即生精细胞缺失、生精小管透明样变及硬化,由于病理改变是逐渐进行的,要达到睾丸最大程度的损害时间长短不一,有的患者很快,有的在急性期后约 10～20 年才逐渐显现出来。间质细胞对病毒的敏感性远不及生精细胞,故得以存留,并且较正常还略有增生,说明代偿性增生。腮腺炎患者可有 70％发展为无精子症。同时曹兴午等在精液中检出含铁血黄素间接说明睾丸损伤有微量出血现象。

4. 诊断要点　本病依据流行史、腮腺肿痛、睾丸肿痛及血清学检查和分离出病毒可明确诊断。有学者通过对 41 对腮腺炎合并睾丸炎的分析发现,超声检查可较早发现是否合并睾丸炎,从而为临床诊断和治疗提供可靠依据。

5. 治疗方法

(1)一般治疗。目前临床上尚无特效治疗方法。急性期患者应卧床休息,避免刺激性食物,多饮水,用丁字带托起阴囊,于睾丸局部放置冷水袋以减轻疼痛,剧痛时使用足量抗生素和镇痛剂,重症患者可短期应用氢化可的松 5 mg/(kg·d)静脉滴注,高热患者予退热剂或物理降温。

(2)中药治疗。临床采用中药内服加外敷结合西药抗病毒的方法治疗本病取得较好疗效。采用中西医结合方法治疗流行性腮腺炎并睾丸炎 77 例,结果显示该方法可迅速缓解睾丸肿胀、疼痛,降低体温,如结合针刺治疗效果更好。

(3)抗病毒治疗。干扰素是一种广谱抗病毒药物,广泛用于病毒感染性疾病的治疗。临床应用 a-干扰素治疗腮腺炎合并睾丸炎有加速消肿、缩短热程的效果。

（4）提高免疫力。流行性腮腺炎合并睾丸炎多发于青春期，因腮腺与睾丸的基膜相似而继发睾丸自身免疫反应所致。静脉滴注丙种球蛋白可调节上述免疫反应，可能能有效缓解急性期症状，防止睾丸萎缩，改善预后。

（5）局部治疗。氦氖激光局部照射治疗流行性腮腺炎对镇痛、消肿有一定效果。红外线治疗可使局部血管扩张，血液循环速度加快，促进浅表炎症消退。另外，流行性腮腺炎合并睾丸炎者均为青壮年男性，病变部位特殊，会给患者的心理带来很大的压力和顾虑。临床除以上治疗外，还应加强心理护理，安慰鼓励患者，引导他们保持良好的心境，以平静的心情配合治疗。

6. 预防措施　流行性腮腺炎伴发睾丸炎引起的男性不育治疗困难，因此要做好以下预防措施：

（1）注意隔离患者，直至腮腺肿胀完全消退为止，尽量避免易感儿童到人群密集的场所。

（2）集体机构的易感儿应检疫 3 周。

（3）对易感人群接种流行性腮腺炎疫苗。腮腺炎减毒活疫苗注射部位为上臂外侧三角肌附着处皮下。注射 1 次，免疫期为 6～10 年，所以仅儿童时期接种疫苗是不够的，对于少年、成人来说，有必要在腮腺炎流行期或周围有类似患者时及时接种，接种之前无须检查抗体。孕妇、先天或获得性免疫低下者以及对鸡蛋蛋白过敏者禁止接种。

二、单纯疱疹病毒感染

生殖器疱疹（genital herpes）是单纯疱疹病毒（herpes simplex virus，HSV）感染外阴、肛门生殖器皮肤黏膜引起的性传播疾病。导致生殖器疱疹的单纯疱疹病毒有 HSV-1 型和 HSV-2 型。多数生殖器疱疹由 HSV-2 引起。HSV 进入人体后，可终生潜伏，潜伏的病毒在一定条件下可再度活跃而复发，因此，生殖器疱疹常呈慢性反复发作的过程。HSV 除可引起生殖器疱疹外，还可在分娩时经产道传给新生儿，引起新生儿 HSV 感染。

1. 流行病学史　有不安全性行为，多性伴或性伴感染史。

2. 临床表现

（1）初发生殖器疱疹：是指第 1 次出现临床表现的生殖器疱疹。初发可以是原发性生殖器疱疹，也可以是非原发性感染。①原发性生殖器疱疹：既往无 HSV 感染，血清 HSV 抗体检测阴性，为第 1 次感染 HSV 而出现症状者，是临床表现最为严重的一种类型。潜伏期 1 周（2～12 d）。男性好发于龟头、冠状沟、阴茎体等，女性好发于大小阴唇、阴道口、会阴、肛周等。少见的部位包括阴囊、阴阜、大腿、臀部等。有肛交行为者常见肛门、直肠受累。最初的表现为红斑丘疹或丘疱疹，很快发展为集簇或散在的小水疱，2～4 d 后破溃形成糜烂和溃疡。局部可出现瘙痒、疼痛或烧灼感。病程持续约 15～20 d。常伴发热、头痛、肌痛、全身不适或乏力等症状。可有尿道炎、膀胱炎或宫颈炎等表现。腹股沟淋巴结可有肿大，有压痛；②非原发性生殖器疱疹：既往有过 HSV 感染（主要为口唇或颜面疱疹），血清 HSV 抗体检测阳性，再次感染另一型别的 HSV 而出现生殖器疱疹的初次发作。与上述的原发性生殖器疱疹相比，自觉症状较轻，皮损较局限，病程较短，全身症状较少见，腹股沟淋巴结多不肿大。

（2）复发性生殖器疱疹：首次复发多出现在原发感染后 1～4 个月。个体复发频率的差异较大,平均每年 3～4 次,有达 10 数次者。多在发疹前数小时至 5 d 有前驱症状,表现为局部瘙痒、烧灼感、刺痛、隐痛、麻木感和会阴坠胀感等。皮损数目较少,为集簇的小水疱,很快破溃形成糜烂或浅表溃疡,分布不对称,局部轻微疼痛、瘙痒、烧灼感。病程常为 6～10 d,皮损多在 4～5 d 内愈合。全身症状少见,多无腹股沟淋巴结肿大。

(3)亚临床感染:无临床症状和体征的 HSV 感染。但存在无症状排毒,可有传染性。

不典型或未识别的生殖器疱疹:不典型损害可为非特异性红斑、裂隙、硬结(或疖肿)、毛囊炎、皮肤擦破、包皮红肿渗液等。

(4)特殊类型的生殖器疱疹:①疱疹性宫颈炎:表现为黏液脓性宫颈炎。出现宫颈充血及脆性增加、水疱、糜烂,甚至坏死;②疱疹性直肠炎:多见于有肛交行为者,表现为肛周水疱或溃疡,肛门部疼痛、里急后重、便秘和直肠黏液血性分泌物,常伴发热、全身不适、肌痛等;③新生儿疱疹:为妊娠期生殖器疱疹的不良后果。④并发症:少见。中枢神经系统并发症包括无菌性脑膜炎、自主神经功能障碍、横断性脊髓炎和骶神经根病。播散性 HSV 感染包括播散性皮肤感染、疱疹性脑膜炎、肝炎、肺炎等。

在人群中,HSV-II 感染极其普遍,其发病率与年龄、社会经济条件、多性伴侣的关系密切。20～29 岁为高发年龄,社会经济地位低下人群发病率偏高,多性伴侣尤其多发。虽然 HSV 在人群中感染率较高,但极少引起临床症状,多为潜伏感染。当机体免疫力低下加上许多外在的激活因素如分娩、月经及紧张情绪等,病毒的复制可被激活,从而引发女性生殖系统感染。急性生殖系统感染后如果得不到及时治疗,往往演变为慢性感染,形成慢性宫颈炎、子宫内膜炎或输卵管炎等疾病使这些器官的基本功能和基本环境受到改变,使精子进入子宫与输卵管的能力、速度会受到不良影响,直接干扰女性受孕。一旦潜伏感染被激活或再发感染,血清中病毒特异性 IgM 抗体水平升高则是确定活动性感染的指标。

HSV 病毒感染是造成不孕不育的重要原因之一。俞信忠等对 2049 例自然流产和不孕妇女 HSV-II-IgM 抗体的检测表明:在自然流产和不孕妇女中 HSV-II 型均有较高的近期感染率,标本阳性率分为 2.54%(50/1971)和 2.56%(2/78)。刘莉等对不孕妇女血清进行 HSV 特异性 IgM 抗体检测,发现该组妇女的 HSV 活动性感染率明显高于早妊对照组($P<0.01$);在不孕组中,26 例妇女血清 HSV 特异性 IgM、IgG 抗体均阳性,提示不孕症可能与 HSV 潜伏感染被激活或再发感染有关。Melvin 等研究表明 HSV-II 病毒感染可引起不孕、流产,其机制与子宫内膜炎、绒毛膜炎、羊膜炎刺激炎性细胞因子、前列腺素分泌增高有关。

女性生殖系统 HSV 感染可通过夫妻间性行为进行传播,对男性生育能力会造成很大的影响。研究表明,无症状男性不育症患者精液中性传播疾病病原体 HSV 和 CMV 的 DNA 检出率较高并且与精液质量差相关;HSV 感染的精子易造成自然流产 HSV-TK 蛋白的表达产物可影响精子的发生和诱导生殖细胞的凋亡。李哲等对男性不育患者病毒感染状况与精子密度、活率、形态的关系的研究表明:单纯疱疹病毒可导致精子密度和精子活率降低。因此,由于 HSV 感染致精子的质量下降,这可能是导致女性不孕的另一重要因素。

但病毒导致男性不育的机制尚不清楚,可能原因有:HSV-2 是一种只带包膜的病毒,具有感染性和抗原性,可黏附于易感精细胞,并在细胞内增殖,使精子生成障碍;病毒生殖道感染,易使男性产生精子抗体,可能与免疫不育有关;病毒感染,可引起精液中白细胞异常,最终影响生育;单纯疱疹病毒感染还能诱导细胞凋亡,这也可能与不育有关。吴坤河等对男性不育患者生精细胞 HCMV、HSV 感染检测及形态学研究的研究显示:病毒感染病例生精细胞均有不同程度的细胞核染色质固缩、出现空泡、核膜破损、细胞核崩解、凋亡小体等凋亡现象,病毒感染阳性组精子密度显著低于阴性组($P<0.05$),提示生精细胞 HSV-II 感染时可出现不同程度的病理性损害,影响生精功能。由于睾丸活组织检测(活检)需具有严格的临床适应证,近年来与男性不育相关的病毒感染临床研究主要在精液方面的研究,在生精细胞方面只有动物实验。

孕早期妇女 HSV 感染对胎儿的危害较大,最主要的影响是致胎儿流产、先天畸形、低体重儿、早产等,其传播途径主要经产道感染,而经胎盘感染导致先天异常的情况极其少见。

目前认为生殖器疱疹易反复发作,不易治愈的倾向与患者细胞免疫功能紊乱有关,如 T 淋巴细胞亚群异常、细胞因子及 NK、LAK 细胞活性异常。生殖器疱疹患者由于抑制性 T 细胞的增殖而导致 CD4+细胞活化程度不足或受抑制,使 CD4+细胞合成因子减少,IL-2、IFN-γ、TNF-阿尔法的产生能力下降,NK 细胞数目增多但活性降低,免疫功能受抑制,这可能与 HSV 感染持久及扩散有关。由于 GH 的发病与复发与机体的细胞免疫功能低下有关,因此多年来 GH 的治疗多以抗病毒和免疫调节为主。最初的免疫疗法主要是应用非特异性的免疫调节剂如干扰素、左旋咪唑、转移因子、胸腺素、聚肌胞等。干扰素具有广谱抗病毒、双向免疫调节、抑制细胞分裂和抗肿瘤作用。根据 IFN 的抗原特异性和分子结构的不同将其分为 α、β、γ 三型,但三型疗效不一。IFN-γ 起效缓慢但疗效持久,其免疫活性比其他两种强但抗病毒活性与之相似,且副作用也最大。目前应用最多的主要是 INF-α、γ 两种。近年来,随着对 GH 患者细胞免疫功能低下机理的深入了解及基因工程技术的发展,不断有新的免疫调节剂应用于 GH 的治疗,并收到了较好的疗效。其他免疫治疗药物还包括 IL-2,卡介菌多糖核酸、胸腺素、乌体林斯、转移因子、HSV 疫苗等。

3. 实验室检查 培养法、抗原检测法、核酸检测法、抗体检测法等。在血清中检出不同型别的 IgM 抗体,表明有该型 HSV 的首次感染,且只出现在近期感染时。而 IgG 抗体持续存在的时间更长,其阳性则更能提示 HSV 感染,尤其对无明显皮损患者的辅助诊断。但不同试剂的敏感性和差异性相差较大,该试验检测结果目前不能作为确诊病例的依据。

4. 诊断分类 临床诊断病例:符合临床表现,有或无流行病学史。确诊病例:同时符合临床诊断病例的要求和实验室检查中的任 1 项。

5. 处理 一般原则:无症状或亚临床型生殖器 HSV 感染者通常无须药物治疗。有症状者治疗包括全身治疗和局部处理两方面。全身治疗主要是抗病毒治疗和治疗合并感染,局部处理包括清洁创面和防止继发感染。由于生殖器疱疹极易复发,常给患者带来心理压力,引起紧张、抑郁或焦虑等不良情绪,而心理因素又可影响该病的自然病程。因此,应在患病早期及时给予医学咨询、社会心理咨询、药物治疗等综合处理措施,以减少疾病复发。所有感染生殖器疱疹的患者都应接受梅毒及 HIV 检测。目前治疗 HSV 感染额最有效药物是阿昔洛韦,静脉滴注剂量为每次 5 mg/kg,每次滴注时间为 1 h,每 8 h 1 次,7 d 为一疗程;口服剂量为每次 200 mg,每天 4~5 次,7~10 d 为一疗程;局部患处可用 3%~5%阿昔洛韦软膏涂擦。

三、人类免疫缺陷病毒感染

HIV属于反转录病毒科慢病毒属中的人类慢病毒组,为直径100～120 nm球形颗粒,由核心和包膜两部分组成。核心包括两条单股RNA链、核心结构蛋白和病毒复制所必需的酶类,含有反转录酶(RT、P51/P66),整合酶(INT,P32)和蛋白酶(PT、P10)。核心外面为病毒衣壳蛋白(P24,P17)。病毒的最外层为包膜,其中嵌有外膜糖蛋白gp120和跨膜糖蛋白gp41。HIV是一种变异性很强的病毒,各基因的变异程度不同,env基因变异率最高。HIV发生变异的主要原因包括反转录酶无校对功能导致的随机变异;宿主的免疫选择压力;病毒DNA与宿主DNA之间的基因重组;以及药物选择压力,其中不规范的抗病毒治疗是导致耐药性的重要原因。

HIV在外界环境中的生存能力较弱,对物理因素和化学因素的抵抗力较低。一般消毒剂如:碘酊、过氧乙酸、戊二醛、次氯酸钠等对HBV有效的消毒剂,对HIV也都有良好的灭活作用。因此,对HBV有效的消毒和灭活方法均适用于HIV。除此之外,75%的酒精也可灭活HIV,但紫外线或γ射线不能灭活HIV。HIV对热很敏感,对低温耐受性强于高温。56℃处理30 min可使HIV在体外对人的T淋巴细胞失去感染性,但不能完全灭活血清中的HIV;100℃处理20 min可将HIV完全灭活。

HIV主要存在于感染者和患者的血液、精液、阴道分泌物、胸腹水、脑脊液和乳汁中,经以下三种途径传播:性接触(包括同性、异性和双性性接触),血液及血制品(包括共用针具注射静脉毒品,介入性医疗操作、文身等)和母婴传播(包括经胎盘、分娩时和哺乳传播)。握手拥抱、礼节性亲吻、同吃同饮等日常生活接触不会传播HIV。HIV的高危人群有:男同性恋者、静脉注射毒品依赖者、与HIV经常有性接触者。

推广艾滋病自愿咨询和检测,一旦发现HIV/AIDS患者,应按照国家规定的乙类传染病及时向所在地疾病预防控制中心报告疫情并采取相应的措施。对于艾滋病患者的医学管理方面遵循保密原则,加强对HIV/AIDS患者的随访,提供医学和心理咨询。同时应加强宣传教育工作,做好艾滋病的预防:树立健康的性观念,正确使用安全套,采取安全性行为;不吸毒,不共用针具;普及无偿献血,对献血员进行HIV筛查;加强医院管理,严格执行消毒制度,控制医院交叉感染,预防职业暴露感染;控制母婴传播。对HIV/AIDS患者的配偶、性接触者,与HIV/AIDS患者共用注射器的静脉药物依赖者以及HIV/AIDS患者所生的子女,进行医学检查和HIV检测,为其提供相应的咨询服务。

艾滋病造成的后果较为严重,HIV主要侵犯人体的免疫系统,包括CD4＋T淋巴细胞、巨噬细胞和树突状细胞等,主要表现为CD4＋T淋巴细胞数量不断减少,最终导致人体细胞免疫功能缺陷,引起各种机会性感染和肿瘤的发生。

HIV是一个可以影响到任何一个年龄群体的疾病,最大的群体为生育年龄群体(15～44岁),约占86%,而他们中的约1/3渴望能够为人父母。这就要我们关注如何可以减少HIV传播给其性伴侣和后代的问题,而目前关于HIV的治疗证明可以减少病毒传播给其性伴侣和后代。

美国生殖医学会对关于HIV和不孕症的治疗的共识认为:女性占了HIV感染者的约

20%,如果被 HIV 感染的妊娠妇女未接受积极的抗反转录病毒治疗,那么不管其病毒载量有多少,其传播给新生儿的风险大于20%。而如果对妊娠妇女及 6 周龄内的新生儿进行齐拉夫定的治疗,那么可以将 HIV 传播的风险下降至5%～8%;如果同时合并抗反转录病毒治疗和避免母乳喂养,那么其能够将其风险降低至约2%。如果夫妻双方为男方感染 HIV,进行精子准备如人工授精或 IVF(in vitro fertilization)或 ICSI(intracytopiasmic sperm injection)都可以有效地避免感染到女方和传染给后代。最近较新的方法如使用抗反转录药物进行暴露前预防性用药可以减少未感染女性伴侣进一步感染的可能性。如果夫妻双方均感染了 HIV,夫妻双方的生育能力可能都正常,也可能一方或双方的生育能力均有受损,那么就需要在他们受孕前给他们提供足够的医学支持。

四、结核分枝杆菌感染

由结核分枝杆菌引起的女性生殖器炎症,称为生殖器结核(genital tuberculosis),又称结核性盆腔炎。多见于 20～40 岁妇女,也可见于绝经后的老年妇女。近年因耐多药结核、艾滋病的增加以及对结核病控制的松懈,生殖器结核发病率有升高趋势。在原发性不孕患者中生殖器结核为常见原因之一。

生殖器结核是全身结核的表现之一,常继发于身体其他部位结核,如肺结核、肠结核、腹膜结核等,约 10%肺结核患者伴有生殖器结核。生殖器结核潜伏期很长,可达 1～10 年,多数患者在发现生殖器结核时,其原发病灶多已痊愈。生殖器结核常见的传染途径有血行传播、直接蔓延、淋巴传播、性交传播等。其中血行传播是最主要的传播途径。青春期时正值生殖器发育,血供丰富,结核菌易经血行传播。结核杆菌感染肺部后,大约 1 年内可感染内生殖器,由于输卵管黏膜有利于结核菌的潜伏感染,结核杆菌首先侵犯输卵管,然后依次扩散到子宫内膜、卵巢,侵犯宫颈、阴道、外阴者少见。

输卵管结核占女性生殖器结核的 90%～100%,即几乎所有的生殖器结核均累及输卵管,双侧性居多,但双侧的病变程度可能不同。输卵管增粗肥大,其伞端外翻如烟斗嘴状是输卵管结核的特有表现;也可表现为伞端封闭,管腔内充满干酪样物质;有的输卵管增粗,管壁内有结核结节;有的输卵管僵直变粗,峡部有多个结节隆起。输卵管浆膜面可见多个粟粒结节,有时盆腔腹膜、肠管表面及卵巢表面也布满类似结节,或并发腹腔积液型结核性腹膜炎。输卵管常与其邻近器官如卵巢、子宫、肠曲广泛粘连。

子宫内膜结核常有输卵管结核蔓延而来,占生殖器结核的 50%～80%。输卵管结核患者的半数同时有子宫内膜结核。早期病变出现在宫腔两侧角,子宫大小、形状无明显变化,随着病情进展,子宫内膜受到不同程度结核病变破坏,最后代以瘢痕组织,可使宫腔粘连变形、缩小。

卵巢结核占生殖器结核的 20%～30%,主要由输卵管结核蔓延而来,因有白膜包围,通常仅有卵巢周围炎,侵犯卵巢深层较少。宫颈结核常由子宫内膜结核蔓延而来或血循环传播,较少见,占生殖器结核的 10%～20%,病变可表现为乳头状增生或为溃疡,这时外观易与子宫颈癌混淆。盆腔腹膜结核多合并输卵管结核,根据病变特征不同分渗出型和粘连型。渗出型以渗出为主,特点为腹膜及盆腔脏器浆膜面布满无数大小不等的散在灰黄色结节,渗出物为浆液性草黄色澄清液体,积聚于盆腔,有时因粘连形成多个包裹性囊肿;粘连型以粘连为主,特点为腹膜增厚,与邻近脏器之间发生紧密粘连,粘连间的组织常发生干酪样坏死,易形成瘘管。

生殖器结核依病情轻重、病程长短而异。有的患者无任何症状,有的患者则症状较重。多数生殖器结核因不孕而就诊。由于输卵管黏膜破坏与粘连,常使管腔阻塞;或因输卵管周围粘连,有时管腔尚保持部分通畅,但黏膜纤毛被破坏,输卵管僵硬、蠕动受限,丧失运输功能;子宫内膜结核妨碍受精卵的着床与发育,也可致不孕。也有表现为月经失调、下腹坠痛经期加重情况。若为活动期,可有结核病的一般症状,如发热、盗汗、乏力、食欲缺乏、体重减轻等。轻者全身症状不明显,有时仅有经期发热,但症状重者可有高热等全身中毒症状。由于病变范围和程度不同有较大差异,较多患者因不孕行诊断性刮宫、子宫输卵管碘油造影及腹腔镜检查才发现患有盆腔结核,而无明显体征和其他自觉症状。严重盆腔结核常合并腹膜结核,检查腹部时有柔韧感或腹腔积液征,形成包裹性积液时,可触及囊性肿块,边界不清,不活动,表面因有肠管粘连,叩诊空响。子宫一般发育较差,往往因周围有粘连使活动受限。若附件受累,在子宫两侧可触及条索状的输卵管或输卵管与卵巢等粘连形成大小不等及形状不规则的肿块,质硬、表面不平,呈结节状突起,可触及钙化结节。

多数患者缺乏明显症状,阳性体征不多,故诊断时易被忽略。为提高确诊率,应详细询问病史,尤其当患者有原发不孕、月经稀少或闭经时;未婚女青年有低热、盗汗、盆腔炎性疾病或腹腔积液时;既往有结核病接触史或本人曾患肺结核、胸膜炎、肠结核时,均应考虑有生殖器结核的可能。若能找到病原学或组织学证据即可确诊。子宫内膜病理检查是子宫内膜结核最可靠的依据。由于经前子宫内膜较厚,若有结核病,此时阳性率最高,故应选择在经前1周或月经来潮6 h内行刮宫术。术前3日及术后4日应每日肌内注射链霉素0.75 g及口服异烟肼0.3 g,以预防刮宫引起结核病灶扩散。由于子宫内膜结核多由输卵管蔓延而来,故刮宫时应注意刮取子宫角部内膜,并将刮出物送病理检查,在病理切片上找到典型结核结节,诊断即可成立,但阴性结果并不能排除结核的可能。另外,X线检查如胸部、盆腔X线摄片可能可以发现一些原发病灶,子宫输卵管碘油造影对生殖器结核的诊断帮助较大,但也有可能将输卵管管壁中干酪样物质及结核菌带到腹腔,故造影前后应肌注链霉素及口服异烟肼等抗结核药物。腹腔镜检查能直接观察子宫、输卵管浆膜面有无粟粒结节,并可取腹腔液行结核菌培养,或在病变处做活组织检查。可取月经血或宫腔刮出物或腹腔液做结核菌检查。结核菌素试验阳性说明体内曾有结核分枝杆菌感染,若为强阳性说明目前仍有活动性病灶,但不能说明病灶部位,若为阴性一般情况下表示未有过结核分枝杆菌感染。

在治疗上,采用以抗结核药物治疗为主,休息营养为辅的治疗原则。抗结核药物治疗对90%女性生殖器结核有效。药物治疗应遵循早期、联合、规律、适量、全程的原则。采用异烟肼、利福平、乙胺丁醇及吡嗪酰胺等抗结核药物联合治疗6~9个月,可取得良好疗效。推荐两阶段短疗程药物治疗方案,前2~3个月为强化期,后4~6个月为巩固期或继续期。急性患者至少应休息3个月,慢性患者可以从事部分工作和学习,但要注意劳逸结合,加强营养,适当参加体育锻炼,增强体质。同时必要时可行手术治疗。虽然生殖器结核经药物治疗取得良好疗效,但治疗后的妊娠成功率极低,对部分希望妊娠者,可行辅助生育技术助孕。

五、梅毒螺旋体感染

梅毒(syphilis)是由苍白螺旋体引起的一种慢性、系统性的性传播疾病,临床表现复杂,几乎可侵犯全身各器官,造成多器官损害。20 世纪 90 年代,WHO 估计每年新发病例为 1 200 万,其中 90％在发展中国家。我国流行病学调查表明,1991—2000 年全国性病呈增长趋势,梅毒的年增长率为 51.63％。近 10 年来,梅毒在我国性传播疾病中所占的比例呈现逐年增高的趋势,调查显示,2007 年之前,男性患者占据大部分,2008 年之后,女性患者的比例逐渐增高。2014 年全国报告梅毒病例数达 41.9 万。在不孕症患者的性病筛查中,梅毒患者同样占据很大一部分。

梅毒螺旋体侵入人体后,经过 2～4 周的潜伏期,在侵入部位发生炎症反应,形成硬下疳,称为一期梅毒。出现硬下疳后,梅毒螺旋体由硬下疳附近的淋巴结进入血液扩散到全身。经过 6～8 周,几乎所有的组织及器官均受侵,称为二期梅毒。二期梅毒的症状可不经治疗而自然消失,又进入潜伏状态,称为潜伏梅毒。当机体抵抗力降低时,可再出现症状,称为二期复发梅毒,可以复发数次。

根据来源可分为后天获得性梅毒和胎传梅毒(先天梅毒)。获得性梅毒又分为早期和晚期梅毒。早期梅毒指感染梅毒螺旋体在 2 年内,包括一期梅毒(硬下疳)、二期梅毒(全身皮疹)和早期隐性梅毒,一、二期梅毒也可重叠出现。晚期梅毒的病程在 2 年以上,包括三期梅毒、心血管梅毒、晚期隐性梅毒等。神经梅毒在梅毒早晚期均可发生。胎传梅毒又分为早期(出生后 2 年内发病)和晚期(出生 2 年后发病)。

隐性梅毒又称潜伏梅毒,是指患者未经治疗或治疗用药剂量不足、无临床表现但血清学检测反应阳性、脑脊液正常。这类患者虽无症状,但体内可能存在梅毒螺旋体,当机体抵抗力降低时可产生症状。大约 70％的妊娠合并梅毒为潜伏梅毒。潜伏梅毒感染者表现为梅毒血清学试验阳性但患者无梅毒临床表现。潜伏梅毒并不代表疾病无进展或传染性。潜伏梅毒通常只在感染后头 4 年发生复发,感染后 4 年内的患者均可能有传染性。感染 4 年后的晚期潜伏梅毒不易复发,但晚期潜伏梅毒可通过垂直传播感染胎儿。研究发现,梅毒孕妇年龄与胎传梅毒密切相关,年龄小的梅毒孕妇更易发生胎传梅毒;且文化程度低、无业或无固定职业、性伴(配偶)同患梅毒、梅毒孕妇未经治疗等因素,为胎传梅毒的高危因素。

随着接受 IVF-ET 治疗的不孕不育患者逐年增多,血清梅毒螺旋体抗体(treponema pallidum antibody,TPPA)阳性患者也逐渐增多。不育不孕夫妇在接受 IVF-ET 治疗时,需常规进行梅毒血清学筛查(TPPA、RPR),无临床症状的血清学阳性患者需经皮肤病转科检查确诊,认为目前无传染性、可以妊娠者方可进行辅助生殖技术治疗;而需青霉素治疗的患者经治疗,RPR 转阴或血清固定达 4 年以上,才可行 IVF-ET 治疗,普遍认为,在此基础上行辅助生殖技术治疗是相对安全的。因此,在实施 IVF-ET 治疗时,也是采用此标准。

梅毒患者治疗后出现的血清固定反应或称血清抵抗发生率较高,按梅毒分期发生率分别为一期梅毒 3.80％～15.20％,二期梅毒 11.64％～35.80％,三期梅毒 45.02％～45.90％,潜伏梅毒 27.41％～40.50％。血清固定已经成为梅毒临床处理的棘手问题。发生梅毒血清固定的机制尚未完全清楚。可能影响患者治疗后血清反应的因素较多,如较年轻、分期较早、性伴侣较少、基线滴度较高以及初治后出现吉-海反应的患者后期血清反应恢复较好，反之则较易出现血清固定。同时也可能与初治药物种类、剂量及给药途径有关。目前认为梅毒血清固定形成的可能机制包括：梅毒螺旋体膜多肽抗原、脂蛋白及基因发生改变导致不能被机体免疫清除，机体免疫异常，包括免疫失衡及免疫抑制，T细胞亚群、自然杀伤（NK）细胞及细胞因子分泌紊乱等。关于血清固定妇女对生育的影响，多数学者认为其对新生儿的智力、生长发育无明显影响。

董萌等对TPPA阳性患者IVF-ET治疗结局的比较发现：女方TPPA阳性比女方TPPA阴性患者的早产率高，且差异有统计学意义（$P<0.05$）；而男方TPPA阳性与男方TPPA阴性患者的早产率比较，差异无统计学意义（$P>0.05$）。分析其原因是父亲的梅毒螺旋体不能随精子或精液直接传给胎儿，其对生育的影响是因为活动期梅毒侵犯前列腺，导致前列腺炎症进而影响精子质量而引起不良的妊娠结局，梅毒病期越长，传染性越小，病期超过4年通过性接触已无传染性，故认为不会传染给母亲继而影响妊娠结局，这与目前公认的标准是一致的。而李蕾等的研究表明：对既往梅毒感染史的男性隐性梅毒患者行IVF-ET治疗时受精率较低，受精后形成胚胎继续发育能力及种植潜能较低，故在行IVF-ET治疗前要充分的知情同意。

梅毒对孕妇和胎儿均危害严重，妊娠合并梅毒发病率在国内多数地区为2‰~5‰。梅毒螺旋体可通过胎盘感染胎儿，自妊娠2周起即可感染胎儿引起流产；妊娠16~20周后梅毒螺旋体可通过感染胎盘播散到胎儿所有器官，引起早产、死胎。梅毒如未经治疗，可导致自然流产或死产（17%~46%）、早产或低出生体重儿（25%）、新生儿死亡（12%~35%）或婴儿感染（21%~33%），不良围产结局发生率为36%~81%。导致不良围产结局的因素包括：早期梅毒（特别是二期梅毒）、非螺旋体试验抗体高滴度（如快速血浆反应素环状卡片实验（rapid plasma reagin, PRP）或性病研究实验室试验（venereal disease research laboratory, VDRL）滴度≥1:16）和孕早期未及时诊治（如治疗后30 d内分娩）。国外研究中，对妊娠合并梅毒规范治疗，二期梅毒治疗后可预防94%的新生儿患先天性梅毒，一期梅毒和晚期潜伏梅毒治疗后可预防新生儿患先天性梅毒，如在妊娠20周内治疗，则可预防99%的新生儿患先天性梅毒。国内研究中，通过及时诊断和治疗妊娠合并梅毒，99%孕妇可获得健康婴儿。

妊娠合并梅毒属高危妊娠，在妊娠期24~26周的超声检查时应注意和发现胎儿先天性梅毒征象，包括胎儿肝脾肿大、胃肠道梗阻、腹水、胎儿水肿、胎儿生长受限及胎盘增大变厚等，超声检查发现胎儿明显受累常常提示预后不良，未发现胎儿异常者无须终止妊娠。驱梅治疗时注意监测和预防吉-海反应（Jarisch-Herxheimer reaction）：吉-海反应为驱梅治疗后梅毒螺旋体被杀死后释放出大量异种蛋白和内毒素，导致机体产生强烈变态反应。表现为发热、子宫收缩、胎动减少、胎心监护暂时性晚期胎心率减速等。孕妇与胎儿梅毒感染严重者治疗后吉-海反应、早产、死胎发生率高。对妊娠晚期非螺旋体试验抗体高滴度（如RPR≥1:32）患者治疗前口服泼尼松5 mg，4次/天，共4 d，可减轻吉-海反应。分娩方式根据产科指征确定；在分娩前已接受规范驱梅治疗并对治疗反应良好者，排除胎儿感染后，可以母乳喂养。

六、淋病奈瑟菌感染

淋病(gonorrhea)是一种经典的性传播疾病,由淋病奈瑟菌(淋球菌)感染所致,主要表现为泌尿生殖系统黏膜的化脓性炎症。在细菌性性传播疾病中,淋病为第二常见疾病。淋病引起的成年男性尿道炎常能够被及时诊断和治疗,最常见的表现是尿道炎,局部并发症主要有附睾炎和前列腺炎。而在成年女性中,淋病感染临床症状不典型,多为宫颈炎,多在出现并发症如子宫内膜炎、盆腔炎时才能被发现,以致形成输卵管瘢痕,引起不孕或异位妊娠。咽部、直肠和眼结膜亦可为原发性感染部位。淋球菌经血行播散可导致播散性淋球菌感染,但临床上罕见。推荐每年对＜25 岁有性生活的女性及有感染风险的高龄女性进行淋病筛查。

1. 流行病学史　有不安全性行为,多性伴或性伴感染史,有与淋病患者密切接触史,儿童有受性虐待史,新生儿的母亲有淋病史。

2. 临床表现

(1)无并发症淋病。①男性无并发症淋病。淋菌性尿道炎为男性最常见的表现,约 10％感染者无症状。潜伏期为 2～10 d,常为 3～5 d。患者常有尿痛、尿道刺痒或尿频、尿急。患者尿道分泌物开始为黏液性、量较少,数日后出现大量脓性或脓血性分泌物。尿道口潮红、水肿,严重者可出现包皮龟头炎,表现为龟头、包皮内板红肿,有渗出物或糜烂,包皮水肿,可并发包皮嵌顿;腹股沟淋巴结红肿疼痛。偶有尿道瘘管和窦道。少数患者可出现尿道炎,尿频明显,会阴部坠胀,夜间有痛性阴茎勃起。有明显症状和体征的患者,即使未经治疗,一般在 10～14 d 症状逐渐减轻,1 个月后症状基本消失,但并未痊愈,可继续向后尿道或上生殖道扩散,甚至发生并发症。②女性无并发症淋病　约 50％女性感染者无明显症状。常因病情隐匿而难以确定潜伏期。a.宫颈炎:阴道分泌物增多,呈脓性,子宫宫颈充血、红肿,子宫颈口有黏液脓性分泌物,可有外阴刺痒和烧灼感;b.尿道炎:尿痛、尿急、尿频或血尿,尿道口充血,有触痛及少量脓性分泌物,或挤压尿道后有脓性分泌物;c.前庭大腺炎:通常为单侧性,大阴唇部位局限性隆起,红、肿、热、痛。可形成脓肿,触及有波动感,局部疼痛明显,可伴有全身症状和发热。d.肛周炎:肛周潮红、轻度水肿,表面有脓性渗出物,伴瘙痒。③儿童淋病　a.男性儿童多发生尿道炎和包皮龟头炎,有尿痛和尿道分泌物。检查可见包皮红肿、龟头和尿道口潮红,有尿道脓性分泌物;b.幼女表现为外阴阴道炎,有尿痛、尿频、尿急,阴道脓性分泌物。检查可见外阴、阴道、尿道口红肿,阴道及尿道口有脓性分泌物。

(2)有并发症淋病。①男性有并发症淋病 a.附睾炎:常为单侧,附睾肿大、疼痛明显,同侧腹股沟和下腹部有反射性抽痛。检查可见一侧阴囊肿大,阴囊皮肤水肿、发红、发热,触诊附睾肿大、触痛明显,尿道口可见脓性分泌物;b.精囊炎:急性期有发热、尿频、尿急、尿痛,终末血尿,血精,下腹疼痛。直肠检查可触及肿大的精囊并有剧烈的触痛;c.前列腺炎:急性期有畏寒、发热,尿频、尿急、尿痛或排尿困难,终末血尿或尿道脓性分泌物,会阴部或耻骨上区坠胀不适感,直肠涨满、排便感。直肠检查示前列腺肿大,有触痛。重者可并发急性尿潴留、前列腺脓肿等。②女性有并发症淋病 淋菌性子宫颈炎上行感染可导致淋菌性盆腔炎,包括子宫内膜炎、输卵管炎、输卵管卵巢囊肿、盆腔腹膜炎、盆腔脓肿,以及肝周炎等。淋菌性盆腔炎可导致不孕症、异位妊娠、慢性盆腔痛等不良后果。a.盆腔炎：临床表现无特异性，可有全身症状，如畏寒、发热（＞38℃），食欲不振，恶心、呕吐等。下腹痛，不规则阴道出血，异常阴道分泌物。腹部和盆腔检查可有下腹部压痛、宫颈举痛、附件压痛或触及包块，宫颈口有脓性分泌物；b.肝周炎：表现为上腹部突发性疼痛，深呼吸和咳嗽时疼痛加剧，伴有发热、恶心、呕吐等全身症状。触诊时右上腹有明显压痛，X线胸透可见右侧有少量胸腔积液。

（3）其他部位淋病。①眼结膜炎　常为急性化脓性结膜炎，于感染后 2～21 d 出现症状。新生儿淋菌性眼结膜炎常为双侧，成人可单侧或双侧。眼结膜充血、水肿，有较多脓性分泌物；巩膜有片状充血性红斑；角膜混浊、呈雾状，重者可发生角膜溃疡或穿孔。②咽炎　见于有口交行为者。90％以上感染者无明显症状，少数患者有咽干、咽部不适、灼热或疼痛感。检查可见咽部黏膜充血、咽后壁有黏液或脓性分泌物。③直肠炎　主要见于有肛交行为者，女性可由阴道分泌物污染引起。通常无明显症状，轻者可有肛门瘙痒和烧灼感，肛门口有黏液性或黏液脓性分泌物，或少量直肠出血。重者有明显的直肠炎症状，包括直肠疼痛、里急后重、脓血便。检查可见肛管和直肠黏膜充血、水肿、糜烂。

（4）播散性淋病。临床罕见。①成人播散性淋病　患者常有发热、寒战、全身不适。最常见的是关节炎-皮炎综合征，肢端部位有出血性或脓疱性皮疹，手指、腕和踝部小关节常受累，出现关节痛、腱鞘炎或化脓性关节炎。少数患者可发生淋菌性脑膜炎、心内膜炎、心包炎、心肌炎等。②新生儿播散性淋病　少见，可发生淋菌性败血症、关节炎、脑膜炎等。

3. 实验室检查

（1）核酸扩增试验（NAATs）美国食品药品监督局（FDA）批准应用培养法和 NAATs 诊断淋病。NAATs 可用于检测宫颈拭子、阴道拭子、尿道拭子和尿液标本（男性和女性）。FDA 尚未批准应用 NAATs 检测直肠、咽部与结膜标本。但临床实验室改进修正案（CLIA）认证的实验室可以应用 NAATs 检测直肠、咽部与结膜标本。通常 NAATs 检测生殖道和非生殖道 NG 的灵敏度优于培养。如果怀疑或证明治疗失败，需要同时进行细菌培养和药敏试验。

（2）淋球菌培养。为淋病的确诊试验。适用于男、女性及所有临床标本的淋球菌检查；从治疗失败化妆中分离的菌株要进行药敏试验。

（3）革兰染色涂片。取男性尿道分泌物涂片作革兰染色，镜检多形核细胞内见革兰阴性双球菌为阳性。适用于男性无并发症淋病的诊断，不推荐用于咽部、直肠和女性宫颈感染的诊断。

（4）其他。对所有的淋病患者检测其他性传播疾病（STD），包括沙眼衣原体感染、梅毒和 HIV。

4. 诊断分类　应根据流行病学史、临床表现和实验室检查结果进行综合分析，慎重做出诊断。

（1）疑似病例。符合流行病学史以及临床表现中任何一项者。

（2）确诊病例。同时符合疑似病例的要求和实验室检查中任何一项者。

5. 治疗　一般原则：应遵循及时、足量、规范用药的原则，同时根据不同的病情采用不同的治疗方案。基于其他微生物对抗菌药物耐药性增加的经验基础，为应用两种不同机制的抗菌药物治疗淋病提供理论基础(如头孢菌素＋阿奇霉素),以提高疗效和减缓头孢菌素耐药性的出现和发展。由于耐喹诺酮淋球菌的出现,不推荐应用喹诺酮类治疗淋病和相关感染。

治疗后应进行随访性伴应同时进行检查和治疗,对患者最近(60 d 内)接触的性伴进行淋球菌感染评价和治疗;最后与患者接触的性伴,即使是在 60 d 之前接触,也应给予检查和治疗。告知患者在其本人和性伴完成治疗前避免性接触。对不可能前来检查的性伴提供淋病感染的药物进行流行病学治疗。

注意多重病原体感染,一般应同时用抗沙眼衣原体的药物或常规检测有无沙眼衣原体感染,也应做梅毒血清学检测以及 HIV 咨询与检测。

男男同性性行为人群容易存在未确诊的其他性病或 HIV 感染,上述原则不用于男男同性性行为患者性伴的处理。

七、支原体、衣原体感染

(一)支原体感染

支原体归属于柔膜体纲,支原体目,支原体科;其下分为支原体属、脲原体属。能够给从人体分离出的支原体共有 16 种,其中 7 种对人体有致病性。常见的与泌尿生殖感染有关的支原体有解脲支原体(U. urealyticum,Uu)、人型支原体(M. hominis,Mh)、生殖支原体(M. genitalium,Mg)。解脲支原体和人型支原体在我国开展检测时间较早,大多数医院都能检测。生殖支原体自 20 世纪 80 年代才被人们发现,受检测条件所限,Mg 仅在我国极少数医院开展检测。

支原体在泌尿生殖道存在定植现象,人群中存在着相当数量的支原体携带者而没有症状和体征,以 Uu 最为突出。Uu 可分为两个亚型:Parvo 生物型和 T960 生物型。这两种亚型培养形成的菌落外观一致,划分亚型主要依据基因组之间的差异,需要使用核酸检测的方法。具有 Parvo 生物群特征的支原体又被称为微小脲原体(Ureaplasma parvum,Up),Up 常见于临床无症状携带,在健康体检人群中常常是 Up 的单一血清型检出,大多数人仍认为 Up 属于正常菌群。有 T960 生物群特征的支原体仍称为解脲支原体 Ureaplasma urealyticum,Uu)。自从分子生物学方法能够分型检出 Uu 和 Up 后,各国学者都致力于研究二者致病性之间的差异,目前没有证据证明一种 Uu 的致病能力强于另一种,仅有大量证据证明 Up 易于被携带。综上,阴道内经培养检出解脲支原体的概率较高,但常无明确的临床意义,在临床工作中需要谨慎的判断泌尿生殖道检出解脲支原体的临床意义。

1. 泌尿生殖道支原体感染所导致的或相关的疾病

(1)尿道炎:支原体是泌尿系感染的常见致病微生物,由支原体导致的泌尿系感染以尿道炎最为多见,其中还包括肾盂肾炎等。目前认为非淋菌造成的尿道炎中,35%～50% 与衣原体感染相关,0～40% 与支原体相关,其余病因尚不清楚。Uu 和 Mg 已被证明是男性非淋菌性尿道炎病原体。

(2)宫颈炎和盆腔炎:近年来,已有大量证据证明生殖支原体(Mg)是宫颈炎、子宫内膜炎、盆腔炎、男性生殖道疾病和输卵管性不孕的病因。生殖支原体有很重要的临床意义,但我国生殖支原体的临床检测很少。约有 10% 的盆腔炎患者能培养出 Mh,同时有研究表明 Mh 感染还可致产后发热,其原因可能是造成了子宫内膜炎。

(3)有很多临床研究显示解脲支原体可能影响精子活动度:其原因可能是支原体黏附影响精子活动,也有可能是支原体诱导抗精子抗体的产生。支原体与精子活动度之间有相关性,但未能明确其致病性。

(4)泌尿生殖道支原体的检出对辅助生殖的影响:多项研究表明,男女双方生殖道 Uu 培养阳性对 IVF 的受精率、卵裂率、临床妊娠率及流产率均没有明显影响,认为解脲支原体阳性不影响体外授精及胚胎移植的妊娠结局。

2. 治疗　如果男女双方均无泌尿生殖道感染的相关症状,仅 Uu 阳性,考虑为携带者,不必治疗。Uu 经感染治疗后症状体征消失,仅 Uu 实验室检查结果为阳性时,应考虑是否转为 Uu 携带,不必继续进行药物治疗。男性若确诊为 Uu 性尿道炎,建议同时治疗性伴,期间注意避免无保护性交。男性精液质量异常且有生育要求时,男女双方建议同时治疗一疗程。如果能够进行生殖支原体检测,应该在怀疑尿道炎和宫颈炎时积极进行 Mg 检测。

治疗盆腔炎时,应考虑支原体可能参与盆腔炎的发病,抗菌谱应覆盖支原体。因为支原体没有细胞壁,因此支原体对作用于细胞壁的抗生素耐药。因此,内酰胺类及糖肽类抗生素对支原体无效。抑制蛋白合成的抗生素对大多数支原体有效。

常见的治疗泌尿生殖道支原体感染的方案:多西环素 100 mg,po,bid,7 d;阿奇霉素 1 g,单次口服,或 0.25 g,qd,po,首剂加倍,共 5～7 d;左氧氟沙星 500 mg,po,qd,7 d;莫西沙星 400 mg,po,qd,7～14 d。如果患者存在盆腔炎,需按照盆腔炎治疗方案进行治疗,总疗程 14 d。

明确为支原体感染的患者需要在治疗后随访,采用培养法宜在停药后 2 周复查,采用核酸检测法宜在停药后 4 周复查。另外,对于支原体感染,一定要充分评估患者及配偶感染的危险因素,根据不同支原体的致病特点区别对待,这样才能提高对支原体感染的诊治水平。

支原体感染引起女性不孕的机制包括许多因素,如机械性因素、免疫性因素等。支原体所致的急性输卵管炎,一般由子宫内膜向上蔓延,首先表现为输卵管内膜炎,输卵管内膜肿胀、间质充血、水肿及大量中性多核白细胞浸润,重者输卵管内膜上皮可有退行性变或成片脱落,引起输卵管管腔粘连、闭塞或伞端闭塞,渗出物较多时可与卵巢粘连,形成炎性包块。慢性炎症者输卵管轻度充血,轻度或中度肿胀,黏膜可成片脱落,伞端多有闭锁,当有渗出物潴留时,可形成生理积脓。脓液逐渐被吸收后,浆液性物蓄积于管腔则形成输卵管积水,表现为大小不等的囊性肿物,积水输卵管的表面可光滑,管壁甚薄,呈椭圆形囊肿样或腊肠状,卷曲于子宫后方并形成粘连,亦可游离于盆腔。

免疫性因素包括体液免疫、细胞免疫及细胞因子等。支原体具备有丝分裂原,可促有丝分裂,以非特异的多克隆刺激 T、B 淋病细胞增殖,活力增强,产生体液、细胞及分泌的免疫应答。很多学者证实它能刺激淋巴细胞、单核细胞产生大量细胞因子。支原体感染刺激机体产生的抗体与输卵管损伤有关。急性盆腔炎性疾病患者的输卵管组织、阴道和宫颈分泌物中的 MH 分离率也显著高于对照组,血中的 MH 特异性抗体滴度升高,MH 引起 PID 后可继发输卵管性不孕。

(二)衣原体感染

沙眼衣原体(CT)是近年来主要的性传播性疾病病原体之一,主要引起男女泌尿生殖道感染,导致男女不孕不育症。女性生殖道沙眼衣原体感染是由沙眼衣原体(chlamydia trachomatis,CT)感染女性生殖器官引起的性传播疾病(sexually transmitted diseases,STD),主要通过性传播,也可母婴传播,前者可引起 STD 在社会上的蔓延,后者可导致胎儿及新生儿的感染。

目前生殖道 CT 感染是世界范围内最常见的 STD 之一,在发达国家占 STD 首位;根据 2008 年中国疾控中心报告,在我国占常见 STD 的第 2 位,女性生殖道 CT 感染如未及时诊治,可导致盆腔炎性疾病、异位妊娠、不孕和慢性盆腔炎等,严重影响女性生殖健康。据 WHO 报道全球每年约 5 亿人新发性传播疾病,其中 CT 感染占 18%,近年来,其发病率呈上升趋势,女性发病由 1.8% 增至 3.5%,而男性从 2.1% 增加至 6.6%,而由此引起的输卵管性不孕症占总输卵管性不孕症的 36%。

CT 是一类严格真核细胞内寄生的原核微生物,需要通过宿主细胞繁殖,只侵犯柱状上皮细胞和移行上皮细胞,故在女性,初始感染多为宫颈鳞柱交界部及尿道黏膜,造成宫颈黏膜炎和尿道炎。其在宿主细胞的生长繁殖周期有两个生物相:原体存在于细胞外,无繁殖能力,传染性强,对抗生素不敏感;始体存在于细胞内,繁殖能力强,但无传染性,对抗生素敏感。

CT 多发生在性活跃人群,潜伏期 1~3 周,临床过程隐匿,多无症状或症状轻微,有症状者可因感染部位不同而临床表现个月,病程迁延易形成慢性炎症,造成组织损伤、粘连及疤痕形成。此外,常合并淋病奈瑟菌、梅毒螺旋体等其他 STD 病原体感染。主要传播途径是通过性生活。病原体通过侵犯宫颈、子宫内膜及输卵管上皮引起宫颈炎、子宫内膜炎、输卵管炎、输卵管积水、输卵管瘢痕,阻塞会导致不孕症、自然流产及输卵管妊娠。

女性生殖器官的 CT 感染往往症状轻微,易被忽视。由于发病多为年轻女性,CT 感染可严重危害女性生殖健康,应重视对高危人群的筛查及对有症状女性的检查。无论有无症状者,实验室检查结果阳性均可确诊 CT 感染。

衣原体感染的高危人群包括以下几种:①年龄<20 岁;②新性伴或多个性伴;③性伴有多个性伴;④性伴有 CT 感染;⑤患有其他性传播感染,尤其伴有性病奈瑟菌感染;⑥首次性交年龄小;⑦经济地位低下;⑧受教育程度低等。

1. CT 感染的临床表现

(1)宫颈黏膜炎:常呈无症状感染;有症状者可有阴道分泌物异常,非月经期或性交后出血。体检可发现宫颈充血、水肿、接触性出血、宫颈管黏液脓性分泌物,阴道壁黏膜正常。

(2)盆腔炎性疾病:主要表现为下腹痛、腰痛、性交痛、阴道异常出血、阴道分泌物异常等。体检可发现子宫或附件压痛、宫颈举痛,可扪及增粗的输卵管或炎性肿块。

(3)常伴其他部位炎症:尿道炎:可出现尿频、尿急、尿痛。体检可发现尿道口充血潮红、微肿胀或正常,可有少量黏液脓性分泌物溢出;直肠炎:轻者无症状,重者有直肠疼痛、便血、腹泻及黏液性分泌物;眼结膜炎:出现眼睑肿胀,睑结膜充血及滤泡,可有黏液脓性分泌物。

2. CT 感染的治疗 治疗原则:及时、足量、规范应用抗菌药物,有效杀灭 CT,防止产生并发症,阻断性传播途径。不同的感染部位,治疗的疗程不同。建议同时检测其他可能存在的 STD 病原体感染并给予相应治疗。由于 CT 的独特繁殖周期,选用的抗菌药物应有良好的细胞穿透性;CT 本身没有细胞壁,不能应用针对微生物细胞壁合成的抗菌药物。

CT 宫颈黏膜炎的治疗:①推荐方案:阿奇霉素 1 g,单次顿服。多西环素 100 mg,bid,共 7~10 d。②替代方案:米诺环素 100 mg,bid,共 10 d;四环素 500 mg,每日 4 次,共 2~3 周;红霉素碱 500 mg,每日 4 次,共 7 d;罗红霉素 150 mg,bid,共 10 d;克拉霉素 250 mg,bid,共 10 d;氧氟沙星 300 mg,bid,共 7 d;左氧氟沙星 500 mg,qd,共 7 d。

CT 盆腔炎性疾病的治疗:在治疗盆腔炎性疾病时注意选择针对 CT 感染的抗生素。其中,针对 CT 感染的治疗可选用:①阿奇霉素 500 mg,每日 1 次,静脉滴注或口服 1~2 d 后改为 250 mg,每日 1 次,口服 5~7 d。②多西环素 100 mg,每 12 h1 次,口服 14 d。③米诺环素 100 mg,每 12 h1 次,口服 14 d。

盆腔炎的治疗指南中建议对高危女性的子宫颈分泌物进行沙眼衣原体感染筛查和治疗能够有效降低盆腔炎的发生率。治疗方案中推荐所有的治疗方案都必须对淋病奈瑟菌和沙眼衣原体有效,子宫内膜和子宫颈的微生物检查无阳性发现并不能除外淋病奈瑟菌和沙眼衣原体所致的上生殖道感染。

性伴的治疗:性伴应进行治疗,治疗期间患者与性伴均应避免无保护性交。

3. 随访

(1)判愈试验的时间安排应根据所选用的检测手段决定:抗原检测为疗程结束后第 2 周;NAAT 为疗程结束后第 4 周。

(2)女性衣原体再感染较多见,对于高风险者务必随访。应予治疗后 3~4 个月进行 CT 检测,以发现可能的再感染,防止盆腔炎性疾病和其他并发症的发生。若患者不能在治疗后 3 个月进行 CT 复查,应嘱其在初始治疗 12 个月内进行 CT 检测。

(3)有下列情况时应进行严密微生物学随访:症状持续存在,可疑再感染;可疑未依从治疗;无症状感染;红霉素治疗后。

4. 预防与筛查 预防 CT 感染的目的在于防止 CT 隐匿或持续感染所产生的严重不良后果,应重视生殖道 CT 感染"三级预防"。一级预防强调生活方式咨询和性健康教育,如知晓高风险性行为、鼓励高危人群筛查、性伴评估与治疗、青少年性健康教育等。二级预防通过筛查,早期发现无症状感染者,预防严重并发症的发生,目前国外多个国家已推荐对高危人群进行每年 1 次 CT 筛查,有助于降低人群 CT 感染率。三级预防重点在于对生殖道急、慢性 CT 感染者行及时有效治疗,积极预防感染并发症的发生。

5. 衣原体感染引起女性不孕的机制 衣原体感染通过侵犯宫颈、输卵管上皮引起宫颈炎、输卵管炎、输卵管积水。输卵管瘢痕、阻塞会导致不孕症及输卵管妊娠。宫颈管是 CT 最常见的感染部位,CT 侵及宫颈管柱状上皮细胞,引起宫颈管局部充血、水肿、子宫颈管流出大量脓液。如未得到及时治疗,炎症向上蔓延引起脓性分泌物。分泌物中可见多核白细胞,检查宫颈质地脆、易出血,重度宫颈糜宫内膜炎、输卵管炎、附件炎和盆腔炎。

急性输卵管炎是女性生殖道 CT 感染的最严重并发症。在美国 30%～67% 的急性盆腔炎由 CT 导致。CT 侵入输卵管后,引起一过性输卵管内膜纤毛细胞及分泌细胞的破坏,但机体可自行恢复。再次感染 CT 或潜存的 CT 复活感染周围细胞,输卵管内膜纤毛细胞及分泌细胞就会进一步遭到破坏。CT 侵入腹腔,引起脏器炎性反应,周围粘连。

感染导致输卵管性不孕症的发病机制目前较多认为的是免疫损伤造成输卵管的结构破坏而引起,研究发现不孕妇女中 CT 抗体阳性率明显比正常妇女高(分别为 53% 和 12%),71% 不孕输卵管组织及子宫内膜中查到 CT-DNA。已证实,CT 的脂多糖(CPS)成分可以整合到宿主的上皮细胞壁上成为其组成部分。持续性 CT 感染使输卵管局部产生了高水平的 CT 热休克蛋白 60(C-HSP60)抗体,这种主要的白细胞抗原通过信号传导激活白细胞使其增生并释放炎症因子,Th1 和 Th2 因子失衡,使输卵管局部组织 CT 持续性感染难以清除,从而造成输卵管水肿、粘连及阻塞等一系列并发症。

另外,由于 C-HSP60 与人类组织的 H-HSP60 有 48% 同源性,即所谓分子状态,针对前者的抗体对后者诱发了自身免疫反应,一方面保护机体清除异物,另一方面把自身物质错当异己,造成组织持续性损害。H-HSP60 是受精卵最早合成的蛋白之一,蜕膜的上皮细胞也有这种蛋白的表达,孕早期的 H-HSP60 能刺激 C-HSP60 已致敏的记忆淋巴细胞,通过免疫排斥反应导致胚胎流产,此可能是输卵管内配子移植术(GIFT)时早孕丢失的原因,由此推测这可能为不育症发生的机理之一。

只有及早预防及治疗 CT 感染才能有效降低并发症。①控制传染源:安全套避孕,加强性宣传教育有利于降低发病率。②切断传播途径:减少宫颈上皮细胞的损伤。③保护易感人群:需行宫腔操作者,年龄在 35 岁以下未生育妇女,在行宫腔操作前应筛查排除 CT 感染或预防性使用抗生素,以便使在可能感染 CT 时体内抗体形成以前服用有效抗生素将 CT 杀死,有效控制 CT 感染。

总之,CT 生殖道感染的发病率的增加及其引起的后果尤应重视,预防、筛查及早期治疗 CT,综合治疗输卵管性不孕症对妇女的生殖保健、优生优育都有重要意义。

近年许多学者认为,支原体和衣原体可与宿主共同生存而不表现感染征象,但在某些条件下又可作为病原体引起感染。支原体和衣原体引起生殖道感染往往伴有其他促成因素,很少有单纯支原体和衣原体寄居就能导致盆腔炎性疾病。因此,加强对支原体和衣原体感染的检测,积极治疗原发疾病可有效减少女性不孕的发生。

八、其他病原体感染

近年有研究发现,其他病毒感染也能导致生殖问题。Durazzo 等对 10 例慢性丙型病毒性肝炎患者抗病毒治疗前后的精液指标进行分析,在治疗前患者的精子活动率、血清抑制素 B 和游离睾酮水平明显低于对照组,抗病毒治疗后有 5 例患者的抑制素 B 上升,所有患者在治疗过程中雌激素水平在初始下降后均显示上升,精子形态异常发生较多,提示 HCV 感染可能损伤精子的生成,抗病毒治疗对精子功能也产生不良影响。

最新研究表明,人类疱疹病毒(HHV)可能与女性不孕症有关。研究人员发现,43% 的不明原因不孕女性的子宫内膜上可发现 HHV 中鲜为人知的一种病毒 HHV-6B 的 DNA；但是在可孕女性的子宫内膜上未发现该 DNA。HHV 已被证明与男性不育症有关，研究认为，女性生殖道感染 HHV-6 后可能会导致不孕。43％的不孕症女性经子宫内膜活检和检查到 HHV-6A 的 DNA，每个细胞大约有 HHV-6A 病毒的 4 段基因拷贝。另外，无论能否怀孕的女性，在她们的外周血液单核细胞中都能发现 HHV-6B 的 DNA，但是无论哪一组女性在子宫内膜上均未发现 HHV-6B 的 DNA。

（侯红瑛）

第七章　社会心理因素与不孕不育

第一节　概　　述

近年来,随着生活节奏加快、工作压力增加,环境污染恶化、饮食结构改变以及人们的生育观念转变等,由此引起的生育能力下降的问题逐渐显现出来。中国人口协会 2012 年最新发布的"中国不孕不育现状调查"结果显示,我国不孕不育患者目前已超过 4 000 万,占育龄人口的 12.5%,而 20 多年前仅为 3%。随着医学模式从单纯的生物-医学模式发展为现代生物-心理-社会的新医学模式,社会心理因素越来越得到大家的关注,也被认为是近年来不孕不育率迅速上升的主要原因之一。

不育不孕给社会造成了广泛的不良影响,对患病的个体而言则带来了多种多样的社会及精神心理层面的不良后果,如被排斥、家庭暴力、离婚以及精神疾患的发生等。当然,随着社会的发展,越来越多样化的婚姻以及生育形式开始出现,一部分人对于婚姻及生育孩子持越来越开放的态度,比如同性婚姻在少数国家已合法化,也有一些夫妻会主动选择成为丁克一族;但仍然有相当一部分人对于婚姻尤其是生育持比较保守的态度,甚至对于丁克一族而言,他们虽然自己主动选择放弃生育,但并不代表他们能够平静地接受这一境况。作为与生俱来的一种能力,生育不仅承担了"传宗接代"的功用,也代表了一个人的完整。因此,主动放弃生育及不孕不育群体常常遭受着或异样或同情的社会目光。

一、不孕不育患者的精神压力主要来源

1. 对孩子及完整家庭的期待未被满足　有些夫妻在步入婚姻之际就开始憧憬着一个孩子的来临,甚至为此做出各种准备与努力,当每一次满怀着期待与希望的努力之后,随之而来的都是一而再再而三的失望,再看看身边的亲朋好友都在过着"一家三口"甚至"一家四口"的幸福生活,那种巨大的落差与失望的情绪很有可能会将这对夫妻击垮。很多接受试管授精治疗的患者在接受胚胎移植之后等待的时间里,往往非常紧张,甚至干扰到睡眠与进食状态,一旦治疗失败,夫妻双方都很难以接受现实。虽然很多夫妻并没有那么期待一个孩子的来临,但当婚姻向前行驶了多年之后,孩子在家庭中的作用会被越来越突显出来,甚至因孩子在家庭中的缺失而造成婚姻的瓦解。

2. 对潜在疾病的恐慌与担忧　有些夫妻因潜在疾病的影响带来不孕不育的问题,这样的夫妻往往还要格外承担着疾病带来的打击,而对于承受能力有限的个体,疾病带来的恐慌与担忧的情绪也很有可能会将一对夫妻击垮。多个研究显示被诊断不孕不育时间的长短、

病因的不同,患者及家庭成员的文化水平的高低、家庭社会背景的差异,以及治疗过程的不同都会对其承受力产生直接的影响。

3. 自身及周边环境的不接纳　在中国,某些地域及文化中"传宗接代"的观念依然根深蒂固,而丧失这一功能的不孕不育群体往往要面临着自身、家族成员以及周边环境的不认可、不接纳,甚至要面对某些指责或冲突的发生。我们经常会看到某些不孕不育夫妻不敢到医院进行系统检查来明确不孕不育的病因,正是因为惧怕自己是不能生育的责任承担者,在某种程度上而言,不能生育也被很多人理解为一种躯体上的残疾。尤其在某些文化之中,女性需通过成为母亲的方式得到家庭地位,而不能生育的女性不但要遭遇家族成员的非议,更要承受自己内心巨大的羞耻感与负罪感。还有相当一部分的夫妻对不孕不育的不接纳体现在行为上,比如为了增加妊娠的可能,机械的安排同房的时间和频率,严重影响性生活质量,有调查显示,64.2%的不孕不育夫妻至少一方在性生活上存在问题,显著高于同地区健康夫妻。长此以往,婚姻关系势必受到极大的影响。

二、不孕不育群体的心理状态及分析

1. 抑郁焦虑情绪　在不孕不育群体之中,我们经常可以观察到有相当一部分患者被抑郁焦虑的情绪所笼罩,他们每天闷闷不乐,很难有心情愉悦的时候,没有什么兴趣做事情,有的时候会很烦躁,容易发脾气,紧张害怕,严重的时候甚至悲观绝望,看不到未来的任何希望。众多研究同样也表明,不孕不育群体抑郁、焦虑评分显著高于健康人群,甚至有相当一部分患者已达到重度抑郁或焦虑程度。其主要原因为:强烈的精神压力已超出个人承受负荷的极限,导致情绪调节功能的失衡,在 Ohl 等看来,抑郁和焦虑是不孕不育群体常见的心理应激负性情感反应。显而易见的是,一系列负性情绪的出现往往更容易增加夫妻间不良互动的发生,破坏夫妻关系与婚姻的稳定性,并进一步加重负性情绪体验。

2. 孤独感与孤立感　当被亲朋好友问及子女的问题时,为了隐匿病情,很多不孕不育群体及其配偶往往需要编撰各类理由,久而久之,他们开始刻意回避各种社交场合,尤其避免与孕妇的接触。随着年龄的日益增加,当身边的同龄人都已步入父母的角色时,他们的生活重心也与昔日的同龄好友开始体现出差异,甚至越来越缺少共同话题,与身边朋友的交流也日趋减少,不被理解,不被接纳,有苦难言,强烈的社会隔离感,都会导致不孕不育群体出现强烈而持久的孤独感与孤立感。

3. 羞耻感与负罪感　在封建家族传统观念很强的地域,妇女一旦被诊断为"不孕不育",往往会深感自卑,觉得自己有缺陷、低人一等,带来强烈的缺失感,对家人也会产生强烈的负罪感。当然,这种情况在某些男性患者中依然存在,他们会因此怀疑自己的男子气概,产生对妻子的强烈内疚感。来自家庭及社会的双重羞耻感直接降低不育不孕群体对支持体系的感知能力,导致负性情绪难以自愈。

不孕不育群体羞耻感与负罪感的产生可能与以下几个原因有关:一是不孕不育被很多人认为是一种生理上的缺陷;二是人们经常把不孕不育与抑郁焦虑等消极状态联系起来,甚至会对患者的人品及私人生活产生诸多负面的联想。

4. 极端化思维方式及行为模式　从某种程度而言,不孕不育群体就是在经历一次巨大的创伤体验,而人在面对创伤的时候,最经常出现的防御方式就是否认,于是反复的求医检查,反复的经历打击与创伤,很多负性情绪淤积、难以释放,甚至出现抑郁症、焦虑症的发生;这些都会让某些不孕不育群体越来越偏激,无法接受客观理性的判断与解释,呈现出极端化的思维方式及行为模式来应对无法消化的巨大伤痕。

5. 情感脆弱与依赖感　不孕不育群体无法消化的巨大伤痕往往对其自身的人格状态产生极大影响,很多患者变得越来越敏感脆弱,偏执多疑,对配偶与家人的依赖性增强,担心遭受嫌弃或抛弃反而会让他们过度反应,会怀疑公婆对自己的嫌弃,怀疑丈夫对自己的感情,怀疑周围的人鄙视自己,甚至会把别人对自己的关注和同情看作是一种嘲弄和幸灾乐祸。这些认知的偏差和扭曲往往导致最需要支持的他们无法感知到身边人的支持,情绪没有释放的出口,而且变得越来越脆弱。

第二节　社会心理因素与不孕不育

一、临床流行病学证据

不孕不育与社会心理因素的联系主要体现在以下三个方面:第一,精神压力是不孕不育的危险因素;第二,被确诊为不孕不育及接受相关治疗会引起精神压力;第三,精神压力与不孕不育之间相互影响。

1. 精神压力是不孕不育的危险因素　众多研究显示既往有抑郁病史和/或职业紧张可能会导致不孕不育或受孕率降低;曾受过儿童期性虐待、成人性虐待和家庭暴力的女性的焦虑和抑郁的发病率比无此经历的女性高,妇科疾病和慢性盆腔疼痛的发生率也较高。因果关联更强的前瞻性研究也发现,在接受不孕不育治疗的患者中,那些心态积极、两性关系和谐的夫妇治疗效果更好。对健康女性的调查也发现,那些身心疾病症状少、负性生活事件少、无惊恐症状的女性更容易怀孕。综上的国内外报道均显示持续的精神压力不仅减少怀孕的概率和分娩率,而且会降低不孕治疗过程中的生物学效应。

2. 不孕不育导致精神压力　不孕对大多数个体或夫妇来说是一种痛苦的经历。不孕的诊断及治疗不仅给患者带来身体上的病痛,还对患者的社会和心理方面都造成了负面影响,如明显的排斥、离婚、社会隔离、潜在的社会羞辱、消极认知、无价值感、缺少个体控制感、焦虑、抑郁等不良心理问题,其中尤以焦虑和抑郁最为常见。来自德国、意大利、南非、英国、荷兰和日本的研究均显示女性不孕症患者的焦虑和抑郁得分明显高于正常人群。中国近些年也对不孕症患者的心理状况进行了调查,结果显示不孕女性中焦虑的患病率为18%～77%,抑郁为23%～50%,并且女性比男性更容易感到不孕的压力。在接受治疗的患者中50%的女性认为不孕是当前最严重的生活压力事件而男性只有15%有这样的想法。就症状严重程度而言,不孕不育女性的抑郁症状严重程度比对照组高4倍;其焦虑和抑郁水平甚至与患有癌症或冠心病的女性相当。

3. 精神因素与不孕不育的相互影响　接受体外受精治疗的女性在首次治疗期间,存在抑郁症状的患者的受孕率明显低于无抑郁症状的女性;而受孕失败后再次接受治疗期间,她们的抑郁症状显著高于首次接受治疗时。患者的抑郁症状随着治疗失败次数的增加而明显加重,甚至达到中度抑郁水平。香港的一项研究显示,治疗过程中女性抑郁的严重程度与病程成剂量-反应关系,即病程越长,抑郁症状越严重。综上研究都为精神因素与不孕不育的相互影响提供了直接的临床证据,而心理治疗及抗抑郁药物的使用有助于提高成功受孕率也为二者之间的交互效应提供了间接的证据(此部分将在下面章节中详细讲述)。

二、神经-内分泌系统在精神因素与不孕不育相互影响中的作用

大量的临床流行病学数据显示精神因素与女性不孕不育、围绝经期综合征、经前焦虑障碍和产后抑郁等生殖事件密切相关,这些现象可能是缘于性激素的分泌和心理应激过程在大脑中存在相同的传导通路。短期应激可引起机体产生保护性反应,长期应激则可能导致机体神经-内分泌代谢失常,包括对生殖功能的抑制;而体内性激素的水平又可影响5-羟色胺(5-HT)、多巴胺(DA)和去甲肾上腺素(NE)等单胺类神经递质的功能,进而影响情绪、认知等心理过程。

1. 精神因素与神经内分泌系统之间的解剖学联系 下丘脑是调节内脏活动和内分泌功能的高级中枢及自主神经系统的整合中枢,不仅参与内分泌的调节,还可通过调节自主神经系统而影响情绪。边缘系统主要与情绪相关,与下丘脑之间可以借助终纹和杏仁腹侧通路、穹窿及前脑内侧束产生联系,它对情绪的调节是通过下丘脑自主神经系统实现的。此外,在下丘脑正中隆起、弓状核有大量促性腺激素释放激素(GnRH)神经元及DA能末梢存在,它们之间通过轴突-轴突联系,多巴胺能神经元以突触前抑制形式调控GnRH的释放。控制情绪的神经递质可以通过影响下丘脑分泌GnRH调控垂体分泌的促性腺激素。此外,情绪相关的中缝核、海马、杏仁核、前扣带回和前额叶等脑区富含大量的5-HT能神经元。在突触信号传递过程中,雌激素通过增加5-HT的合成、减少其降解、影响5-HT受体亚型($5-HT_{1a}$和$5-HT_{2a}$)的分布从而使5-HT浓度增加,而5-HT反过来又可抑制GnRH的分泌进而影响雌激素的水平。综上从解剖学上解释了精神因素对下丘脑神经-内分泌功能的影响,反之,性激素水平的波动也可导致情绪的改变。

2. 精神因素与神经-内分泌系统之间生化水平联系 体内激素的调节主要是下丘脑、垂体与靶腺之间的相互调节、相互影响,形成完整而协调的神经-内分泌系统(如图7-1所示)。体内性激素调节的主要过程包括下丘脑通过分泌GnRH调节腺垂体尿促卵泡素(FSH)和黄体生成素(LH)控制性腺(卵巢和睾丸)分泌雌激素、孕激素和雄激素,即下丘脑-垂体-性腺(H-P-G)轴。当人体在精神因素刺激下,机体处于应激状态,下丘脑通过释放促肾上腺皮质激素释放激素(CRH)使腺垂体释放大量的促肾上腺皮质激素(ACTH),进而肾上腺皮质分泌皮质醇(糖皮质激素)增加,即下丘脑-垂体-肾上腺皮质(H-P-A)轴。在各激素分泌的过程中,反馈调节是主要的调控方式,即上级分泌的激素受下级激素的负反馈调节(雌激素既有正反馈调节又有负反馈调节)。

研究表明,H-P-A轴的CRH、ACTH和皮质醇分别对H-P-G轴的GnRH、LH、FSH、雌激素、孕激素和睾酮的分泌起着复杂的调控作用,其中以CRH和皮质醇对H-P-G的抑制作

用最为明显。CRH 对 GnRH 的脉冲式分泌有抑制作用而皮质醇在中枢、垂体及性腺三个水平对 H-P-G 轴均产生较大的抑制作用。应激状态下，除了肾上腺皮质，交感-肾上腺髓质也处于兴奋状态，进而导致 NE 和 DA 的分泌增加。DA 抑制 GnRH 的释放，NE 促进下丘脑 GnRH 的释放和垂体 LH 的分泌，与多囊卵巢综合征（PCOS，不孕不育的常见病因之一）的发生具有正相关性。相反，卵巢分泌的雌激素也会增加突触间隙 5-HT 和 NE 的浓度，这也是雌激素的抗抑郁作用的主要机制。除了上述机制，机体处于长期应激状态下，甲状腺激素、胰岛素、胰高血糖素、免疫功能等的异常也会间接影响生殖系统。

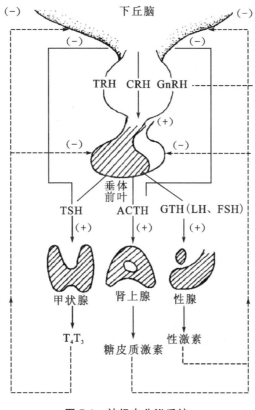

图 7-1　神经内分泌系统

第三节　不孕不育的精神药物及心理干预

一、精神药物干预

正如在前面章节介绍的不孕不育患者共患精神障碍尤其是焦虑和抑郁的比例相当之高，然而，绝大多数患者会首选"自己扛过去"，其次是心理治疗及其他非药物治疗，对药物治疗的态度并不积极，这很大程度上是担心药物对后代产生不利影响，包括出生时的影响和长期生长发育的影响。

是否真如一些准母亲所认为的那样，产前抑郁自己硬扛过去，孩子就安全了？换言之，坚持就是胜利？这里必须要声明的是精神科药物治疗的生殖安全性尚无定论，因为出于伦理不可能在人体上进行前瞻性的对照实验研究。但越来越多的研究给药物治疗提供了积极的证据。在《美国医学会杂志·精神病学》(JAMA Psychiatry)的一篇系统综述及荟萃分析中，来自加拿大麦克马斯特大学等机构的研究者将未经任何治疗的产前抑郁女性与无抑郁女性的后代进行了比较：相比于非抑郁孕妇，产前抑郁未经治疗者发生早产及婴儿低出生体重的风险分别升高 56% 和 96%；母亲抑郁越严重，上述不良转归的风险越高，虽然这种差异未达统计学效力。此外，发表于《美国精神病学杂志》的大规模国家队列研究中，来自芬兰赫尔辛基大学等机构的研究者通过使用国家登记数据，针对精神疾病本身及 5-羟色胺再摄取抑制剂(SSRIs)对妊娠转归的影响展开了探讨，研究发现了 SSRIs 对某些妊娠不良转归的保护作用(妊娠期使用 SSRIs 治疗精神疾病与早产及剖宫产风险的下降相关)，其机制可能在于减轻妊娠期抑郁症状；但该研究同时也报告了 SSRIs 与 Apgar 评分较低等新生儿适应不良现象相关。2016 年最新公布的来自美国波士顿马萨诸塞总医院的国家非典型抗精神病药妊娠登记数据库最新数据分析显示，截至 2014 年 12 月，在 303 例参与研究的孕妇中，接受非典型抗精神病药治疗组婴儿发生重大形态畸形的绝对风险为 1.4%，对照组(孕期未经治疗，但有精神病史)为 1.1%，二者之间无统计学差异；研究结果提示了非典型抗精神病药并非是导致重大畸形的原因。除了对人群的调查，蛋白水平的研究发现，在接受体外受精治疗的患者中，低剂量的氟西汀(被使用最多的 SSRIs)对受精卵的发育进程并无影响；与未暴露于氟西汀组相比，暴露组的受精卵中发现了与细胞生长、增殖、扩散和炎症反应相关的蛋白表达。这项研究也提示了：临床工作中医生应该对有需要的孕妇给予最小剂量的氟西汀治疗。

除了对出生情况的调查，研究者也对孕期曾服用过文拉法辛(5-羟色胺和去甲肾上腺素再摄取抑制剂，SNRIs)、SSRIs 和未经治疗的抑郁症孕妇的后代进行了跟踪随访，在孩子 3~6 岁时评估了儿童的生长发育指标、智商和行为问题。研究结果发现：患抑郁症的母亲孕期曾服用过文拉法辛、SSRIs 和未经药物治疗的三组儿童，他们的智商没有统计学差异(分别为 105，105 和 108)；身高、体重和头围这三项生长发育指标及儿童外化性和内化性行为问题得分也未发现统计学差异。

综上循证医学的证据均具有重要的临床启示：未经治疗的产前抑郁对后代同样具有消极影响(如死产、早产、宫内发育迟缓、畸形、认知障碍等)，需要考虑的绝不仅仅只有药物副作用。有学者认为抑郁等不良情绪本身对胎儿生长发育的消极影响或许比药物的影响会更大。因此，妊娠期是否使用精神科药物的临床决策应充分个体化，将母亲的精神状况纳入考虑。

附 《中国抑郁障碍防治指南》(第二版)针对妊娠期抑郁障碍的建议

1. 妊娠期抑郁障碍多在孕期的前 3 个月与后 3 个月发生；妊娠期高达 70% 的女性出现抑郁症状，10%~16% 满足重性抑郁障碍的诊断标准。

2. 通常来讲,症状较轻的患者给予健康教育、支持性心理治疗即可,如既往有过轻～中度发作,可给予认知行为治疗和人际心理治疗。

3. 重度或有严重自杀倾向的患者可以考虑抗抑郁剂治疗,当前孕妇使用最多的抗抑郁剂是 SSRI 类,应尽可能单一药物并考虑患者既往治疗情况。

4. 除帕罗西汀外,孕期使用 SSRI 类抗抑郁剂并未增加患儿心脏疾病和死亡风险,但可能增加早产和低体重风险;SNRI 类药物和米氮平可能与发生自然流产有关。此外,队列研究显示,孕晚期使用抗抑郁剂可能与产后出血有关。

5. 对于药物治疗无效或不适合的重度、伴精神病性及高自杀风险的患者可选用电休克治疗。

二、心理干预

社会心理因素对不孕不育的影响不容忽视,而心理干预也成为其众多治疗手段中不容忽视的一部分。2001 年,英国已将心理干预作为不孕不育治疗的正规流程之一。近年来,不孕不育心理干预已经成为一种有其针对性的专业化咨询形式,根据心理干预对象的数量和性质的不同,将不孕症的心理干预方式分为:个体心理干预、团体心理干预、家庭系统干预,临床工作中通常综合运用多种干预形式。

1. 支持性心理治疗　支持性心理治疗,具体包括倾听、解释、保证、指导和建议、疏泄、鼓励、促进自助等。不孕不育患者是弱势群体,易受歧视,常产生抑郁等消极心理,他们需要更多的关心与支持。辅助生殖技术的出现,为不孕患者带来了希望。患者在进入人工授精治疗周期后,重复检查、频繁阴道超声监测排卵、多次穿刺取卵、反复胚胎移植等治疗给他们造成了极大的躯体痛苦及精神压力。治疗过程中,医护人员详细介绍手术过程、耐心解答患者的疑问、建立良好的医患关系、促进病友之间的沟通,可以有效地减少抑郁等负性情绪出现。这种干预方法容易实施,是医护人员在工作中应用最多的心理干预措施,但是不能为患者提供个性化和针对性的干预。

2. 认知行为治疗　认知行为疗法(cognitive behavior therapy,CBT),它是根据认知过程影响行为和情感这一理论假设,通过认知及行为技术来改变患者不良认知的一类心理疗法的总称。认知行为治疗包括识别消极的想法,帮助参与者区分恐惧和现实,改变他们的认知结构;行为技巧包括体育活动,肌肉放松训练,均衡饮食等。Oei 等研究认为无意识的消极想法参与抑郁的产生和维持,认知干预的第一目标是消极想法,因其可间接引起抑郁,其次是转变消极状态换之为积极的想法。

3. 家庭治疗　事实上,在生理上的妊娠真正发生之前,我们在心理上的"妊娠"往往早已开始,我们会在脑海中对自己未来的孩子有诸多幻想。当真正的妊娠到来,准父母们被带动着开始慢慢适应现实的变化时,也在与即将出生的孩子建立依恋关系。每一对准父母都在经历着如何把自己脑海中的那个"虚构孩子"与现实中的那个"真实孩子"对应起来,这种转变虽然很令父母兴奋,但却并不是一个容易的过程,因为经常来到我们身旁的那个孩子与我们的期待相距甚远,这样的落差会让父母们感受到强烈的矛盾,并成为一个挑战。

而面临着不孕不育的个体,却没有机会遇到这样的矛盾、挑战。当他们对于一个孩子的期待无法得到满足之时,往往就会遇到边界模糊的问题:从心理层面来看,那个被期待着的孩子一直都在这个家庭之中,但从生理层面来看,他并不存在。这就引出了问题所在,这对夫妻如何来圈定他们家的范围,是否包括那个并不存在但却一直占据他们脑海的孩子? 这个过程会给每一个卷入其中的个体带来巨大的压力。在这个时刻,对家庭系统干预的需要显得尤为迫切。

不孕不育的家庭治疗强调整体意识,其着力于影响成员之间的交流行为和相应的认知情感模式,以此缓解和消除情绪问题。家庭成员是社会支持的主要来源,特别是配偶的支持,对患者的心理健康水平和生活质量有非常重要的正面影响。目前也出现了以夫妻关系及婚姻问题为焦点的家庭治疗模式。

4. 团体心理干预 Boivin 将团体心理干预的方式分成聚焦教育干预(focused educational interventions)和综合性教育干预(comprehensive educational programs)。两者的差异主要存在于给被干预者提供信息和技能训练方面。

聚焦教育干预将应对训练、压力减轻、性治疗、传授不孕不育检查或治疗知识中的两种活动结合使用,或只使用其中的一种。比如,Mc-Queeney 等人针对不孕不育群体设计的两种不同的团体治疗就属此类:一种是聚焦情感(emotion-focused)的团体治疗,另一种是聚焦问题(problem-focused)的团体治疗。每种团体治疗都进行 6 次,每次 90 min。聚焦情感的团体治疗目标是鼓励围绕与怀孕有关的问题进行情感表达,增加令人愉快的活动,进行放松等以抵消与不孕有关的消极情感体验,减轻与不孕有关的病态信念所造成的负面影响。而聚焦问题(problem-focused)的团体治疗目标是增加与不孕有关的信息资源,提升与不孕有关的问题解决策略。

综合性教育干预则是多种方法的综合性运用,比如 Domar 等人设计的“不孕症的行为药物治疗(behavioral medicine program for infertility,BMPI)”,包括认知重建、情感表达的方法、放松训练、营养和锻炼等内容,为期 10 周,每周 1 次,每次 2 h。Mc-Naughton-Cassill等人为正在接受体外受精及胚胎移植的夫妻设计的短期压力管理支持小组也属此类。该小组 1 周活动 2 次,采用认知行为的方法,首先小组成员通过学习认知行为治疗的理论了解信念与情绪之间的关系,随后小组领导者鼓励组员识别自己与不孕不育有关的不合理信念,然后探索这些不合理信念与情感痛苦之间的关系。

综上,抗抑郁和抗焦虑药物的使用以及各种心理治疗的运用在不孕不育的治疗过程中是十分必要的,这些干预手段一方面对辅助生殖手段提供了辅助支持的作用,另外一方面也有利于改善不孕不育群体及其家庭成员的生活质量与幸福指数,起到了非常积极的作用与意义。也希望大家在关注不孕不育群体的生育问题的同时,不要忽视了更为重要的心理问题。

（彭淼）

第三篇　应　用　篇

第八章　食品与不孕不育

第一节　概　　述

中国自古有句老话"民以食为天"，食物，是生物日常生存的必需品，当远古时期我们的祖先懂得运用火开始，食品就不仅仅满足能量需求了，还有卫生安全和味道。古时候没有先进的保存食物的技术，常常会使食物发霉和变质，这些食品在食物匮乏的年代是不被丢弃的，甚至至今一些蔬菜坚果也会因为存放不当而生霉腐败，如果误食了这些，会对人体造成什么样的影响呢。当今世界，随着科技不断进步，除了开拓新的产业以外，我们的生物工程等科技最先应用于食品行业，例如各种食品添加剂，人造合成食品，等等，这些会对人类有何影响呢。新的经济发展也带来一系列污染和弊端，无论是环境污染还是道德污染，归根到底的结果报应都会在人类必需品上面体现，食品安全问题日益激烈，地沟油、千年肉、工业盐的误食，到底对人体有多大损害？

新经济常态下，新的工作压力下，咖啡成了很多白领一族的提神剂，却不知过多饮用咖啡是好是坏。新的工作压力亦改变了人们的减压和娱乐方式，比如抽烟、烧烤等，人们却不知其中的苯并芘对人体危害几何。

以上种种是对食品与健康的忧虑，当今世界，最关心下一代，目前生殖问题已成为医学界和社会学界的重点问题，食品对人体健康的利与弊已有好多结论，而现在我们最关心的是食品对生殖的影响问题，从根本出发，我们要了解代表性食品以及食品添加剂和衍生物与不孕不育的关系。本章选取了五类有代表性的食品及其反应衍生物，对其不孕不育的相关研究进行阐述等总结。

第二节　食品对不孕不育的影响

一、黄曲霉毒素

黄曲霉毒素（AFT）是一类化学结构类似的化合物，均为二氢呋喃香豆素的衍生物。黄曲霉毒素是主要由黄曲霉（aspergillus flavus）寄生曲霉（a. parasiticus）产生的次生代谢产物，在湿热地区食品和饲料中出现黄曲霉毒素的概率最高。它们存在于土壤、动植物、各种坚果中,特别是容易污染花生、玉米、稻米、大豆、小麦等粮油产品,是霉菌毒素中毒性最大、对人类健康危害极为突出的一类霉菌毒素。

一般在真菌快速生长停止以后,会产生由一种非核糖体肽合成酶催化合成的 β-内酰胺抗生素青霉素以及由聚酮途径合成的聚酮黄曲霉毒素和杂色曲霉素,这些毒素是研究最透彻的几种次生代谢产物。

黄曲霉毒素具有致突变性,能使人成纤维细胞发生程序外 DNA 合成,动物实验可见染色体畸变,染色体断裂,某些染色体 4q、13q、14p 发生缺失。AFB1 是一种能导致生物体遗传物质发生变化的致突变化合物,但 AFB1 本身不能引起突变,而必须在机体内经过代谢活化后才具有致突变作用,称为间接致突变物。AFB1 由肝微粒体酶活化为亲电子物,即 AFB1-2,3-环氧化物,该环氧化物的第 2 个碳与 DNA 的鸟嘌呤酮基结合形成 AFB1-DNA 加合物,此外,AFB1 的代谢产物 AFM1 和 AFP1 也能转化成亲电子物而与 DNA 结合,AFB1-DNA 加合物经去嘌呤反应形成 AFB1-N7-鸟嘌呤,使 DNA 分子产生无嘌呤位置的缺口,因而造成 DNA 的损伤。

目前认为无论是 DNA 去嘌呤造成的损伤还是由于经酸、碱水解不断蓄积开环加合物而使 DNA 分子发生的改变,都是突变前的一种改变,都有进一步发展为癌症的可能性。

黄曲霉毒素对健康有很多不利影响,但对于它如何影响生殖系统及它对生殖健康的危害还没有统一的结论。不孕不育的原因有很多,例如性病、虫疾、生理与遗传缺陷。其中了解最少的是有毒物质的影响,包括霉菌毒素。黄曲霉毒素通过影响性成熟、卵泡的生长和成熟、激素水平、妊娠和胎儿的发育影响生殖。精液带有高浓度黄曲霉毒素的不育男性中有 50% 的人的精子异常(精子密度、形态学、蠕动)。黄曲霉毒素降低生殖能力,提高胚胎死亡率。血激素水平和性器官受黄曲霉毒素严重影响,AFB1 扰乱了受感染动物体的荷尔蒙平衡。据美国马里兰大学 R·N·克拉克等报道:存在于饲料中的黄曲霉毒素,可以破坏公鸡的睾丸功能。

黄曲霉素,是一族强力的致癌物具有致诱变性,致癌性,致畸形性,肝毒性和抑制免疫力性质的化合物,是一种剧毒物质,毒性比 KCN 大 10 倍,致癌力居首位,是目前已知最强致癌物之一,在食品中污染非常广泛。黄曲霉素是一些真菌的次级代谢产物(黄曲霉,寄生曲霉),食品和饲料中最常污染的黄曲霉素是黄曲霉素 B$_1$,黄曲霉素 B$_2$,黄曲霉素 G$_1$,黄曲霉素 G$_2$ 四种,黄曲霉素 M1,M2 常见于牛奶污染,其中,黄曲霉素 B$_1$ 是这些化合物中毒性最强的一种,在食品中污染也最为广泛。一些乳酸菌及其代谢产物对黄曲霉生长具有抑制作用,许多乳酸菌菌体对黄曲霉素具有吸附作用。有实验报道检测了实验室筛选的 13 株乳酸菌对黄曲霉生长的抑制能力,并利用 ELISA 酶联免疫的方法,测试了 3 株乳杆菌 2025b、2026b1 和 6-1-1 菌体对黄曲霉素 B1 的吸附作用。结果表明,乳酸菌 D52、D62 和 6-2-33 株菌对黄曲霉生长抑制作用显著,菌株菌株 6-1-1、2025b 和 2026b1 对黑曲霉,米曲霉抑制作用效果较好。相对于对照菌 Bacillus Natto,E. coli DH5α 和乳酸菌 MG1614,乳杆菌对黄曲霉素的吸附作用较强,其中,Lb. fermentum 6-1-1 对黄曲霉素的吸附效果非常显著,在实验条件下可以吸附 60.69% 溶液中的黄曲霉素 B1。

二、苯并芘

1. 简介　苯并芘(benzoapyrene)，化学式：$C_{20}H_{12}$，英文表示 BaP，是一种五环多环芳香烃类。结晶为黄色固体。这种物质是在 300 到 600℃之间的不完全燃烧状态下产生。苯并芘存在于煤焦油中，而煤焦油可见于汽车废气（尤其是柴油引擎）、烟草与木材燃烧产生的烟，以及炭烤食物中。苯并芘为一种突变原和致癌物质。研究表明其产生的代谢物质对人体损害极大，对女性卵巢功能和男性生殖细胞的损害，以及对胚胎致畸不容小觑。

2. 理化性质　BaP 存在于煤焦油、各类炭黑和煤、石油等燃烧产生的烟气、香烟烟雾、汽车尾气中，及焦化、炼油，沥青，塑料等工业污水中。肉和鱼中的 BaP 含量取决于烹调方法，水果、蔬菜和粮食中的 BaP 含量取决于其来源。地面水中的 BaP 除了工业排污外，主要来自洗刷大气的雨水。水中的 BaP 以吸附于某些颗粒上、溶解于水中和呈胶体状态等三种形式存在，其中大部分吸附在颗粒物质上。苯并芘对酸碱较稳定，日光照射能促使分解，速度加快。

苯并芘化学性质稳定。许多国家的动物实验证明，BaP 具有致癌、致畸、致突变性。危险特性，遇明火、高热可燃。受高热分解放出有毒的气体。

3. 毒性表现

(1)致癌性。BaP 被认为是高活性致癌剂，但并非直接致癌物，必须经细腻微粒体中的混合功能受氧化酶激活才具有致癌性。BaP 不仅广泛存在于环境中，而且与其他多环芳烃的含量不一定的相关性，所以，一般都把 BaP 作为大气致癌物的代表。长期生活在含 BaP 的空气环境中，会造成慢性中毒，空气中的 BaP 是导致肺癌的最重要因素之一。

(2)致畸性 1 000 mg/kg，妊娠大鼠以口，胎儿致畸。

(3)致突变性 40 mg/kg，1 次，田鼠经腹膜，染色体试验多种变化。小鼠，遗传表型试验多种变化。昆虫，遗传表型试验多种变化。微生物，遗传表型试验多种变化。人体细胞培养DNA 多种变化。

4. 苯并芘与不孕不育

(1)苯并芘对女性生殖系统的影响。苯并芘是多环芳烃中最具代表性的环境有机污染物。大量的流行病学调查和动物实验表明，苯并芘与不良妊娠结局的发生有关，如流产、早产、生育能力下降、不孕不育、胎儿生长受限及胎儿出生缺陷等，其可能的作用机制包括影响细胞色素 P450 酶的代谢、参与 DNA 损伤、改变细胞周期进程及其抗雌激素效应等。

朱淑萍等通过妊娠早期大鼠苯并芘染毒实验证实孕早期经苯并芘染毒的大鼠胎盘绒毛组织中 CYP450 酶活性降低而 GSH-PX 活性升高，苯并芘可以诱导的胎盘绒毛组织凋亡。

有研究探讨亚急性暴露在苯并(a)芘(BaP)下妊娠相关激素和胎儿存活率的变化，结果表明放射免疫法测定血浆黄体酮，雌激素和催乳素（间接测量蜕膜催乳素）的浓度。暴露在bap 下的亚急性大鼠血浆黄体酮，雌激素和催乳素浓度都有所下降。数据表明，吸入苯并芘引起暴露大鼠促黄体活性物质变化及损害胎儿存活。单独 BaP 作用人绒毛膜外滋养层细胞可引起细胞染色质浓缩，出现凋亡小体等典型凋亡形态、细胞核致密浓染、碎裂状。BaP 可引起的 HTR8/SV neo 细胞凋亡。

有研究探讨苯并芘（BaP）对大鼠胎盘组织细胞色素 P450 酶（cytochrome P450，CYP450）、谷胱甘肽过氧化酶（glutathione peroxidase，GSH-PX）活性及胎鼠外周血二羟环氧苯并芘［benzo(a)pyrene-7，8-Dihydrodiol-9，10-Epoxide，BPDE］-DNA 加合物浓度的影响。方法选择性成熟 SD 大鼠 120 只据雌雄不同随机分为空白组及低、中、高浓度 BaP 组，每组 30 只，雌雄分开饲养，空白组雌鼠灌胃橄榄油，低、中、高浓度 BaP 组雌鼠分别每天灌胃 BaP 0.5、1.0、2.0 mg/kg，15 d 后雌雄鼠同笼，第 2 天发现精液栓者为受孕，将受孕鼠继续前述灌胃 14 d 后处死，取胎盘组织测定 CYP450、GSH-PX 活性并检测胎鼠外周血 BPDE-DNA 加合物浓度。结果与空白组比较，低、中、高浓度 BaP 组胎盘组织中 CYP450 活性及胎鼠外周血中 BPDE-DNA 加合物浓度升高，胎盘组织中 GSH-PX 活性降低，差异均有统计学意义（$P<0.05$）。低、中、高浓度 BaP 组胎盘组织中 CYP450 活性及胎鼠外周血中 BPDE-DNA 加合物浓度随 BaP 浓度增加逐渐增强或升高，胎盘组织中 GSH-PX 活性随 BaP 浓度增加逐渐降低，3 组间比较差异均有统计学意义（$P<0.05$）。相关性分析结果显示胎盘组织中 CYP450 活性与 GSH-PX 活性呈负相关，与胎鼠外周血中 BPDE-DNA 加合物浓度呈正相关。结论 BaP 能增强或升高胎盘组织中 CYP450 活性及胎鼠外周血中 BPDE-DNA 加合物浓度，降低胎盘组织中 GSH-PX 活性。

（2）苯并芘对男性生殖系统的影响。苯并芘的致凋亡机制主要是通过在肝脏内细胞色素 P450（CYP450）酶作用下代谢产生大量氧化活性极强的中间产物二氢二醇环氧苯并芘［BPDE］而发生作用，代谢过程中同时产生大量的氧自由基进一步诱导细胞凋亡。

香烟中的苯并芘可致精子数量和活力下降。实验表明，BaP 不仅降低潜在暴露男性的生育能力，而且对其后代精子能力减退和生育能力下降也产生不利影响。BAP 的这个影响可谓 F2 代跨代影响。

（3）对胚胎和胎儿影响。经口直接摄入的苯并芘可通过胎盘进入胎体，从而对胎儿造成不同程度的毒性作用和致癌作用。

5. 拮抗与保护　已有研究苯并芘（benzopyrene，BaP）氧化损伤胎盘绒毛组织的作用机制及探讨维生素 E 是否对其有保护作用。

有研究选取性成熟的 ICR 小鼠 150 只，随机分为 5 组，雌雄分开，BaP 组予 BaP 2 mg/(kg·d)灌胃，维生素 E 低、中、高剂量组分别给予维生素 E10、20、40 mg/(kg·d)＋BaP 2 mg/(kg·d)喂养，空白对照组仅予相同体积橄榄油。15 d 后雌雄鼠同笼，将受孕鼠继续灌胃 7 d 后处死，取胎盘组织测定超氧化物歧化酶（SOD）、谷胱甘肽过氧化物酶（GSH-PX）活性。结果 BaP 组、维生素 E 低、中、高剂量组 GSH-PX 活性均低于空白对照组，差异有统计学意义（$P<0.01$）；维生素 E 不同剂量组 GSH-PX 活性均高于 BaP 组，差异有统计学意义（$P<0.05$）；维生素 E 中、高剂量组 GSH-PX 活性高于低剂量组，差异有统计学意义（$P<0.01$）。BaP 组、维生素 E 各组 SOD 活性明显低于空白对照组，维生素 E 各组均高于 BaP 组，差异有统计学意义（$P<0.01$）；维生素 E 中、高剂量组高于低剂量组，高剂量组高于中剂量组，差异有统计学意义（$P<0.01$）。

研究结论提示维生素 E 能抑制 BaP 所导致的 GSH-PX、SOD 活性降低，对纠正妊娠期应激状态与免疫因子失衡有重要意义。

三、亚硝酸盐

亚硝酸盐,一类无机化合物的总称。主要指亚硝酸钠,亚硝酸钠为白色至淡黄色粉末或颗粒状,味微咸,易溶于水。硝酸盐和亚硝酸盐广泛存在于人类环境中,是自然界中最普遍的含氮化合物。人体内硝酸盐在微生物的作用下可还原为亚硝酸盐,N-亚硝基化合物的前体物质。外观及滋味都与食盐相似,并在工业、建筑业中广为使用,肉类制品中也允许作为发色剂限量使用。由亚硝酸盐引起食物中毒的概率较高。食入 $0.3 \sim 0.5$ g 的亚硝酸盐即可引起中毒,3 g 导致死亡。

1. 来源

(1)食品中的发色剂和防腐剂。

(2)食品中添加硝酸盐转化。食物中一般都含微量硝酸盐,如存放过久或保管不当,细菌大量繁殖,可将硝酸盐转化为亚硝酸盐。

(3)蔬菜中的亚硝酸盐。

(4)过量施用硝态氮肥。

(5)酸菜等腌渍食品。

(6)隔夜熟菜、霉变蔬菜。

(7)环境中的亚硝酸盐。环境中硝酸盐与亚硝酸盐的污染来源很多,如人工化肥:硝酸铵、硝酸钙、硝酸钾、硝酸钠和尿素等;生活污水、生活垃圾与人畜粪便,在自然降解过程中,可产生硝酸盐;食品、燃料、炼油等工厂排出大量的含氨废弃物,经过生物、化学转换后均可形成硝酸盐进入环境中;汽车、火车、轮船、飞机、锅炉、民用炉等燃烧石油类燃料、煤炭、天然气,可产生大量氮氧化物,这些二氧化氮气体经降水淋溶后可形成硝酸盐降落到地面和水体中等。这些环境中形成的硝酸盐,流入河、湖并渗入地下,从而造成地表水和地下水的硝酸盐污染。例如个别地方的井水,含有较多的硝酸盐,一般称为"苦井水"。

2. 对人体的影响

(1)亚硝酸盐的急性中毒。大剂量的亚硝酸盐能够引起高铁血红蛋白症,导致组织缺氧,还可使血管扩张血压降低。人体摄入 $0.2 \sim 0.5$ g 即可引起中毒,3 g 可致死。

中毒机理:亚硝酸盐为强氧化剂,进入人体后,可使血中低铁血红蛋白氧化成高铁血红蛋白,失去运氧的功能,致使组织缺氧,出现青紫而中毒。

(2)亚硝酸盐的致畸性。亚硝酸盐能够透过胎盘进入胎儿体内,六个月以内的胎儿对亚硝酸盐类特别敏感,对胎儿有致畸作用。据研究表明五岁以下儿童发生脑癌的相对危险度增高与母体经食物摄入亚硝酸盐量有关。亚硝酸盐对幼儿也有极大的危害,我国制定的婴幼儿配方乳粉中的亚硝酸盐含量非常严格。亚硝酸盐还可通过授乳途径进入以婴儿体内,造成婴儿机体组织缺氧,皮肤、黏膜出现青紫斑。

3. 亚硝酸盐与不孕不育 随着环境改变对生物生殖功能的影响的日渐关注,对亚硝酸盐的生殖毒性的研究也渐渐得到科学家的关心,慢慢进入人们视野。现对几则实验具体案例进行规整,分别从雌雄两方面介绍。

(1)亚硝酸盐与雌性不孕不育。卵泡是卵巢内卵母细胞发育和成熟的微环境。因此卵泡发育机理倍受国内外生殖生物学家的关注。山东大学医学院以孕鼠卵巢形态学和粒细胞质膜钙通道蛋白为研究对象,阐述了应用外源亚硝酸钠后孕鼠卵巢形态学和颗粒细胞质膜钙通道蛋白表达水平改变,揭示了亚硝酸钠在地鼠的生殖毒性作用机理。该实验是通过外界环境因素亚硝酸钠(sodium nitrite)的作用,影响孕鼠卵巢形态学和颗粒细胞质膜钙通道蛋白表达变化,导致卵母细胞不能与颗粒细胞保持正常的信息沟通和物质交换,致使卵泡正常发育成熟和排卵受阻,以此来观察亚硝酸钠的生殖毒性反应。Ca^{2+}是细胞信号转导过程中十分重要的第二信使,它直接或间接地通过钙调蛋白及其钙结合蛋白调控细胞中多种重要的酶及功能蛋白,从而调节细胞分裂、分化、凋亡等生命过程。胞质自由Ca^{2+}浓度的变化主要是通过Ca^{2+}转运系统包括存在于质膜及胞内钙库中的钙通道(calciumchannel)、Ca^{2+}泵(Ca^{2+} pump)及Ca^{2+}/H^+反向转运子(Ca^{2+}/H^+ antiporter)等的作用来实现的。其中,钙通道是存在于质膜或细胞器膜的大分子蛋白质。钙通道的开放或关闭调节着胞质自由Ca^{2+}浓度,从而影响机体细胞的某些生理功能。该实验认为,当机体负荷较高浓度亚硝酸钠时可能会影响细胞基质蛋白合成而导致细胞粘着、迁移、定位的改变,因此造成了卵巢毛细血管扩张、充血和卵泡颗粒细胞排列定位紊乱;亚硝酸钠影响了细胞膜Ca^{2+}通道蛋白的表达,出现了浓度依赖性抑制,Western Blot定量分析了实验Ⅰ、Ⅱ、Ⅲ组蛋白含量,明显发生梯度降低;实验Ⅲ组呈极弱阳性表达($p<0.01$),从而影响了Ca^{2+}作为细胞信号由胞外向胞内的传递,干扰了细胞生理调控活动,抑制了颗粒细胞分泌卵膜(zone pellucida)和合成结构蛋白,造成透明带分泌减少而变窄,细胞内滑面内质网、线粒体、脂滴和细胞表面微绒毛减少,颗粒细胞这些形态改变影响了卵母细胞的发育和成熟。该实验通过实验组和对照组合笼交配生育实验表明,亚硝酸钠浓度与地鼠生育能力抑制呈正比。较大剂量的亚硝酸钠能干扰地鼠生育能力($p<0.05$),有生殖毒性作用。总之,本文主要通过一系列对卵巢形态学和颗粒细胞钙通道蛋白水平上的研究,进一步揭示了亚硝酸钠生殖毒刑的作用机理,为将来预防环境亚硝酸钠的影响提供重要的参考和理论实验依据。此外,有实验从体内实验和体外实验两方对照研究,证实:亚硝酸钠影响地鼠卵巢颗粒细胞正常结构的发育,干扰地鼠生育能力。其中:体内实验予以亚硝酸盐的结果:地鼠卵巢有毛细血管扩张充血、卵巢颗粒细胞排列紊乱等明显变化(腹腔内注射不同负荷剂量的亚硝酸钠5 d后,相应的地鼠合笼交配后生仔率也呈现剂量依赖性下降);体外实验予以亚硝酸盐的结果:地鼠有卵泡透明带变窄、其内(颗粒细胞)微绒毛减少、颗粒细胞内脂滴和滑面内质网也减少等明显变化(体外培养系统内追加不同负荷剂量的亚硝酸钠24h后,培养的颗粒细胞相应的钙通道蛋白表达呈剂量依赖性下降)。

(2)亚硝酸盐与雄性不孕不育。国家人口计生委科学技术研究所一项研究把小鼠根据从零到高不同给予量分为几个对照组。称量雄性小鼠体重及肝、脾、睾丸、附睾并计算各脏器系数。取出附睾计数精子、观察其活动度。实验结果显示:亚硝酸钠各组小鼠肝脏、脾脏的脏器系数明显增加;附睾脏器系数明显减小,精子数目明显下降,精子活率下降,但中低剂量组精子所占比例变化不明显,高剂量组精子所占比例下降;组织形态学观察发现,与正常对照相比,使用亚硝酸钠的各组小鼠睾丸发生不同程度的损伤。实验结论表明了亚硝酸钠短期暴露可导致小鼠肝、脾、睾丸和附睾组织受损,精子数目减少、活率下降,组织和精子损伤程度随剂量增加而加重,亚硝酸钠的短期暴露可以损伤雄性小鼠的生殖功能。

四、咖啡因

咖啡因是一种黄嘌呤生物碱化合物,是一种中枢神经兴奋剂,能够暂时的驱走睡意并恢复精力,临床上用于治疗神经衰弱和昏迷复苏。有刺激中枢神经的功能,具有成瘾性。

随着生活节奏的加快,咖啡已成了学生党和上班一族加班熬夜的好伴侣,殊不知咖啡在潜移默化中会带来怎样的影响?曾有相关文献显示摄入咖啡因可能增加非吸烟妇女进行胎儿染色体正常的早期自然流产的风险。在此章节我们来讲述咖啡因对不孕不育的影响。

1. 咖啡因对女性生殖以及胚胎影响 美国内华达大学医学院的研究人员在新一期医学期刊《药理学》上报告说,常喝咖啡可能提高女性不孕风险。因为咖啡因会降低输卵管细胞的活动能力,从而影响受精卵进入子宫腔。正常情况下,卵子和精子结合后,会从输卵管迁移到子宫腔,然后在那儿"安家落户",慢慢发育成胎儿。在"迁移"过程中,输卵管壁上一种特殊的细胞发挥着重要的助推作用。研究人员在对实验鼠的研究中发现,咖啡因会减弱这种细胞的活动能力,导致输卵管难以将受精卵送入子宫腔。参与研究的生理学教授肖恩·沃德说,新发现或许可解释为何那些大量饮用咖啡的女性更难怀孕,这或许能帮助某些受孕困难的女性,也让医生更有效地采取相应措施。

广州肿瘤医院生物工程研究实验室,针对咖啡因对胚胎及新生时期生殖细胞合成DNA的影响及其机制进行试验,结果显示如下。

(1)浓度越高、培养时间越长,咖啡因对生殖细胞影响越明显。

(2)生殖细胞数量的减少往往伴随DNA含量和[3H]-TdR摄取的降低。

结论:高浓度咖啡因长时间培养后使生殖细胞数量减少可能与干扰细胞摄取DNA前体物质,降低细胞内DNA含量有关。

有研究探讨咖啡因对平阳霉素诱发人精子染色体畸变的影响。

将人精子经平阳霉素(pinyangmycin,PYM)处理与去透明带地鼠卵受精,受精1h后加入咖啡因(caffeine,CAF)后处理,继而制备染色体进行核型分析。实验分为对照、CAF、PYM、PYM+CAF4个组。

结果CAF组、PYM组和PYM+CAF组染色体结构畸变精子率依次为27%、40%、76%;断裂均数依次为0.72、1.92、4.36上述各组参数均高于空白对照组(8.0%、0.14),差异有非常显著意义($P<0.01$)。与CAF组和PYM组比较,PYM+CAF组诱发的染色体型和染色单体型畸变均明显增加,以染色单体型增加更为明显($P<0.01$)。结论 咖啡因可诱发人精子染色体畸变,并有效地增强PYM对人精子染色体的诱变效应(咖啡因对平阳霉素诱发人精子染色体畸变的影响)。

2. 咖啡因在提高家畜人工授精率上做出贡献

(1)咖啡因、双丁酰环磷腺苷调控体外猪嗜中性粒细胞对精子吞噬性的研究。该实验旨在为提高家畜人工授精效率,寻找调控人工授精诱导子宫局部免疫反应的方法。通过添加不同浓度的咖啡因、双丁酰环磷腺苷(dbcAMP)检测嗜中性粒细胞(PMN)对精子或荧光beads的吞噬率。结果表明:1 mmol/L及以上浓度的咖啡因或0.1 mmol/L dbcAMP明显地抑制 PMNs 对精子或荧光 beads 的吞噬性。咖啡因和 dbcAMP 抑制 PMNs 的吞噬性,可以作为降低子宫免疫反应的精液稀释液成分,提高人工授精的效率。

(2)用肝素-咖啡因作获能剂对牛冷冻/解冻精子进行体外获能处理。体外培养 1 h,在透射电镜下观察精子获能后的超微结构变化。结果表明:牛精子顶体内膜和外膜均为双层膜结构;精子获能后顶体囊泡化的形成有多种形式:质膜与顶体外膜融合,双层顶体外膜自身融合,顶体外膜内陷或外突打褶,双层顶体内膜自身融合,顶体内膜外突打褶形成囊泡;而且在同一精子的顶体反应中可同时出现多种囊泡化形式;精子获能后,头部无顶体覆盖的核后区核膜膨胀,并与膨胀的质膜融在一起;精子获能后,尾部质膜膨胀,且主段质膜比中段质膜膨胀明显,这可能与超激活运动有关。

五、食品添加剂

根据我国食品卫生法(1995 年)的规定,食品添加剂是为改善食品色、香、味等品质,以及为防腐和加工工艺的需要而加入食品中的人工合成或者天然物质。目前我国食品添加剂有 23 个类别,2 000 多个品种,包括酸度调节剂、抗结剂、消泡剂、抗氧化剂、漂白剂、膨松剂、着色剂、护色剂、酶制剂、增味剂、营养强化剂、防腐剂、甜味剂、增稠剂、香料等。

1. 食品添加剂功能与危害　食品添加剂是当今社会普及和必不可少的食品辅助材料,它主要有以下几个功能:①防止变质-防腐剂,抗氧化剂;②改善食品感官性状-着色剂、护色剂、漂白剂、食用香料以及乳化剂、增稠剂等;③保持提高营养价值-食品营养强化剂;④增加品种和方便供应大众需求;⑤方便食品加工-消泡剂、助滤剂、稳定和凝固剂;⑥其他。

食品添加剂的毒性是指其对机体造成损害的能力。毒性除与物质本身的化学结构和理化性质有关外,还与其有效浓度、作用时间、接触途径和部位、物质的相互作用与机体的功能状态等条件有关。因此,不论食品添加剂的毒性强弱、剂量大小,对人体均有一个剂量与效应关系的问题,即物质只有达到一定浓度或剂量水平,才显现毒害作用。

2. 食品添加剂与生殖医学　目前随着国家食品安全问题得到日益关注,食品添加剂首当其冲成了热议焦点,现在我们针对各方研究资料,对食品添加剂对生殖方面的毒理影响做一些总结性介绍。

(1)现有明确相关研究文献表明,两种具体的食品添加剂有生殖毒性。①亚硫酸盐是食品工业广泛使用的添加剂,二氧化硫是有效成分。二氧化硫是最主要的大气污染物,具有多种危害性。对亚硫酸盐的生殖毒性试验显示亚硫酸盐可损伤生殖细胞。②由国家卫生主管部门发布的《中国居民膳食铝暴露风险评估》指出,铝是人体非必需微量元素,食品中使用的含铝添加剂是人类膳食铝暴露的主要来源。铝具有生殖毒性、发育毒性、遗传毒性、神经毒性以及神经发育毒性。

(2)一直以来备受社会关注的食品添加剂-塑化剂。①塑化剂主要是指邻苯二甲酸酯类,分子结构类似于人工荷尔蒙,可以通过多种途径进入人体,如呼吸道、消化道及皮肤等,虽然大部分可经人体代谢,但仍有少量积留于体内而不易排出,因此,长期摄入可导致体内高浓残留,引起生殖系统异常、造成流产、先天缺陷、男性生育能力下降、甚至胎儿畸形及癌症等严重危险。②乳酸菌作为公认的益生菌,具有促进消化吸收、调整肠道内菌群、降低胆固醇、增强免疫力、抗肿瘤等生理作用。近些年来乳酸菌的抗癌与抗突变特性逐渐受到研究者的关注。

（3）仍未解决的疑惑-添加剂无害。研究常见 3 种食品添加剂联合使用对小鼠生殖腺组织学的影响。从方便面和火腿肠联合食用问卷中选出不同品牌使用频率最高的 3 种食品添加剂，用雌雄小鼠分别做实验。结果各染毒组睾丸结构完整，未见异常变化；卵巢见卵泡构成紊乱，但无论是 2 因素还是 3 因素组，对小鼠成熟卵泡的联合毒性作用均未显示统计学意义。结论常见 3 种食品添加剂联合作用对小鼠生殖腺的组织学影响不明显，未见相应组织学改变。此结果乍一看令人匪夷所思，但却说明了日常食品量的食品添加剂尚在安全范围内，暂对生命健康不会造成重大危害。

常规致畸试验或称传统致畸试验，是通过动物实验评价受试物的胚胎-胎儿毒性和致畸性，也是判定生殖毒性的重要实验依据之一。我国主管部门和有关管理机构已把常规致畸试验列为食品添加剂、保健食品、农药、新药、化妆品以及首次进口化学品的安全性评价程序中不可缺少的项目。值得关注的是，在公开出版物，如高等医药院校教材、专业参考书，特别是在具有法规性功用的出版物中，关于致畸试验要求及结果判定的阐述方面尚有诸多问题需要商榷，有待完善和规范化。谨将我们感觉到的一些情况和问题汇集成文，与同道沟通交流，以期增强化学物安全性评价结果的可比性，为我国卫生工作法制化管理提供技支持。

（程大丽）

第九章 农药与不孕不育

第一节 农药概述

一、农药的定义、分类

（一）农药的定义

农药(pesticides)是指在农业生产中用于防治农业作物病虫、消除杂草、促进或控制植物生长的各类药剂的总称。根据《中国农业百科全书·农药卷》的定义,农药主要是指用来防治危害农林牧业生产的有害生物(害虫、害螨、线虫、病原菌、杂草及鼠类)和调节植物生长的化学药品,但通常也把改善有效成分物理、化学性状的各种助剂包括在内。

农药作为重要的生产资料,在农业生产中发挥了积极的作用。据有关资料统计,由于农药的使用,每年挽回的粮食作物约为总产量的7%,由于农业结构的调整、作物品种增多以及种植方式的多样化,为病虫草害的发生与蔓延提供了更为有利的环境条件。对多数病虫草害,使用农药仍将是最有效和不可替代的防治方法,但随着农药使用量和使用年限的增加,农药残留逐渐加重,对生态环境的破坏也越来越严重。目前,许多健康问题、疾病的发生都与农药的污染有关。

（二）农药的分类

农药的种类繁多,在世界各国已经注册的超过1 500种,其中常用的可达500余种。农药的分类方式也各自不同。

1. 根据防治对象 可分为杀虫剂、杀菌剂、杀螨剂、杀线虫剂、杀鼠剂、除草剂、脱叶剂、植物生长调节剂等。

2. 根据原料来源 可分为有机农药、无机农药、植物性农药、微生物农药。此外,还有昆虫激素。

3. 根据加工剂型 可分为粉剂、可湿性粉剂、可溶性粉剂、乳剂、乳油、浓乳剂、乳膏、糊剂、胶体剂、熏烟剂、熏蒸剂、烟雾剂、油剂、颗粒剂、微粒剂等。

4. 根据组成和结构 分为有机磷农药、有机氯农药、氨基甲酸酯类农药、拟除虫菊酯类农药等。

（三）农药接触途径

农药大多数以液体或固体形态存在,少数是气体。根据害虫或病害的各类以及农药本身物理性质的不同,采用不同的用法。如制成粉末撒布,制成水溶液、悬浮液、乳浊液喷射,或制成蒸气或气体熏蒸等。在农药生产、运输、销售、施药等过程中均可接触。当机体接触农药时,主要通过皮肤、呼吸道、消化道等途径进入体内,经吸收后,分布于机体各组织器官中,可经酶促或非酶促反应进行生物转化,并与机体发生一定生物学效应,也可经排泄器官排出体外。

第二节 农药对不孕不育的影响

一、有机磷农药

有机磷农药(organophosphates pesticides,OPs)是指用于防治农作物病、虫、害,组成成分中含有磷酸酯或硫代磷酸酯的有机化合物。由于其种类多、药效高,易分解,是我国应用最广泛、使用量最大的一类农药。目前世界上应用的有机磷农药达上百种,尤其是有机磷杀虫剂的销售额长年稳居首位。

常见的有敌敌畏、对硫磷、乐果、甲胺磷、内吸磷、敌百虫、马拉硫磷等。各种有机磷农药的毒性相差很大,根据其 LD50(半数致死剂量,以 mg/kg 体重计算)分为高毒类、中等毒类和低毒类。

(一)毒性概述

1. 理化性质 有机磷农药大多呈油状或结晶状,工业品呈淡黄色至棕色,除敌百虫和敌敌畏之外,大多是有蒜臭味。一般不溶于水,易溶于有机溶剂如苯、丙酮、乙醚、三氯甲烷及油类,对光、热、氧等均较稳定,遇碱易分解、破坏。敌百虫例外,敌百虫为白色结晶,能溶于水,遇碱可转变为毒性较大的敌敌畏。

2. 吸收、分布、代谢及排泄 有机磷农药可经消化道、呼吸道及完整的皮肤和黏膜进入人体。职业性农药中毒主要由皮肤污染引起。吸收的有机磷农药在体内迅速分布于各器官,其中以肝脏含量最大,脑内含量则取决于农药穿透血脑屏障的能力。

体内的有机磷首先经过氧化和水解两种方式生物转化;氧化使毒性增强,如对硫磷在肝脏滑面内质网的混合功能氧化酶作用下,氧化为毒性较大的对氧磷;水解可使毒性降低,对硫磷在氧化的同时,被磷酸酯酶水解而失去作用。其次,经氧化和水解后的代谢产物,部分再经葡萄糖醛酸与硫酸结合反应而随尿排出;部分水解产物对硝基酚或对硝基甲酚等直接经尿排出,而不需经结合反应。

3. 健康危害 有机磷类农药对人的危害作用从剧毒到低毒不等。主要抑制乙酰胆碱酯酶,使乙酰胆碱积聚,引起毒蕈碱样症状、烟碱样症状以及中枢神经系统症状,严重时可因肺水肿、脑水肿、呼吸麻痹而死亡。重度急性中毒者还会发生迟发性猝死。某些种类的有机磷中毒可在中毒后8～14 d发生迟发性神经病,有机磷中毒者血胆碱酯酶活性降低。长期接触低剂量有机磷农药会对人体产生致肿瘤,生殖毒性以及神经系统功能紊乱。

(二)不孕不育影响

1. 男(雄)性不育的影响

(1)动物实验资料。①对睾丸的影响。研究发现雄性大鼠连续染毒乐果 60 d 后睾丸组织结构发生变化,导致睾丸支持细胞与生精细胞分离,从而减弱了支持细胞对生精细胞的保护作用,继而影响精子的成熟。小鼠染毒氧化乐果可导致睾丸细胞 DNA 损伤。甲基对硫磷染毒大鼠可以出现睾丸、附睾和前列腺重量减轻、精子密度降低;同时,80%大鼠出现生育率下降现象。②对性激素水平的影响。辛硫磷染毒雄性大鼠 1 d,与对照组比较,血清中间质细胞刺激素(ICSH)、尿促卵泡素(FSH)和睾酮(T)等水平增加,而睾丸匀浆中 T 水平呈下降趋势;染毒 30 d,血清中 ICSH 水平降低,FSH 升高减缓,而睾丸匀浆内 T 下降明显。小剂量乐果染毒雄性大鼠 60 d,发现血清 T 及 ICSH 水平明显降低,提示长期小剂量乐果染毒不仅损伤睾丸,也可能影响垂体促性腺激素的分泌。③对精子的影响。国内外的研究均证实有机磷农药,包括氧化乐果、辛硫磷、敌敌畏、甲基对硫磷能够导致雄性大鼠、小鼠精子数量减少、精子活动能力下降、精子畸形率增加。精子数量减少的原因可能是影响睾丸生精细胞的生精过程和改变间质细胞、支持细胞的功能所致,也可能是通过干扰下丘脑-垂体睾丸轴内分泌功能而影响精子的发生。精子活动能力下降可能与精子受损或能量供给受到抑制有关。精子畸形率升高可能是通过诱发基因突变干扰精子的正常生长与成熟。④对生殖结局的影响。长期低剂量染毒乐果的雄性大鼠与正常雌性交配,可导致子代体重下降、并有短肢畸形和吸收胎的发生。

(2)人群流行病学资料 国内外流行病学调查显示,有机磷农药生产工人长期慢性接触,对男性精子的数量和质量有影响,导致精子数量减少、精子存活率和活动度下降、精子畸形率及不成熟精子率增加,降低精子的受精能力,产生不良生殖问题。Sanchez-Pena 等研究发现接触有机磷农药可使精子染色体结构发生改变,约有 75%的精液样品是低受精能力的,超过 82%的工人不成熟的精子指标高于参考值。我国的研究者邹晓平等报道,有机磷农药暴露对精子密度、精子存活率、前向运动率及正常形态均有负面影响。

2. 女(雌)性不孕不育的影响

(1)动物实验资料。①对卵巢、子宫的影响 乙酰甲胺磷染毒可引起雌性大鼠卵巢组织病理改变,表现为原始卵泡和初级卵泡增多。次级卵泡和成熟卵泡减少,闭锁卵泡增多。成熟雌性大鼠连续染毒甲基对硫磷 4 周,子宫内膜上皮细胞受损明显,并出现凋亡样改变。敌百虫可引起小鼠卵巢和子宫充血,减低卵母细胞的体外存活率,从而影响卵母细胞和精子的正常受精。低剂量久效磷、乐果和甲基对硫磷染毒 90 d,3 种有机磷农药均能导致卵巢直接损伤,影响下丘脑-垂体-卵巢轴功能,可能与乙酰胆碱酯酶的活性抑制有关。②对性周期、性行为的影响 乙酰甲胺磷可引起雌性大鼠动情周期延长。甲基对硫磷可以使雌性大鼠动情周期的次数减少,并且每个周期持续的时间缩短。乐果能干扰雌性小鼠的动情周期,变现为减少动情前期、动情期和动情后期的持续时间,延长动情间期的持续时间,可使雌性动物受孕概率下降。③对生殖结局的影响 许多研究证实孕期有机磷农药暴露导致胚胎着床前丢失和着床后丢失严重时可引起不孕不育。有机磷农药对大鼠具有母体毒性和胚胎毒性,导致母鼠体重减轻,畸形胚胎,死胎数增加。Farag 等研究结果显示,毒死蜱在引起母体毒性的同时,可导致胎鼠死亡、吸收胎和胚胎死亡。但是,乐果仅仅引起母体毒性,没有致畸性。因此,由于有机磷农药的种类、博卢氏期和动物品系不同对母鼠不孕不育影响不同。

(2)人群流行病学资料。①对女性月经的影响。接触有机磷农药的成年女性与未接触者比较,出现月经周期延长(大于 36 d)和月经周期不规则(大于 6 周未来月经)的危险性显著增加,由此可降低生育能力。对氧化乐果农药生产的女工调查发现,月经先兆症状的发生率和月经异常率明显增加,并且不良妊娠结局的发生率也显著升高。②对胎儿的影响。来自墨西哥的一项研究表明,有机磷农药暴露导致的妇女和新生儿乙酰胆碱酯酶活性下降是胎儿宫内发育迟缓的危险因素。纽约的一项前瞻性队列研究显示孕期毒死蜱接触可对胎儿神经系统的发育造成影响。美国加州的一项流行病学研究发现孕期有机磷农药暴露可使怀孕周期缩短,但对胎儿的体格生长无明显影响。中国沈阳的出生队列研究表明,母亲孕期接触较高浓度的有机磷农药可影响胎儿出生后的神经系统发育水平。③对生殖结局的影响。由于有机磷农药具有烷基化作用,能够与 DNA、蛋白质等生物大分子结合,干扰母体生殖细胞的减数分裂或诱导基因突变,导致胎儿畸形,甚至胚胎死亡。张霜红等对有机磷农药作业女工的生殖功能及子代健康情况调查,发现女工早产、过期产、自然流产、出生低体重和出生缺陷及妊娠并发症(妊娠高血压症、妊娠贫血)的发生率明显高于对照组。黄菊香等对有机磷农药生产女工调查发现异常生育结局的发生率与工龄呈正相关,主要变相为不育、自然流产及死胎。中泽等报道,在大量使用有机磷的妇女中出现不孕、月经障碍及妇女绝经提前现象。自然流产、不孕及胆碱酯酶活性低,占 34.23%,血色素降低者明显高于对照组,差异有显著性。墨西哥的一项对无脑畸形病例危险因素分析表明孕期接触有机磷农药是无脑畸形发生的危险因素。南非的一项研究表明有机磷接触是出生缺陷的一个独立的危险因子。我国广州的调查也显示有机磷农药与出生缺陷有一定关系。

二、有机氯农药

有机氯农药(organochlorines pesticides)是用于防治植物病、虫、害,组成成分中含有有机氯元素的有机化合物。主要分为以苯为原料和以环戊二烯为原料的两大类。前者有使用最早、应用最广的杀虫剂 DDT 和六六六,以及杀螨剂三氯杀螨砜、三氯杀螨醇等,杀菌剂五氯硝基苯、百菌清、道丰宁等。后者如作为杀虫剂的氯丹、七氯、艾氏剂等。此外,以松节油为原料的莰烯类杀虫剂、毒杀芬和以萜烯为原料的冰片基氯也属于有机氯农药。有机氯农药是一种广谱、高效、价廉的杀虫剂。因其性质稳定,不易分解,可长期残存在土壤及人畜体内。长期大量使用,已经造成严重的环境污染,我国已停止生产和进口此类农药。但是,有关有机氯农药对环境的污染及对人体健康的危害仍然存在。

(一)毒性概述

1. 理化性质　氯苯结构较稳定,生物体内酶难于降解,所以蓄积在动、植物体内的有机氯农药分子消失缓慢。由于这一特性,它通过生物富集和食物链的作用,环境中的残留农药会进一步得到富集和扩散。

2. 吸收、分布、代谢及排泄　有机氯农药主要通过食物链进入人体,也可通过大气的迁移作用经皮肤和呼吸道进入人体。通过食物链进入人体的有机氯农药能在肝、肾、心脏等组织中蓄积,特别是由于这类农药脂溶性大,所以在体内脂肪中的蓄积更突出。蓄积的残留农药也能通过母乳排出,影响后代。

3. 健康危害　急性毒性主要是中枢神经系统刺激症状,主要表现为头痛、头晕、眼红充血、流泪怕光、咳嗽、咽痛、乏力、出汗、流涎、恶心、食欲不振、失眠以及头面部感觉异常等,中度中毒者除有以上述症状外,还有呕吐、腹痛、四肢酸痛、抽搐、发绀、呼吸困难、心动过速等;重度中毒者除上述症状明显加重外,尚有高热、多汗、肌肉收缩、癫痫样发作、昏迷,甚至死亡。慢性中毒表现为食欲不振,体重减轻,有时也可产生小脑失调、造血器官障碍等,有的有机氯农药具有致癌性。

(二)不孕不育影响

1. 男(雄)性不育的影响

(1)动物实验资料。DDT 作为经雌激素受体(ER)介导的环境雌激素,作用于睾丸支持细胞,导致其功能受损甚至死亡,将直接影响精子的生成。有机氯农药还能导致雄性动物生殖器官畸形进而影响精子质量。睾丸组织是 DDT 代谢产物 p,p′-DDE 发挥毒理作用的重要靶器官之一,它能够诱导青春期前期大鼠睾丸组织氧化应激水平的提高,引起睾丸细胞凋亡的增加。p,p′-DDE 可引起精母细胞和精子细胞的退变,并导致它们与支持细胞分离并脱落。并会破坏生殖细胞的微环境,阻断能量供应,干扰生精细胞的正常发育,导致生殖毒性。有机氯农药对小鼠生殖系统具有毒性作用,能够造成小鼠精子畸形率升高,引起睾丸细胞凋亡指数的升高,病理改变,致使精子畸形率增加。有机氯农药对小鼠睾丸具有氧化损伤作用。

(2)人群流行病学资料。通过分析长期接触 DDT 男性的精液样本,发现血浆中 DDT 浓度与精子染色质浓缩有关,血浆中 p,p′-DDE 水平与精子质量(正常精子数量和精子活动度)相关。但是也有报道指出血浆中低浓度的 DDT 和 DDE 不会对精子的质量造成影响。

2. 女(雌)性不孕不育的影响

(1)动物实验资料。①对卵巢的影响　新生小鼠腹腔注射甲氧滴滴涕,出现卵巢萎缩、卵巢重量减轻和黄体缺失,可能是改变了下丘脑-垂体的功能。甲氧滴滴涕对体外培养的卵巢颗粒细胞激素和、分化、DNA 合成产生影响,表现为低剂量的刺激作用和高剂量的抑制作用。②对着床和胚胎发育的影响孕 $2\sim4$ d 小鼠皮下注射甲氧滴滴涕,结果发现胎鼠死亡率增加。有机氯农药能抑制卵巢合成黄体酮,对胚胎着床产生不良影响。

(2)人群流行病学资料。有研究显示血浆中 p,p′-DDE 水平每升高 1 ug/L,发生自然流产的危险性即增加为原来的 1.13 倍。在人的乳汁和脂肪组织中发现有机氯农药存在,有研究人员认为有机氯暴露与乳腺癌、自然流产和早产的危险性增高有关,但由于研究样本量小、暴露测定方法间接等原因,其关联关系尚需进一步研究。刘国红等测定了产妇血中 DDT 和六六六的含量,发现自然流产、葡萄胎、异位妊娠、死胎、死产、早产、过期产和畸形儿等不良妊娠结局的次数随体内有机氯农药残留水平的升高而有增加趋势。

三、氨基甲酸酯类农药

氨基甲酸酯类农药(carbamate pesticides)是一类新型广谱农药,年产量仅次于有机磷农药位居第二。氨基甲酸酯类农药相对于有机磷、有机氯等农药而言,毒性较低,半减期较短,但仍存在残留和污染的问题。特别是氨基甲酸酯类农药中部分高毒和剧毒品种,如涕灭威、呋喃丹等,如果被施用于生长期较短、连续采收的蔬菜,则很难避免对环境介质和农产品造成污染,对人体健康产生不利影响。常见的氨基甲酸酯类农药有克百威、速灭威、西维因、异丙威、呋喃丹、叶蝉散、丁苯威和害扑威等。

(一)毒性概述

1. 理化性质 氨基甲酸酯类农药多为白色或淡黄色结晶,具有一定脂溶性,易溶于有机溶剂,微溶于水。在大气中易被光解、水解或氧化。对酸性物质稳定,遇碱性物质易分解。

2. 吸收、分布、代谢及排泄 氨基甲酸酯类农药可经消化道、呼吸道及皮肤吸收。吸收后主要分布在血液、肝脏、肾脏和脂肪组织中,主要可经水解、氧化和结合反应,在体内分解,代谢产物通过肾脏随尿液排出。

3. 健康危害 与轻度有机磷农药中毒相似,但一般较轻,以毒蕈碱样症状为明显,可出现头昏、头痛、乏力、恶心、呕吐、流涎、多汗及瞳孔缩小,血液胆碱酯酶活性轻度受抑制,因此一般病情较轻,病程较短,复原较快,大量经口中毒严重时可发生肺水肿、脑水肿、昏迷和呼吸抑制,中毒后不发生迟发性周围神经病。

(二)不孕不育影响

1. 男(雄)性不育的影响

(1)动物实验资料。①对睾丸的影响 经口给予雄性大鼠西维因,可使大鼠睾丸水肿、充血、变性;睾丸中的葡萄糖-6-磷酸脱氢酶和琥珀酸脱氢酶活性降低。②对精子的影响 西维因经口染毒可以使大鼠精子生成减少、精子运动能力降低,从而造成生殖能力下降。

(2)人群流行病学资料。在对接触西维因农药生产男工调查中发现西维因职业暴露对男工精子量、精子活动度等有一定影响,且导致精子畸形率升高。

2. 女(雌)性不孕不育的影响

(1)动物实验资料。经口给予雌性大鼠西维因,可使大鼠卵巢水肿、充血、变性,亦可造成性周期延长。大鼠在受孕1～20 d给予西维因,胚胎死亡率为30%。给予受孕恒河猴西维因,可使其流产率显著增加。

(2)人群流行病学资料。在对加拿大女性农民及男性农民妻子流产发生率调查中发现使用硫代氨基甲酸酯农药发生自然流产的相对危险度是未使用者的1.8倍。

四、拟除虫菊酯类农药

拟除虫菊酯杀虫剂(pyrethroid insecticides)是继有机磷、有机氯和氨基甲酸酯之后,仿效天然除虫菊化学结构的人工合成农药,其分子由菊酸和醇两部分组成,多为含氰基的化合物。这类杀虫剂具有广谱、高效、低残留、光稳定和易生物降解等特点,因此广泛用于农业和卫生害虫防治。

在国内拟除虫菊酯已成为替代有机氯农药和其他剧毒长残留杀虫剂的主要农药类型之一。已经商品化的拟除虫菊酯有40余个品种。大量使用的品种有:氯氰菊酯、高效顺反氯氯菊酯、溴氰菊酯、甲氰菊酯、氰戊菊酯、氯氟菊酯、联苯菊酯、氟氯菊酯等。

（一）毒性概述

1. 理化性质　拟除虫菊酯类农药多不溶于水或难溶于水，可溶于多种有机溶剂，对光热和酸稳定，遇碱（pH＞8）时易分解。由于具有脂溶，可以透过表面蜡层，能通过接触起作用。多数品种在碱性条件下易分解，使用时注意不能与碱性物质混用。除虫菊酯和拟除虫菊酯类农药在光和土壤微生物作用下易转化为极性化合物，不易造成污染。天然除虫菊酯在土壤中的残留期不足一天，拟除虫菊酯在农业作物中的残留期为 7～30 d。

2. 吸收、分布、代谢及排泄　拟除虫菊酯类农药可经消化道、呼吸道和皮肤黏膜进入人体。但因其脂溶性小，不易经皮肤吸收，在胃肠道吸收也不完全。毒物进入血液后，立即分布于全身。特别是神经系统及肝肾等脏器浓度较高，但浓度的高低与中毒表现不一定平行。进入体内的毒物，在肝微粒体混合功能氧化酶（MFO）和拟除虫菊酯酶的作用下，进行氧化和水解等反应而生成酸、醇的水溶性代谢产物及结合物而排出体外。主要经肾排出，少数随大便排出。24 h 内排出 50％以上，8 d 内几乎全部排出，仅有微量残存于脂肪受肝脏中。

3. 健康危害　许多研究资料表明，拟除虫菊酯类农药对哺乳动物的神经系统、心血管系统、免疫系统和造血系统等各大系统都有毒性损害。

（二）不孕不育影响

1. 男（雄）性不育的影响

（1）动物实验资料。①孕期、哺乳期暴露对雄性子代生殖发育影响。将孕鼠分别在孕18 d 至分娩后 10 min 和 PND2-PND5 两个阶段经口给予 10.0 mg/kg 氰戊菊酯染毒，发现处理组成年雄性仔鼠性行为较迟钝，性动作较差，射精次数减少；血浆睾酮水平显著下降，前列腺和贮精囊重量显著减轻。哺乳期（PND0-PND21）给予 60 mg/kg 氰戊菊酯染毒，发现断乳期仔鼠睾丸生殖细胞凋亡增加，睾丸的绝对和相对重量减轻，处理组睾丸组织出现空泡；另外导致血浆和睾丸的 T 水平下降；到了成年期，睾丸病理改变仍然存在，附睾精子数明显减少。这些结果说明哺乳期母体氰戊菊酯暴露对子代的睾丸发育和精子发生有持久的损害作用。孕鼠在孕 1 d 至仔鼠出生后 21 d 经口给予低剂量（4 mg/kg）溴氰菊酯处理，雄性子代睾丸和附睾的绝对重量减轻，输精管的直径变小；生育力，性行为，生殖器官重量，精子质量，睾酮水平以及双睾丸的组织病理学变化均不显著。在不会导致明显母体毒性的剂量下，孕期和哺乳期母体暴露溴氰菊酯可能仅会诱导雄性子代的生殖行为和生理学的细微改变。②青春期暴露对成年雄性生殖系统影响。小鼠在青春期给予氯氰菊酯，发现氯氰菊酯可以通过下调睾丸中类固醇激素急性调节蛋白（steroidogenic acute regulatory protein，StAR）的 mR-NA 和蛋白的表达来降低血浆和睾丸中睾酮的生成，且引起附睾尾中精子数目的减少。③对成年雄性生殖系统影响。小鼠给予 β 氯氰菊酯灌胃处理，发现小鼠的睾丸、附睾、贮精囊和前列腺重量明显减轻；血清睾酮和生成类固醇激素急性调节蛋白（StAR）表达明显减少；精子的发生受损，精子数量、精子活动力和精子的顶体完整率明显降低；高剂量组超微结构分析发现睾丸线粒体肿胀和间质细胞的滑面内质网退行性变化；另外，中高剂量组的睾丸组织中丙二醛（MDA）、氧化亚氮（NO）明显增加，过氧化氢酶、谷胱甘肽过氧化物酶（GSH-

Px)、超氧化物歧化酶明显减少,且发现维生素 E 可以逆转 β 氯氰菊酯导致的睾酮生成降低和睾丸的损害,β 氯氰菊酯可以通过氧化应激机制损害睾丸结构,减少精子生成。给予性成熟雄性大鼠溴氰菊酯,发现睾丸支持细胞出现空泡现象,这些改变提示溴氰菊酯可以抑制精子发生。同时还发现血浆中 NO 和 MDA 在溴氰菊酯处理的动物中明显升高,而溴氰菊酯暴露前 2 h 给予 NOS(一氧化氮合酶抑制剂)预处理后发现典型的睾丸细胞凋亡的 DNA 碎片明显减少,组织病理学损害减少。这些发现表明溴氰菊酯诱导的细胞凋亡是通过 NO 介导的,NOS 抑制剂对溴氰菊酯诱导的睾丸功能障碍和不育有一定的保护作用。

(2)人群流行病学资料。①对精液质量的影响。调查氰戊菊酯工厂男工,通过精子常规分析发现工人的精子运动参数明显下降,精液黏稠度、凝集度的异常率增加,计算机辅助精子活动分析(CASA)发现,精子的活动度降低。以氰戊菊酯暴露工人为暴露组,研究了氰戊菊酯诱导性染色体 X、Y 和第 18 号染色体的畸变。结果发现暴露组精子异常率显著高于对照组;且非整倍性参数显示,暴露组性染色体二倍性频率、第 18 号染色体二倍性频率显著高于对照组;同时发现,不仅同源染色体中缺失染色体的频率和染色体数目畸变比率呈正相关,而且性染色体的二倍性频率、非整倍性比例和精子畸形率也呈正相关,这些结果表明,氰戊菊酯和其代谢产物能诱发精子形态异常。②对精子 DNA 的损伤。检测氰戊菊酯生产工人精子核 DNA 的完整性以及精子 DNA 损伤程度。碱性单细胞凝胶电泳(SCGE)结果显示,对照组精子 DNA 的完整性显著高于氰戊菊酯暴露组,暴露组 DNA 损伤阳性细胞率显著高于对照组,且阳性细胞率和尾部 DNA 率有显著的正相关。③生殖结局的影响。在对芬兰温室工人妻子的怀孕时间调查发现,作业男工在无任何保护措施的条件下接触了拟除虫菊酯农药后,其妻子的受孕能力下降;工人在有效使用个体防护装置的条件下接触拟除虫菊酯农药后,其受孕能力与非接触的工人相同,提示拟除虫菊酯农药和受孕率减少有关。我国研究发现从事氰戊菊酯农药生产的男性工人精液质量会受到影响,尤其是精子总数及活动能力明显下降。沈欧玺等利用氰戊菊酯的代谢产物 3-苯氧基苯甲酸(3-PBA)为内暴露标志物,探讨氰戊菊酯暴露与基因遗传多态性交互作用对原发性男性不育易感性的影响,发现 Clock 基因多态性位点 rs3817444、rs1801260 和氰戊菊酯暴露之间的基因-环境交互作用与原发性男性不育有关。

2. 女(雌)性不孕不育的影响

(1)动物实验资料。①对生殖器官的影响。雌性大鼠经口暴露氰戊菊酯,可通过干扰下丘脑-垂体-卵巢轴功能,引起动情周期、性行为异常,卵巢萎缩,病理可见卵巢黄体细胞损伤,可导致雌鼠受孕率下降、不良妊娠结局和肿瘤等。氰戊菊酯处理大鼠窦前卵泡,可抑制卵泡直径增加,但对卵泡存活率无明显影响。大鼠颗粒细胞及人卵巢黄体化颗粒细胞,在经氰戊菊酯处理后,可使黄体酮和雌二醇的分泌受到抑制。②对胚胎发育的影响。妊娠期和哺乳期暴露氰戊菊酯的雄性仔鼠,出现青春期睾丸重量下降,精子生成量减少;到成年期精子数量和生育力与对照组相比无明显差异。哺乳期氰戊菊酯暴露雄性小鼠,断奶时绝对和相对睾丸重量均显著地减少,睾丸的凋亡细胞数增加,镜下可见异常生精小管;血清和睾丸的睾酮水平也都相应地下降,但到成年期可以恢复,成年时成熟生精小管和精子数明显下降。哺乳期母体氯氰菊酯暴露可使雄性仔鼠的睾丸重量下降,干扰雄性仔鼠的睾酮的分泌,损害睾丸的结构。但雄性子代成年后血清和睾丸睾酮水平恢复,成年期精子数量减少,但并未影响生育能力。在宫内和哺乳期暴露于氰戊菊酯的雌性子代大鼠成年后子宫重量下降,窦前卵泡和黄体数目减少,出现使生殖力和排卵功能下降的卵巢损害作用。

(2)人群流行病学资料。尚未见拟除虫菊酯类对女性不孕不育的流行病学报告。

五、农药危害的防治

1. 加强农药的安全生产、运输及保管   生产设备严格密闭,防止农药泄漏污染环境,防止药剂污染衣服和皮肤。专人保管、收发农药,不可与粮食、蔬菜、饲料混放,防止非生产性农药中毒事件的发生。

2. 严格遵守安全操作规程,制订合理使用农药的规章制度   广泛宣传和普及农药科学知识,加强对农民进行关于农药的科学使用、正确保管及安全防护措施等基本知识的宣传指导。对剧毒农药,必须严格遵照规章制度,合理使用。限制使用农药的种类、施用范围和限制施药到收获的间隔时间。配药、拌种应在露天进行,要远离水源、粮食、仓库及住宅,上风侧操作,避免吸入农药。正确掌握用药浓度,拌过农药的种粮及施药工具由专人妥善保管及维修。防止污染水源及周围环境。

3. 减少农药对食品的污染   严格执行《中华人民共和国食品卫生法》,并实施食品药品管理部门发布的各类食品卫生标准,特别是食品农药的允许残留量标准。

4. 妇女妊娠期和哺乳期应避免接触农药   我国"女职工禁忌劳动范围的规定"中明确规定:"乳母禁忌从事工作中接触超过国家规定的最高容许浓度的有机磷、有机氯化合物等有毒化学物质的作业"。

5. 凡经多种动物实验确证对动物具有致畸、致突变和致癌倾向的农药均应禁止或限制使用   总之,农药对人类生殖系统的毒性评价研究,尤其是生殖毒性毒理学研究已经取得一定的成绩,但目前的研究主要限于动物实验,人群研究较少。由于种属生殖功能和体内代谢的差异,致使动物实验外推到人有很大困难。由于人群流行病学研究资料相对较少,且在许多方面尚无肯定的结论,故仍存在不少亟待解决的问题。

普通人群接触农药的主要途径是通过食物中的农药残留,因此应开展对食品中各种农药残留的污染物联合暴露的复合效应模式和评估技术的研究,建立食品中农药残留联合(危害)效应的评价方法和模型,制定食品中各种农药残留限量标准。

随着对农药生殖毒性研究的深入,我们可以根据农药的作用机制、剂量-反应(效应)关系、暴露程度、生育结局和质量的探索和评价,找到有效的方法来预防、减轻和逆转农药对机体的损害及对生殖结局的影响,从而促进、人类的健康。

(马明月)

第十章 药物对不孕不育的影响

不孕症是常见妇科疾病,阻碍排卵、受精、着床因素都可致女性不孕。其中包括药物的影响,某些药物可能会影响生育能力。主要包括药物影响卵巢,睾丸的功能,影响胎儿,导致胎儿死亡或畸形等。

第一节 解热镇痛抗炎药

解热镇痛抗炎药(antipyretic-analgesic and anti-inflammator drugs)是一类具有解热,镇痛,而且大多数还有抗炎、抗风湿作用的药物。鉴于其抗炎作用与糖皮质激素不同,故将这类药物成为非甾体抗炎药(non-steroidal anti-inflammatory drugs,NASIDs)。阿司匹林是本类的药物的代表,所有 NASIDs 又被称为阿司匹林类药物。根据其化学结构不同,通常可分为水杨酸类,苯胺类,吲哚类,芳基乙酸类,芳基丙酸类,烯醇酸类,吡唑酮类,烷酮类,异丁芬酸类等。尽管结构特异,但均具有相似的药理作用,作用机制和不良反应。NASIDs 主要的作用机制是抑制体内环氧化酶(cycloxygenase,COX)活性而减少局部组织前列腺素(prostaglandin,PG)的生物合成。根据其对 COX 的作用的选择性可分为非选择性 COX 抑制药和选择性的 COX-2 抑制药。

NASIDs 有 3 种主要的作用。

1. 抗炎作用 NASIDs 作用机制是抑制体内 COX 的生物合成。COX 是体内合成 PG 的关键酶。目前发现 COX 三个亚型:COX-1、COX-2 及 COX-3。COX-1 为结构型,主要存在于血管、胃、肾等组织中,一般情况下 COX-1 浓度在体内保持稳定,参与血管舒缩、血小板聚集、胃黏膜血流、胃黏液分泌及肾功能等调节,其宫内与保护胃肠道黏膜、调节血小板聚集,调节外周血管阻力和调节肾血流量分布有关,对维持机体自身稳态有重要作用。COX-2 为诱导型,各种损伤性化学、物理和生物因子激活磷脂酶 A2(phospholipase A2,PLA2)水解细胞膜磷脂,生成花生四烯酸;后者经 COX-2 催化加氧生成前列腺素。损伤性因子也诱导多种细胞因子,如 IL-1、IL-6、IL-8 等合成,这些因子又能诱导 COX-2 的表达,增加 PG 合成。在炎症反应过程中,PG 可致血管扩张和组织水肿,与缓激肽等协同产生致炎作用。COX-3 亦呈固有表达模式,不同组织中 COX-3 的表达不同,研究认为 COX-3 在疼痛中扮演重要角色。NASIDs 对 COX-2 的抑制是其发挥药效作用的基础,对 COX-1 的抑制构成了此类药物不良反应的毒理学基础。

2. 镇痛作用 NASIDs 对炎症和组织损伤引起的疼痛尤为有效,通过抑制 PG 的合成,使局部痛觉感受器对缓激肽等致痛物质引起的痛觉敏感性降低。对于临床常见的慢性钝痛具有较好的镇痛作用,而对于尖锐的一过性刺痛无效。NASIDs 能计入脂质双层,阻断信号转导,从而抑制疼痛。部分 NASIDs 能在中枢神经系统产生镇痛作用,主要作用于脊髓,可能与其阻碍中枢神经系统 PG 的合成或干扰伤害感受系统的介质和调质的产生及释放有关。

3. 解热作用　下丘脑调节和支配正常体温,下丘脑的体温调节中枢使散热和产热之间保持动态平衡。在炎症反应中,细菌内毒素可引起巨噬细胞释放 IL-1B,IL-6,IFN-A 和 TNF-A 等细胞因子,这些细胞因子又促使下丘脑视前区附近合成 PGE2,通过 cAMP 触发下丘脑的体温调节中枢使体温调定点上调,增加产热,使体温身高。NASIDs 主要通过抑制下丘脑 PG 的生成而发挥解热作用。当体温升高时,NASIDs 能促使升高的体温恢复到正常水平,而对正常的体温不会产生影响。

阿司匹林除了解热镇痛作用,现在人们发现阿司匹林还能治疗不孕。随着人类辅助生殖技术(assisted reproductive technology,ART)的发展,人类已经解决了大部分由于精卵结合障碍引起的不孕问题。但是近 10 年试管婴儿的妊娠率一直徘徊在 30%～40%,难以继续提高,原因就是子宫内膜容受性问题没有得到充分解决。有 1/3～2/3 的人类胚胎由于子宫的容受性异常而最终导致着床失败。子宫内膜容受性差而导致的着床失败仍是决定 ART 成功率的重要因素。所谓子宫内膜容受性,就是子宫内膜接受胚胎种植的能力。在这个领域,阿司匹林是目前国内外研究较多的一种药物。研究显示小剂量阿司匹林可有效提高种植率和成功妊娠率。应用小剂量阿司匹林后,不孕症患者的子宫内膜血液供应增加,B 超下可以见到子宫内膜形态得到改善,促排卵治疗的妊娠率有所提高。其可能的原理为阿司匹林可以降低子宫血管的血流阻力,增加子宫的血流灌注。也有研究认为阿司匹林可能通过改善子宫内膜类型提高妊娠率,而子宫内膜厚度、子宫和卵巢血流状态并无改变。

另外,临床上由于抗磷脂综合征(antiphospholipid syndrome,APS)导致的反复流产也是导致不孕的重要原因。抗磷脂综合征由抗磷脂抗体(APA)引起,病理生理表现为血管内皮受损、血栓素 A2(TXA2)/前列环素 I2(PGI2)水平改变、血管收缩、血小板聚集、血栓形成,从而引起一系列以血管血栓为主要表现的临床症状,是导致反复自然流产(spontaneous abortions,RSA)的常见病因。阿司匹林能抑制血小板聚集、降低 PG 合成酶的活性,有抗血栓形成和缓解血管痉挛的作用。近年来阿司匹林常与低分子量肝素(LMWH)联合应用于治疗 APS。研究表明小剂量阿司匹林联合肝素治疗 APS 相关 RSA 是安全有效的。另有阿司匹林可抗血小板聚集,降低 APS 患者发生动静脉血栓的风险,减少心脏及脑缺血性疾病的风险,并可预防产后血栓形成。

另外阿司匹林还可以降低精液液化时间,而不影响精液体积、精子密度,对于精液液化异常患者有治疗作用。从基础研究看,精液凝固-液化与血浆凝固-液化的生化过程相似,因此采用提高纤溶性药物可能对于治疗精液液化异常有效,其可能的药理机制为阿司匹林抑制前列腺素的合成,进而发挥抗纤溶的作用。

本类药物还包括对乙酰氨基酚,吲哚美辛,双氯酚酸,布洛芬,吡罗昔康,保泰松,萘丁美酮等。本类药品可通过胎盘,故应考虑到孕妇用本品后可能对胎儿造成的不良影响。哺乳期妇女用本品后可在乳汁中检测出,但在哺乳婴儿尿中尚未发现本品或本品代谢产物排出。孕妇及哺乳期妇女用药不推荐使用。

第二节　抗　生　素

抗菌药指对细菌具有抑制或杀灭作用的药物,包括抗生素和其他人工合成抗菌药物。抗生素是有各种微生物产生的,能杀灭或抑制其他微生物的物质。抗生素分为天然抗生素和人工半合成抗生素。

抗菌药物的作用机制主要是通过特异性干扰细菌的生化代谢过程,影响其结构和功能,使其失去正常生长繁殖能力,达到抑制或杀灭细菌的作用。主要包括抑制细菌细胞壁的合成,改变细胞质膜的通透性,抑制蛋白质的合成,影响核酸和叶酸的代谢。

临床常用的抗生素包括 β-内酰胺类、氨基糖苷类、四环素类、氯霉素类,大环内酯类、林可霉素类、多肽类、喹诺酮类、磺胺类及其他抗生素。

一、β-内酰胺类

β-内酰胺类抗生素是临床最常用的抗菌药物,属于繁殖期杀菌剂。其作用机制为其与细菌菌体内的青霉素结合蛋白(penicillin-binding proteins,PBPs)结合,抑制细菌细胞壁合成,菌体失去渗透屏障而膨胀、裂解,同时细菌的自溶酶溶解菌体而发挥抗菌作用。本类药物特点是:抗菌活性强,抗菌谱广,毒性低。包括青霉素类、头孢菌素类、其他 β-内酰胺类。

1. 青霉素类　目前临床使用最重要的一类抗生素,包括天然青霉素和部分合成青霉素。天然青霉素类,如青霉素 G,部分合成青霉素包括口服耐药青霉素,如青霉素 V,耐酶青霉素类,如甲氧西林、氯唑西林和双氯西林,广谱青霉素类,如氨苄西林和阿莫西林,抗铜绿假单胞菌青霉素类,如羧苄西林和哌拉西林,抗革兰阴性杆菌青霉素,如美西林和替莫西林。本类药物 FDA 妊娠分级:B 级,动物生殖试验未发现胎儿损害。但尚未在孕妇进行严格对照试验,尚不除外其对胎儿的不良影响,所以孕妇应仅在确有必要时使用本品。从乳汁中可检测出本类药物,对于孕妇和胎儿均相对安全,哺乳期妇女用药时可以继续哺乳。

2. 头孢菌素类　此类属广谱抗菌药物,抗菌原理与青霉素类相同,能与细菌细胞膜上的 PBPs 结合,妨碍黏肽的形成,抑制细胞壁合成,按照抗菌谱、耐药性和肾毒性分四代。

第一代头孢菌素:包括头孢氨苄和头孢拉定等。第二代头孢菌素:包括头孢呋辛和头孢克洛等。第三代头孢菌素:包括头孢噻肟、头孢哌酮和头孢克肟等。第四代头孢菌素:包括头孢匹罗等。本类药物 FDA 妊娠分级:B,尚无临床证据显示本类药品有胚胎致病或致畸作用。本类药品可透过胎盘屏障进入胎儿血循环,妊娠期应用头孢菌素的孕妇和胎儿均较安全。本类药品也可进入乳汁,哺乳期妇女应用头孢类药物可以哺乳,但应密切注意药物对乳儿的直接影响和对肠道菌群的影响。

3. 其他 β-内酰胺类　包括碳青霉烯类,如亚胺培南、美罗培南,头孢霉素类,如头孢西丁、头孢美唑,氧头孢烯类,如拉氧头孢、氟氧头孢,单环 β-内酰胺类,如氨曲南、卡芦莫南,以及 β-内酰胺酶抑制药,如克拉维酸、舒巴坦。

本类药物 FDA 妊娠分级:B 及,动物实验中显示本类药物对胎儿无影响、无毒性和无致畸作用，但是在怀孕妇女中尚未有足够及良好对照的研究资料，对胎儿安全性的研究尚不充分，故孕妇及哺乳期妇女慎用，需充分权衡利弊。

二、氨基糖苷类

此类属静止期杀菌剂。其特点是抗菌谱广，杀菌速度和杀菌时程具有浓度依赖性，具有较长时间的抗生素后效应，在碱性环境中抗菌活性强，具有初次接触效应，即细菌首次接触氨基糖苷类抗生素时，细胞被迅速杀死。本类药物抗菌机制为抑制细菌蛋白质的合成，破坏细菌胞质膜的完整性，最终使细菌死亡。常用的有阿米卡星、妥布霉素、庆大霉素、奈替米星及链霉素。主要用于治疗需氧革兰阴性杆菌为主所致的严重感染，本类药物主要的不良反应为耳毒性和肾毒性，以及神经肌麻痹和变态反应。

阿米卡星作用最强。抗 G^+ 球菌也有一定活性。对葡萄球菌的抗菌活性以奈替米星作用最强，对结核杆菌以链霉素最好，对厌氧菌无效。此类药物对听神经和肾有毒性作用，使用受到一定的限制。动物实验研究表明对大鼠和小鼠的生殖行为的影响的研究显示该类药物对胎儿都没有损害作用，不损害雄性和雌性大鼠的生殖能力。但对于孕妇没有很好的可控性研究，但调查研究表明该药物对于胎儿没有致畸作用。孕妇使用氨基糖苷类药物对胎儿有损害，产生耳毒性和肾毒性。氨基糖苷类药物可以通过胎盘，有报道说在怀孕期间使用链霉素导致产儿发生不可逆的双侧先天性耳聋。尽管没有报道谈及其他氨基糖苷类药物对胎儿或新生儿产生毒性作用，但危险是存在的。故孕妇及哺乳期妇女禁用。

三、大环内酯类

属窄谱速效抑菌剂，抗菌谱与青霉素 G 相似，主要为需氧的 G^+ 球菌、G^- 杆菌及厌氧球菌等感染的首选药。军团菌、支原体、衣原体及部分流感杆菌对此类药物敏感。其作用机制为不可逆的结合到细菌核糖体 50S 亚基的靶位上，选择性抑制细菌蛋白合成。第一代大环内酯类包括青霉素，第二代大环内酯类抗生素包括阿奇霉素、罗红霉素和克拉霉素。动物实验研究表明，本类药物对雄性和雌性大鼠的性欲、生育力、分娩和子代的数量和发育无副作用，未发现有致畸作用。大环内酯类抗生素一般对孕妇、胎儿的毒性很小，无致畸作用。但红霉素酯化物有较重肝毒性，对孕妇不相宜。本类药物可在乳汁中检出，克拉霉素虽然有报道对婴儿的影响不大，故孕妇、哺乳期妇女慎用。

四、林可霉素类

包括林可霉素和克林霉素，抗菌谱较窄，主要对各类厌氧菌有强大的抗菌作用，抗菌作用机制与大环内酯类相同。动物实验中未发现对雄性和雌性大鼠生育力的损害，也尚未发现动物致畸性和致癌性的研究资料。在怀孕妇女的临床研究尚不充分，本类药物可在乳汁中检出，故孕妇、哺乳期妇女慎用。

五、四环素类

属广谱抗生素，为革兰氏阳性菌和阴性菌的快速抑菌剂，高浓度时对某些细菌具有杀菌作用。

四环素类包括四环素,土霉素,金霉素,美他环素,多西环素和米诺环素。其作用机制为细菌胞质内四环素类药物与细菌核糖体 30S 亚基的 A 位特异性结合,抑制肽链延长和蛋白质合成,也同时增加了细菌细胞膜通透性,导致细菌细胞内物质外漏,抑制细菌 DNA 的复制。该类药物在动物中有致畸胎作用,四环素类可透过胎盘屏障进入胎儿体内,沉积在牙齿和骨的钙质区内,因此妊娠期妇女不宜应用。同时四环素对妊娠期妇女和胎儿均有肝毒性,故孕妇禁用。本类药品可自乳汁分泌,在乳汁中浓度较高,在乳儿中有可能发生严重的不良反应,哺乳期妇女应用时应暂停授乳。

六、氯霉素类

氯霉素类包括氯霉素和甲砜霉素,其作用机制为药物与细菌核糖体 50S 亚基上的肽酰转移酶作用位点可逆性结合,阻止 P 位肽链的末端羧基与 A 位氨基酰 tRNA 的氨基发生反应,从而阻止肽链延伸,使蛋白质合成受阻。目前尚未发现有氯霉素致畸作用,但是由于氯霉素可透过胎盘屏障,对早产儿和足月产新生儿均可能引起毒性反应,发生"灰婴综合征",因此在妊娠期,尤其是妊娠末期或分娩期不宜应用本品。本品自乳汁分泌,有引致哺乳婴儿发生不良反应的可能,包括严重的骨髓抑制反应,因此本品不宜用于哺乳期妇女,必须应用时应暂停哺乳。但未见甲砜霉素诱发灰婴综合征的报道。

七、人工合成抗菌药物

包括:奎诺酮类、磺胺类、硝基咪唑类。

1. 喹诺酮类 属于人工合成广谱强效抗菌药,包括诺氟沙星、环丙沙星、氧氟沙星、左氧氟沙星、洛美沙星、司帕沙星、加替沙星、莫西沙星、加雷沙星等。其作用机制为喹诺酮通过抑制细菌 DNA 回旋酶作用,阻碍 DNA 合成,抑制拓扑异构酶 IV 而干扰细菌 DNA 复制,最终导致细菌死亡。动物实验中尚未证实喹诺酮类药物有致畸作用。然而在孕妇中缺乏合适的、有良好对照的研究,尚无明确结论。本类药可引起未成年动物关节病变,因可通过胎盘屏障,故孕妇禁用。由于本类药物的某些品种经乳汁分泌,加之对新生儿及婴幼儿潜在的严重不良反应,哺乳期妇女应避免应用本品或于应用时停止哺乳。另外动物研究显示莫西沙星有生殖毒性。

2. 磺胺类 属于广谱抑菌药,其作用机制为磺胺药与氨基苯甲酸(PABA)的结构相似,与 PABA 竞争二氢蝶酸合酶,阻止细菌二氢叶酸合成,从而抑制细菌的生长繁殖,发挥抑菌作用。磺胺类药物对大多数革兰氏阳性菌和阴性菌有良好的抗菌活性。常用的有磺胺嘧啶,磺胺甲恶唑(新诺明),复方新诺明等。动物实验发现本类药物有致畸作用。本类药物可穿过胎盘屏障至胎儿体内,孕妇近临产期使用磺胺药会对新生儿产生不良影响,故孕妇宜避免应用。本品可自乳汁中分泌,药物在早产儿、病弱儿和葡萄糖-6-磷酸脱氢酶缺乏的新生儿中应用有导致溶血性贫血的可能。因此哺乳期妇女不宜应用本类药品。

3. 硝基咪唑类药物 包括甲硝唑,替硝唑和奥硝唑。其作用原理为药物分子中的硝基在细胞内无氧环境中被还原为氨基,抑制病原体 DNA 合成,主要用于治疗厌氧菌。甲硝唑的体外研究包括艾姆斯氏试验显示有致突变作用。在哺乳动物中进行的研究未发现有基因损害作用和致畸作用。替硝唑在动物试验或体外测定中发现具致癌、致突变作用,奥硝唑动物实验研究表明无致畸形或胎儿毒性作用,但人体实验中尚缺乏资料。由于对妊娠妇女缺乏深入的对比性研究,而且动物研究并不总是可以预示人类的反应,并且本类药物可通过胎盘屏障进入胎儿循环,因此妊娠前期三个月内应避免使用。由于本类药物可经乳汁分泌,因而需根据药物对母体的重要性权衡利弊来决定终止哺乳或停止用药。

八、抗真菌药

指具有抑制真菌生长、繁殖或杀死真菌作用的药物。分为抗生素类抗真菌药,如两性霉素 B,唑类抗真菌药,如酮康唑,丙烯胺类抗真菌药,如特比萘芬,和嘧啶类抗真菌药,如氟胞嘧啶。

1. 抗生素类抗真菌药 如两性霉素 B,几乎对于所有的真菌均有抗菌活性,为广谱抗真菌药,其作用机制为药物与真菌细胞膜上的麦角固醇结合,增加细胞膜通透性,引起细胞内重要物质的外漏,导致真菌细胞死亡。本品主要用于治疗深部真菌病,也可用于治疗患全身性真菌感染的孕妇,对胎儿无明显影响,但缺乏孕妇用药的良好对照研究,孕妇如有确切应用指征时仍需慎用。哺乳期妇女应避免应用本品或于用药时需要暂时停止哺乳。

2. 唑类抗真菌药 如酮康唑,为广谱口服抗真菌药,动物生殖毒性研究中,高浓度的酮康唑会损伤雌性大鼠的生育能力,产生胚胎毒性和幼仔畸形,例如少指(趾)和蹼指(趾)。酮康唑无致癌性和遗传毒性。人体使用的潜在风险尚未知,孕妇使用本品的经验有限。因此,在孕期不应使用本品,除非对母亲的潜在利益大于对胎儿的潜在危险。本品可从母乳中排出,因此哺乳妇女服用本品时应停止哺乳。

3. 丙烯胺类抗真菌药 如特比萘芬,对于曲霉菌、镰孢和其他丝状真菌有良好的抗菌活性。动物实验研究中未发现胎儿毒性及对生育能力具有不良反应。由于妊娠妇女中的临床经验非常有限,孕妇慎用。特比萘芬可以分泌至乳汁当中,因此口服特比萘芬治疗的母亲不应哺乳。

4. 嘧啶类抗真菌药 如氟胞嘧啶,是人工合成广谱抗真菌药,动物实验发现本药品有致畸作用,但尚无在人类中的研究报道。孕妇使用本药品必须权衡利弊,慎重应用。尚无本品是否经人乳分泌的资料,但是本药品对新生儿及婴幼儿有潜在的严重不良反应,对于哺乳期妇女不宜使用或于使用时停止哺乳。

九、抗结核药

结核病是由结核分枝杆菌引起的慢性传染病,抗结核药的作用机制为:①阻止细菌细胞壁的合成;②干扰结核杆菌代谢;③抑制 RNA 的合成;④抑制结核杆菌蛋白合成;⑤多种作用机制共存或未明。常用的有异烟肼、利福平、吡嗪酰胺、乙胺丁醇和链霉素等。

异烟肼是治疗各种结核首选药物,对于细胞内外结核菌均有效,对繁殖期细菌具有杀菌作用,对静止期细菌表现为抑菌作用。异烟肼可穿过胎盘,导致胎儿血药浓度高。动物实验证实异烟肼可引起死胎,对人类的主要不良反应为外周神经炎和中枢神经系统毒性反应,目前认为异烟肼对胎儿较安全。孕妇使用不受限制。此外,在新生儿用药时应密切观察不良反应。异烟肼可在乳汁中检测出,哺乳期间应用仍应充分权衡利弊,如用药则宜停止哺乳。

利福平对结核菌有很强的抗菌活性,是目前治疗结核病最有效的药物。其能特异性抑制细菌 DNA 依赖性 RNA 多聚酶,阻碍 mRNA 合成。动物实验证实利福平有致畸作用和潜在的致癌作用。利福平主要不良反应为肝脏损害。利福平可穿过胎盘,在人类中尚未证实对胎儿的有害作用,目前认为利福平对胎儿较安全,孕妇使用不受限制。利福平可由乳汁排泄,哺乳期妇女用药应充分权衡利弊。

吡嗪酰胺为细胞内及酸性环境中的强效杀菌剂,吡嗪酰胺具有较高的肝毒性,故不建议孕妇常规使用,但目前尚未见孕妇使用本品后出现不良后果的报道。

乙胺丁醇对繁殖期细菌有抑菌作用。动物实验显示本品可致畸形,大剂量时可致小鼠腭裂、脑外露和脊柱畸形等;在大鼠试验中可引致轻度颈椎畸形;在家兔试验中可引致独眼、短肢和腭裂等畸形。人类中主要不良反应为视神经炎。由于本品可透过胎盘,胎儿血药浓度较低,目前认为乙胺丁醇对胎儿较安全,孕妇使用不受限制。本药品进入乳汁,浓度与母体血药浓度相近,故哺乳期妇女禁用本品,如确有服用指征需暂停授乳。

链霉素在体内仅有抑菌作用。多数结合分枝杆菌对其敏感,主要用于治疗严重或危及生命的结核杆菌感染。本药物可穿过胎盘进入胎儿体内,孕妇使用本品后对胎儿听神经和前庭功能产生永久性损害。故孕妇慎用或禁用,使用前必须充分权衡利弊,哺乳期妇女用药期间宜暂停哺乳。

第三节　避　孕　药

生殖过程中主要包括精子和卵子的形成、成熟、排放、受精、着床及胚胎发育等,如果阻断了其中任何一个环节均可以达到避孕或终止妊娠的目的。避孕药是目前的避孕方法中的一种安全、有效及使用方便、效果较理想的避孕方法。现有的避孕药多为女用避孕药,男用避孕药较少。

一、抑制排卵的避孕药

主要为不同类型的雌激素和孕激素配伍组成的复方制剂。目前常用的甾体避孕药多属于此类药物。甾体避孕药主要通过两个方面发挥作用:一是通过对中枢的抑制作用,干扰下丘脑-垂体-卵巢轴,从而抑制排卵;二是通过对生殖器官的直接作用,抗着床、抗受精。

1. 抑制排卵　甾体避孕药对排卵有显著的抑制作用,用药期间避孕成功率可高达90%以上。外源性的雌激素通过负反馈机制抑制下丘脑 GnRH 的释放,减少 FSH 的分泌,使卵泡的生长成熟过程受到抑制,同时孕激素又可抑制 LH 的释放,两者协同作用进一步抑制排卵的发生。

2. 抗着床　甾体避孕药可抑制子宫内膜的正常增值,促使其逐渐萎缩,最终使受精卵着床困难。

3. 增加宫颈黏液的黏稠度　使精子不易于进入宫腔。

4. 其他作用　甾体避孕药还可以影响子宫及输卵管平滑肌的正常生理活动,使受精卵难以在适当的时间到达子宫,另外还可以抑制黄体内甾体激素的生物合成。本类药物在排卵前、排卵期和排卵后服用,均可影响孕卵着床。抗着床避孕药可使子宫内膜发生各种功能和形态的变化,从而阻碍孕卵着床。一般多用大剂量炔诺酮等。

二、复方口服避孕药(combined oral contraceptives,COC)

①COC 对生育的影响是可逆的,停药后即可恢复生理周期和生育力,停药第 1 个月经周期就可以恢复排卵,恢复生育功能。②COC 本身无致畸作用,不增加胎儿先天性畸形的风险,对染色体无影响。③COC 对生育力有保护作用。首先,COC 具有可靠的避孕效果,可减少非意愿妊娠(宫内或异位妊娠),从而减少了因流产导致的各种并发症及对生育的影响。其次,COC 还能调节月经,使妇女免于因月经失调所致的疾病。再次,COC 还能减少盆腔感染的发生,从而对输卵管的功能起到保护作用。COC 使用者异位妊娠的发生风险可减少 90%。

复方口服避孕药常用药物包括复方炔诺酮片(避孕片 1 号)、复方甲地黄体酮片(避孕片 2 号)、复方炔诺黄体酮乙片,复方氯地黄体酮片等。

三、男性避孕药

棉酚(gossypol)可破坏睾丸细经管的生精上皮,从而使精子数量减少,直至完全无精子生成。停药后可逐渐恢复。如每日服用棉酚 20 mg,连续服用两个月即可达到节育标准,避孕有效率可高达 99% 以上。因为棉酚可引起不可逆性精子生成障碍,从而限制了棉酚作为常规避孕药的使用。

环丙氯地黄体酮是一种强效孕激素,为抗雄激素药物,可在雄激素的靶器官竞争性对抗雄激素。大剂量的环丙氯地黄体酮可抑制促性腺激素的分泌,减少睾丸内雄激素集合蛋白的产生,抑制精子的生成,干扰精子的成熟过程。

四、抗早孕药

米非司酮(mifepristone)能拮抗孕激素活性,一般在妊娠早期使用,可破坏子宫蜕膜,使子宫平滑肌的收缩作用增强,宫颈发生软化、扩张,从而诱发流产。临床上可作为抗早孕、房事后紧急避孕,也可以用于诱导分娩。

五、外用避孕药

常用的外用避孕药多为一些具有较强杀精功能的药物,将此类药物放入阴道后,药物可以自行发生溶解并同时分散子宫颈表面和阴道壁,发挥杀精作用,从而达到避孕的目的。这种避孕药的副作用很小,极少产生全身性反应。杀精剂使用简便,不会影响人体生理状态的内分泌功能,但杀精剂的避孕失败率明显高于其他的屏蔽避孕法。常用药物有孟苯醇醚,壬苯醇醚等。

第四节　抗肿瘤药

目前临床应用的抗肿瘤药分为细胞毒类和非直接细胞毒类抗肿瘤药两大类。细胞毒类抗肿瘤药即传统化疗药物,主要通过影响肿瘤细胞的核酸和蛋白质结构和功能,直接抑制肿瘤细胞的增殖和(或)诱导肿瘤细胞凋亡。如抗代谢药和抗微管蛋白药等。非细胞毒类抗肿瘤药是一类发展迅速的具有新作用机制的药物,主要以肿瘤分子病理过程的关键调控分子为靶点,如调节体内激素平衡药物和分子靶向药物等。

一、细胞毒类抗肿瘤药

肿瘤干细胞学说认为肿瘤是一种干细胞疾病,干细胞在长期的自我更新过程中,由于多基因突变导致干细胞生长失去调控而停止在分化的某一阶段,无限增殖所形成的异常组织。肿瘤细胞群包括增殖细胞群、静止细胞群(G0 期)和无增殖能力细胞群。肿瘤细胞从一次分裂结束到下一次分裂结束的时间称为细胞周期,此间历经 4 个时相:DNA 合成前期(G1期)、DNA 合成期(S 期)、DNA 合成后期(G2 期)和有丝分裂期(M 期)。抗肿瘤药通过影响细胞周期的生化事件或细胞周期调控对不同周期或时相的肿瘤细胞产生细胞毒作用并延缓细胞周期的时相过渡。因此分为细胞周期非特异性药物和细胞周期特异性药物。

细胞周期非特异性药物能杀灭处于增殖周期各时相的细胞甚至包括 G0 期细胞,如直接破坏 DNA 结构及影响其复制和转录功能的药物(烷化剂、抗肿瘤抗生素及铂类配合物等)。此类药物对恶性肿瘤细胞的作用往往较强,能迅速杀死肿瘤细胞,其杀伤作用呈剂量依赖性,在机体能耐受的药物毒性限度内,作用随剂量的增加而成倍增强。

细胞周期特异性药物仅对增殖周期的某些时相敏感而对 G0 期细胞不敏感,如作用于 S 期细胞的抗代谢药物和作用于 M 期细胞的长春碱类药物。此类药物对肿瘤细胞的作用往往较弱,其杀伤作用呈时间依赖性,需要一定时间才能发挥作用,达到一定剂量后即使剂量再增加其作用不再增强。

1. 影响核酸生物合成的药物

(1)二氢叶酸还原酶抑制剂。甲氨蝶呤(methotresxate,MTX),通过对二氢叶酸还原酶的抑制而达到阻碍肿瘤细胞 DNA 的合成,MTX 也可阻止嘌呤核苷酸的合成,干扰蛋白质的合成,抑制肿瘤细胞的生长与繁殖。本药选择性地作用于 S 期。妊娠早期使用可致畸胎,少数患者有月经延迟及生殖功能减退。

(2)胸苷酸合成酶抑制剂。氟尿嘧啶(fluorouracil,5-Fu),5-FU 通过抑制胸腺嘧啶核苷酸合成酶而抑制 DNA 的合成。本品在动物实验中有致畸和致癌性。人类有极少数由于在妊娠初期三个月内应用本品而致先天性畸形者。

(3)嘌呤核苷酸互变抑制剂。巯嘌呤(mercaptopurine,6-MP),阻止肌苷酸转变为腺核苷酸及鸟核苷酸,干扰嘌呤代谢,阻碍核酸合成,对 S 期细胞作用最显著,对 G1 期有延缓作用。本品有增加胎儿死亡及先天性畸形的危险。

(4)核苷酸还原酶抑制剂。羟基脲(hydroxycarbamide,HU),能抑制核苷酸还原酶,阻止胞苷酸转变为脱氧胞苷酸,从而抑制 DNA 的合成。对 S 期细胞有选择性杀伤作用。本药品可致畸胎,睾丸萎缩和生精细胞凋亡。

(5)DNA 多聚酶抑制剂。阿糖胞苷(cytarabine,Ara-C),可抑制 DNA 多聚酶的活性从而影响 DNA 合成;也可掺入 DNA 干扰其复制,使细胞死亡。阿糖胞苷能致畸,致突变,阿糖胞苷能伤害基因型并形成畸胎,因此妊娠期及哺乳期妇女不能用本品。阿糖胞苷有诱变作用。因此建议男性患者接受本品治疗期间和治疗 6 个月内不要生育。由于本品治疗后可能产生不可逆的不育,因此劝告男性患者在治疗前保存精液。

2. 影响 DNA 结构与功能的药物

(1)烷化剂。烷化剂(alkylating agents)所含有的烷基能与细胞的 DNA、RNA 或蛋白质中亲核基团起烷化作用,常可形成交叉联结或引起脱嘌呤,使 DNA 链断裂,又可在复制时使碱基配对错码,造成 DNA 结构和功能的损害,严重时可致细胞死亡。目前常用的烷化剂有以下几类:氮芥类如氮芥、环磷酰胺等,乙烯亚胺类如噻替哌,亚硝脲类如卡莫司汀,甲烷磺酸酯类如白消安。氮芥可致月经失调和男性不育,噻替哌可致闭经和影响精子形成,卡莫司汀可抑制睾丸或卵巢功能,引起闭经或精子缺乏,白消安久用可致闭经或睾丸萎缩。

(2)破坏 DNA 的铂类配合物。包括顺铂和卡铂,在动物实验中导致雄性生精功能异常,并且可致睾丸,附睾,输精管发生变化,可影响胎儿或胚胎细胞遗传物质,故孕妇及哺乳期妇女禁用。

(3)破坏 DNA 的抗生素类。包括丝裂霉素和博来霉素,长期应用抑制卵巢及睾丸功能,造成闭经和精子缺乏。

(4)拓扑异构酶抑制剂。包括喜树碱类和鬼臼毒素衍生物。在动物实验中导致雄性动物生殖器官萎缩,对胚胎和胎儿的毒性反应,故孕妇及哺乳期妇女禁用。

3. 干扰转录过程和阻止 RNA 合成的药物 药物可嵌入 DNA 碱基对之间,干扰转录过程,阻止 mRNA 的合成。包括放线菌素 D,多柔比星和柔红霉素。在用药期间,多柔比星可能引起女性患者不育和闭经。在男性患者中,多柔比星有致突变作用并且可以损伤人类精子中的染色体。可导致永久性的少精症或无精症。男性患者在接受多柔比星治疗期间应当采取有效的避孕措施。

4. 抑制蛋白质合成与功能的药物 药物可干扰微管蛋白聚合功能、干扰核蛋白体的功能或影响氨基酸供应,从而抑制蛋白质合成与功能。

(1)微管蛋白活性抑制剂。包括长春碱类和紫杉醇类。本类药物在动物中有致癌作用,长期使用可抑制睾丸或卵巢功能,引起闭经或精子缺乏。具有胚胎毒性,故孕妇及哺乳期妇女禁用。

(2)干扰核蛋白体的药物。三尖杉生物碱类,包括三尖杉碱和高三尖杉酯碱。尚无可靠参考文献,为避免胎儿死亡及先天畸形的发生,孕妇及哺乳期妇女应慎用。

(3)影响氨基酸供应的药物。L-门冬酰胺酶,由于不能排除本品有潜在的致畸胎、致突变和致继发性癌的作用,孕妇及哺乳期妇女禁用。

二、非细胞毒类抗肿瘤药

随着在分子水平对于肿瘤发病机制和细胞分化增殖和凋亡调控的认识的深入，以肿瘤分子病理过程中的关键调控分子等为靶点的药物。如改变激素平衡失调状态的某些激素或其拮抗剂；以细胞信号转导分子为靶点的蛋白酪氨酸激酶抑制剂、法尼基转移酶抑制剂、MAPK 信号转导通路抑制剂和细胞周期调控剂；针对某些与增值相关细胞信号转导受体的单克隆抗体；破坏或抑制新生血管生成，有效地阻止肿瘤的生长和转移的新生血管生成抑制剂；减少癌细胞脱离、黏附和基底膜降解的抗转移药；以端粒酶为靶点的抑制剂；促进恶性肿瘤细胞向成熟分化的分化诱导剂等。

目前临床上使用的细胞毒抗肿瘤药物对肿瘤细胞和正常细胞尚缺乏理想的选择作用，及药物在杀伤恶性肿瘤细胞的同时，对某些正常的组织也有一定程度的损伤，毒性反应成为化疗时使用剂量受到限制的关键因素，同时亦影响患者的生存质量。分子靶向药物可以特异性的作用于肿瘤细胞的某些特定分子位点，而这些位点在正常细胞通常不表达或者很少表达。因此分子靶向药物通常安全性高和耐受性好，毒性反应比较轻。

1. 调节体内激素平衡药物　某些肿瘤如乳腺癌、前列腺癌、宫颈癌、卵巢癌和睾丸肿瘤与相应的激素失调有关，应用某些激素或其拮抗药来改变激素平衡失调状态，以抑制激素依赖性肿瘤的生长。包括雌激素类，雄激素类，甲羟黄体酮酯，糖皮质激素类，他莫昔芬，戈舍瑞林，亮丙瑞林，氟他胺，托瑞米芬，来曲唑，阿那曲唑和氨鲁米特等。本类药物孕妇及哺乳期妇女禁用。

2. 分子靶向药物　分子靶向药物主要针对恶性肿瘤病理生理发生、发展的关键靶点进行治疗干预。按化学结构将其分为单克隆抗体类和小分子化合物类。

（1）单克隆抗体类。①作用于细胞膜分化相关抗原的单克隆抗体 包括利妥昔单抗，阿伦珠单抗，替伊莫单抗和托西莫单抗。②作用于表皮生长因子受体的单克隆抗体　包括曲妥珠单抗，西妥昔单抗，帕尼单抗，尼妥珠单抗。③作用于血管内皮细胞生长因子的单克隆抗体 本类药物孕妇及哺乳期妇女禁用，如贝伐珠单抗。

（2）小分子化合物类。①单靶点的抗肿瘤小分子化合物 包括伊马替尼，达沙替尼，尼洛替尼，吉非替尼，厄洛替尼，弹落莫司，依维莫司和硼替佐米。②多靶点抗肿瘤的小分子化合物 包括索拉非尼，舒尼替尼，帕唑帕尼，范得他尼。本类药物孕妇及哺乳期妇女禁用。

3. 其他　包括重组人血管内皮抑制素，维 A 酸和亚砷酸。重组人血管内皮抑制素尚未在孕妇及哺乳期妇女中使用，也未进行动物生殖毒性研究，维 A 酸和亚砷酸孕妇及哺乳期妇女禁用。

综上，许多抗肿瘤药物特别是烷化剂可以影响生殖细胞的产生和内分泌功能，产生不育和致畸作用。男性患者睾丸生殖细胞的数量明显减少，导致男性不育，女性患者可产生永久性卵巢功能障碍和闭经，孕妇则可引起流产或畸胎。

第五节　镇　静　药

是一类抑制中枢神经系统功能,起进针催眠作用的药物。小剂量时引起安静或嗜睡的镇静作用,较大剂量时引起类似生理性睡眠的催眠作用。常用的镇静催眠药物可分为三类:巴比妥类,苯二氮卓类,和非苯二氮卓类。

一、巴比妥类药物

巴比妥类药物属于第一代镇静催眠药,其作用机制在于选择性抑制脑干网状上行激动系统,抑制多突触反应,降低大脑皮质兴奋性。镇静催眠作用随剂量增大而逐渐增强。由于这类药物的治疗指数低,容易产生耐受性和依赖性、药物之间相互影响比较大等原因,近年已基本被苯二氮卓类药物所替代。

巴比妥类对中枢神经系统具有普遍性抑制作用,随着剂量增加,其中枢抑制作用也由弱到强,相继呈现镇静、催眠、抗惊厥、抗癫痫和麻醉,增强中枢抑制药等作用。大剂量可抑制心血管中枢,中毒量可致呼吸中枢麻痹而死亡。

本类药物包括巴比妥、苯巴比妥、戊巴比妥等。本类药物可通过胎盘,妊娠期长期服用,可引起依赖性及致新生儿撤药综合征;可能对胎儿产生致畸作用。哺乳期应用可引起婴儿的中枢神经系统抑制。故孕妇及哺乳期妇女慎用。

二、苯二氮卓类药物

经典的苯二氮卓类药物属于第二代镇静催眠药物,是苯二氮卓类受体激动剂(BzRA),它们拥有相同的效用,包括镇静催眠、抗焦虑、中枢性肌肉松弛及抗惊厥、抗癫痫等作用。其作用机制:目前认为苯二氮卓类的中暑作用主要与药物加强中枢抑制性神经递质 γ-氨基丁酸(BABA)功能有关,苯二氮卓类药物的药效是间接地通过 GABA 能神经的功能实现的。

这类药物代表药包括:三唑仑、劳拉西泮、地西泮等。本类药物口服吸收良好,根据半衰期长短不同,可分为短、中、长半衰期三种,经肝脏代谢。三唑仑在妊娠首三个月内,有增加胎儿致畸的危险,孕妇长期服用可成瘾,使新生儿呈现撤药症状激惹、震颤、呕吐、腹泻;妊娠后期用药影响新生儿中枢神经活动。分娩前及分娩时用药可导致新生儿肌张力较弱,应禁用。本品可分泌入乳汁,哺乳期妇女应避免使用。

劳拉西泮可通过胎盘屏障。有报道母亲在胎儿出生前几个星期连续摄入苯二氮卓类药物,婴儿在出生后一段时间有戒断症状。已有报道母亲在妊娠后期或在生产中接受了苯二氮卓类药物的新生儿有活动减退、张力减退、低温、呼吸抑制、窒息、喂养困难和对冷刺激的代谢反应损害的症状发生。人的乳汁中可检测到劳拉西泮,因此除非对于妇女的可预期利益超过对于婴儿的潜在危险,否则哺乳期妇女不应服用劳拉西泮。已有哺乳母亲服用苯二氮卓类药物而出现新生儿镇静和哺乳不能的现象。在妊娠初期使用镇静催眠剂可使先天畸形发生的危险性增加。由于此类药物通常不用于紧急状态下,因此在妊娠初期应避免使用劳拉西泮。动物试验中未见致癌作用。

地西泮在妊娠前三个月内，本药有增加胎儿致畸的危险，孕妇长期服用可成瘾，使新生儿呈现激惹、震颤、呕吐、腹泻撤药症状；妊娠后期用药影响新生儿中枢神经活动。分娩前及分娩时用药可导致新生儿肌张力较弱，应禁用。本品可分泌入乳汁，哺乳期妇女应避免使用。但是在分娩过程中的第一产程，使用地西泮可以有效缓解产妇疲惫状态及紧张情绪，还可以对宫颈肌纤维选择性的松弛，有效扩张宫口。

三、非苯二氮卓类药物

水合氯醛，是三氯乙醛的水合物，为催眠药、抗惊厥药。催眠机理可能与巴比妥类相似，孕妇及哺乳期妇女用本药品虽能通过胎盘，但在动物或人均尚未发现致畸。在妊娠期经常服用，新生儿会产生撤药综合征。本品能分泌入乳汁，可致婴儿镇静。故孕妇和哺乳期妇女慎用。

唑吡坦，又名思诺思，为新型非苯二氮卓类镇静催眠药。药理作用类似于苯二氮卓类。动物实验并没有发现唑吡坦有致畸胎和胚胎毒性等副作用，尚无在妊娠患者的使用数据，如果在妊娠的晚期或者分娩时使用唑吡坦，根据产品的药理学作用，预期可能对新生儿产生影响，例如低体温、张力过低和中度的呼吸抑制。已有报告在妊娠后期与其他 CNS 抑制剂同时使用唑吡坦发生严重的新生儿呼吸抑制病例。此外，母亲在妊娠后期长期使用镇静剂/安眠药后生的婴儿可能产生身体依赖，在产后阶段可能有发生停药综合征的风险。哺乳乳汁中有少量唑吡坦。因此为慎重起见，妊娠和哺乳期妇女不应服用本品。

第六节　中　药

中医中药是我国历史文化瑰宝，古代中医医术对于女性不孕的原因及治疗有系统的描述。西医认为女性不孕主要包括排卵障碍性不孕，输卵管阻塞性不孕和免疫性不孕。现代中医对于治疗不孕不育也有新的发展。本节介绍对不孕不育具有治疗作用的中药。

1. 排卵障碍性不孕　排卵障碍是不孕症常见的病因，多伴有月经不调，闭经，是生殖内分泌疾病的综合表现。中医认为肾为藏精之腑，对于人体的生长发育，以及繁衍后代起重要的作用。肾主生殖，与排卵机制之间有内在联系。李超荆等采用中药调整肾的阴阳、补肾化痰、清肝滋肾三法来诱发排卵，实验证实补肾中药能增强下丘脑-垂体-卵巢性腺轴的功能，如巴戟天、菟丝子、肉苁蓉等能增加垂体、卵巢、子宫的重量，增加垂体对下丘脑黄体生成激素释放激素(LH-RH)的敏感性，既能刺激分泌更多的黄体生成素(LH)，又能提高卵巢人绒毛膜促性腺激素(HCG)/黄体生成素(LH)受体功能，提高垂体的兴奋性和反应性，从而改善了内在的神经-内分泌调节功能。

川断，菟丝子具有雌激素样活性，可使去卵巢的小鼠阴道上皮角化，子宫重量增加，证实中医理论补肾是诱发排卵的基础。桃仁、红花合用能明显增加大鼠卵巢-子宫静脉血中前列腺素($PGF2a$)含量，能诱发发育成熟的卵泡排卵，其原理为在中药补肾使卵泡成熟的基础上,再施以活血化瘀药物以激发排卵。另外肾阳虚可抑制生长卵泡的发育,右归丸有促使初级卵泡生长发育的作用。因此右归丸具有促排卵的作用,可用于治疗不孕症。

党参、黄芪、当归、丹参、川芎、菟丝子、仙茅、仙灵脾、紫河车、蛇床子等单味中药含有较高的微量元素锌,有改善性腺功能的作用,应用含锌量较高的补肾药能提高 LH 和黄体酮(P)的分泌,有健全黄体功能的作用,故对黄体不健,习惯性流产有防治作用。促黄体汤能诱发家兔排卵后的黄体对 HCG 的刺激反应迅速而强烈,使 P 分泌增加,分泌高峰提前,使垂体前叶重量增加,实验证实促黄体汤能促进 LH 合成分泌增加,促进 P 分泌,提高和延长 P 分泌高峰。

2. 输卵管阻塞性不孕 输卵管不孕多因输卵管管腔粘连而导致机械性阻塞,或因盆腔粘连导致输卵管迂曲,或影响输卵管的蠕动和伞端拾卵,使卵子无法和精子会合。临床常见于慢性输卵管炎、输卵管结核、子宫内膜异位症或盆腔手术后输卵管粘连,以及输卵管发育不全等。

多数中医学者认为输卵管梗阻性不孕的根本原因在于"瘀",以活血化瘀为治疗原则。中西医结合治疗输卵管阻塞性不孕是较理想的方案。管淑彩,徐艳兰等研究结果表明中西医结合治疗效果明显高于单纯西医或单纯中医治疗,可能与以活血化瘀为主的中药具有增加局部血供,改善盆腔血液循环,发挥抗组织增生、抗纤维化、抗炎等作用有关,并用宫腔输卵管加压通液,可冲化输卵管腔黏液栓,分离、松解粘连组织,药物直达病所,达到消除局部炎症,增强、巩固疗效的作用。

3. 免疫性不孕 免疫性不孕多因患者出现免疫功能异常,抗精子抗体的过度表达导致不孕。男女均可发生,男性患者精液液化后出现精子相互凝集,女性患者抗精子抗体影响精子穿透宫颈黏液,阻碍精子、卵子的识别、融合等受精过程。中医认为免疫性不孕不育的病因是由于肾虚,伴随感染以及损伤导致出现热毒侵袭、冲任失调,中医认为需要进行补肾扶正、活血化瘀治疗,同时进行免疫调节治疗。现代中药药理学研究表明,补肾类中药具有调节免疫平衡的作用,既可提高免疫稳定功能,又可消除有害的自身或同种免疫反应;同时具有内分泌激素样作用,能够使下丘脑-垂体-卵巢轴的调节功能得以改善,具有调经、促排卵、助孕及促进早期胚胎发育的作用。罗天琴,翟一阳等使用中西医结合治疗方法治疗免疫性不孕取得较好的效果。其原理为中药山药和茯苓具有补肾健脾的作用;黄芪、白术则能够提高机体免疫力和益气健脾功效;红花、牡丹皮、当归、赤芍等不仅活血化瘀,还具有抗自由基、抗凝集以及抗氧化作用;菟丝子、枸杞、紫河车等则具有补肾益精作用;防风则具有抗变态反应作用。进而达到补肾扶正、活血化瘀,调节人体免疫系统,促使抗体转阴性的作用。

（徐福强　朱晓明）

第十一章　环境内分泌干扰物与不孕不育

第一节　环境内分泌干扰物概述

环境内分泌干扰物(environmental endocrine disruptors chemicals,EDCs)可定义为:改变内分泌系统功能,在生物的个体、后代、种群或亚种群水平造成有害效应的外源性化学物或混合物(WHO,2002)。随着工农业和科学技术的迅猛发展,在人类的生产和生活过程中,大量的化学物通过原料产出、产品制造和燃烧过程、产品浸出和废弃物排放等多种途径不断进入环境介质中,进而进入机体。其中许多化学物具有内分泌干扰效应。现已证实或疑为内分泌干扰物的环境化学物有上百种,并且人们还在陆续发现新的环境内分泌干扰物。EDCs按来源可分为天然和人工合成(man-made)化学物;以它干扰的内分泌功能来划分,可分为雌激素类干扰物、雄激素类干扰物、甲状腺素干扰物、糖皮质激素干扰物、生长激素干扰物等;根据化学结构,可分为多氯联苯类(polychlorinated biphenyls,PCBs)、二噁英类(dioxin)、烷基酚类(alkylphenol)、邻苯二甲酸酯类(phthallates esters)和金属类等。

近几十年来,全世界范围内育龄夫妇生育能力下降明显,不孕不育症发病率呈上升趋势,越来越多的流行病学研究提示了EDCs是不孕不育发病的重要成因之一。有Meta分析提示:过去的50年间精子数目与精液量下降与环境内分泌干扰物的大量涌现及使用有关。有队列研究发现:长期食用有内分泌干扰作用的PCBs污染的鱼类,女性受孕率下降。暴露具有内分泌干扰效应的农药可使女性发生月经周期延长或闭经的风险升高。许多体内体外实验也从机制方面证实了EDCs对生殖发育的影响。生殖生育离不开内分泌系统的调节作用。EDCs可直接损伤生殖内分泌器官、组织、和细胞;或通过诱导氧化应激的改变和表观遗传改变等一些相关机制在分子水平影响内分泌关联基因的表达、蛋白的表达和酶的活性,如影响激素受体的表达、激素的合成、和激素合成酶的活性等;或直接作用于细胞转导信号通路、靶器官、下丘脑-垂体-腺体轴等,干扰正常内分泌水平;可产生激素样或抗激素样作用,如通过受体-配体途径,模拟相应激素与其受体结合,或拮抗受体和配体结合,从而引起内分泌功能的紊乱;此外,EDCs诱导的免疫功能改变、垂体和甲状腺功能紊乱以及神经行为改变等,能继发影响生殖生育。这些内分泌干扰效应最终可导致性发育异常、生殖功能障碍、生殖器官癌症和生育能力下降。

在对EDCs影响男性生育能力的研究中发现:EDCs可通过干扰睾丸细胞的发育和功能影响精子形成(图1)。睾丸支持细胞是EDCs的主要靶细胞。支持细胞(sertoli cells)在精子发生过程中起着重要作用,为生殖细胞提供结构支持、营养成分以及旁分泌因子,调节生殖细胞代谢和基因表达。支持细胞的功能受到机体内分泌系统的调节作用:下丘脑分泌的促性腺激素释放激素(GnRH)作用于垂体前叶,使其分泌(促卵泡激素)FSH 和(促黄体激素)LH,支持细胞是唯一能表达 FSH 受体的睾丸细胞,支持细胞是 FSH 的作用靶点。体内体外实验发现,EDCs 可干扰下丘脑-垂体-睾丸轴(H/P),影响 FSH 分泌,或干扰支持细胞内 FSH 受体信号转导过程,直接影响支持细胞糖代谢和转铁蛋白(ABP)的分泌,使生殖细胞的能量供给受限,影响精子发生过程,或与雌激素或雄激素受体结合,影响支持细胞的激素调节,或影响支持细胞的增殖和凋亡。血睾屏障(blood-testis barrier,BTB)的形成及功能也受到机体内分泌系统的调节,EDCs 能抑制垂体分泌 FSH 和 LH,使 BTB 形成延迟或阻滞。另外,EDCs 影响雄激素水平也与 BTB 功能不全有关。在发育过程中,EDCs 暴露能使生殖细胞分化和雄性性腺分化异常,影响生殖发育,精子发生障碍,甚至引起睾丸癌。睾丸间质细胞(leydig cell)是内分泌细胞。EDCs 可通过干扰间质细胞的生长、发育、结构和功能,引起睾丸间质细胞内分泌水平改变。EDCs 可在激素合成的各个步骤,干扰激素合成酶从而直接干扰类固醇生成,也可通过干扰下丘脑-垂体-睾丸轴,或直接与甲状腺激素及其受体相互作用,改变体内激素水平,影响精子发生。另外,有研究提示宫内 EDCs 暴露与隐睾症和尿道下裂等男性先天性畸形相关。

在对 EDCs 影响女性生育能力的研究中发现:卵巢是环境内分泌干扰物的靶器官。在卵泡形成过程中接触 EDCs 可对女性的生育能力产生不良效应。有研究发现 EDCs 可通过损伤原始卵泡池或加速原始卵泡发育,引起卵巢早衰、更年期提前,甚至永久性不育。一些 EDCs 能通过干扰雌激素受体的功能,影响激素水平进而影响卵母细胞减数分裂过程,使染色体异常、重组率增加、甚至形成非整倍体。在卵泡生成后期,EDCs 也可通过引起囊状卵泡闭锁或抑制囊状卵泡发育,导致雌激素缺乏、无排卵性周期,最终引起不孕。若在囊状卵泡分化为黄体的过程中接触 EDCs,或是 EDCs 直接作用于黄体,均可影响黄体酮的生成和受精卵着床,导致不孕。卵巢类固醇激素是由囊状卵泡的颗粒细胞和膜细胞以及排卵后的黄体合成的,这一过程需要多种类固醇合成酶的参与。EDCs 可干扰卵巢类固醇激素合成酶影响激素合成,可通过损伤卵巢内具有产生类固醇功能的囊状卵泡和黄体,影响类固醇合成;也可使类固醇合成酶活性下降,或直接影响类固醇合成酶的基因或蛋白表达,导致体内激素水平改变;还可通过干扰下丘脑-垂体-卵巢轴,干扰 LH 和 FSH 的分泌。干扰内分泌的调节作用不仅影响生殖细胞的发生和发育,也可使月经周期紊乱或经期延长,影响生殖。在对下一代的影响研究中,动物实验发现,宫内暴露雌激素样化学物,如双酚 A(BPA)或植物雌激素,可显著延长成年小鼠的发情周期;围产期暴露 BPA 也可引起成年小鼠发情周期紊乱。EDCs 也可刺激下丘脑神经元,释放神经肽,促进下丘脑成熟,导致青春期提前,甚至性早熟。现有的研究表明,一些环境内分泌干扰物,如己烯雌酚(DES)、多溴联苯(PBBs)、DDT、DDE以及邻苯二甲酸酯类(PAEs)等与人类青春期提前密切相关。流行病学资料显示,青春期提前是乳腺癌、睾丸癌等生殖系统肿瘤的危险因素,因此,青春期提前也可影响生殖系统健康,威胁人类的生殖能力。

综上所述,EDCs 可在器官、细胞和分子水平形成内分泌干扰效应,而内分泌干扰效应又进一步影响生殖器官和生殖细胞的发生、发育和功能,最后影响生殖发育。

第二节 环境内分泌干扰物对不孕不育的影响

本节将从内分泌干扰方面,重点阐述一些典型环境内分泌干扰物对不孕不育的影响。

一、邻苯二甲酸酯类

邻苯二甲酸酯类(phthalates esters,PAEs),又名酞酸酯类,是邻苯二甲酸(phthalic acid)的酯化衍生物,通常邻苯二甲酸酯类是由一个苯环和两个相邻的脂肪侧链组成,进入人体或动物体内后首先转化为生物活性更高、毒性更大的邻苯二甲酸单酯(phthalates monoester esters,PMEs)。一般常用的品种有邻苯二甲酸二甲酯(DMP)、邻苯二甲酸二乙酯(DEP)、邻苯二甲酸二正丁酯(DBP)、邻苯二甲酸二正辛酯(DOP)、邻苯二甲酸二异辛酯(DEHP)和邻苯二甲酸丁基苄基酯(BBP)等。常温下,为挥发性很低的黏稠状液体,有特殊气味,一般难溶于水,易溶于大多数的有机溶剂。

1. 来源 自 20 世纪 30 年代以来,PAEs 就得到了大规模的生产,主要作为增塑剂和软化剂而广泛应用于聚氯乙烯(PVC)、聚丙烯(PP)、泡棉的塑料产品的生产,这些产品可用于食品包装、医疗器械、儿童玩具、聚氯乙烯地板和壁纸等。油漆、橡胶、润滑油等的添加剂中也含有这类物质。此外,PAEs 还广泛应用于个人护理用品,如指甲油、香水、头发喷雾剂等。全球 PAEs 的年产量可达 180 亿 t,其中 DEHP 是全球用量最大的 PVC 的邻苯二甲酸酯类增塑剂。由于 PAEs 与塑料基质并非共价结合,因此 PAEs 可从塑料产品中逐渐释放至环境中。PAEs 可与空气中粉尘颗粒结合,进而污染土壤。另外,在河流、海洋以及工业废水中也可检测到 PAEs,导致鱼和其他水生动物的暴露。

人类可通过摄入、吸入和皮肤接触暴露于 PAEs,进入体内的 PAEs 首先转化为具有雌激素效应的 PMEs,而后经氧化反应最终生成葡萄糖醛酸结合物排出体外。尽管大多数的 PAEs 表现为非常低的毒性作用,但研究表明生殖系统对这类环境内分泌干扰物的影响尤为敏感,可影响男性睾丸发育,女性的生育能力下降、高流产率以及妊娠并发症等也与暴露 PAEs 密切相关。目前,欧洲已明确规定在玩具、化妆品和食品接触材料中限制使用具有生殖毒性作用的 PAEs。

2. 对男性(雄性)生育能力的影响 PAEs 具有典型的雌激素样作用,并且有拮抗雄激素的作用。人群流行病学调查显示,较女性而言,男性生殖系统对邻苯二甲酸酯类更为敏感。有研究报道,生育能力低下的男性,尿液中邻苯二甲酸酯类的特异代谢产物与精子的能动性和精子的浓度存在明显的剂量反应关系;母亲孕期暴露高水平的 PAEs,其男性婴儿的肛门与生殖器间的距离(AGD)显著缩短,并伴有睾丸不完全下降。动物实验结果显示,在胚胎性腺形成期和新生儿期暴露 PAEs,能抑制睾丸类固醇合成酶 STAR(steroidogenic acute regulatory protein)、细胞色素 P45011A1 和 17A1(CYP11A1 和 CYP17A1)等的表达,抑制睾丸间质细胞中雄激素的合成。另外,也有研究表明某些邻苯二甲酸酯类能干扰具有调节脂质稳态、胰岛素信号以及胆固醇胞内转运过程中的某些基因表达,抑制睾酮的合成,从而影响成年期睾丸的功能和激素的反应性,导致雄性生殖系统发育不全,生育能力低下。PAEs 也可通过过氧化物酶体增殖剂激活受体(peroxisome proliferators-activated recep-tors,PPARs)途径引起睾酮合成减少、体重下降、睾丸损伤、萎缩、畸形,甚至生殖系统肿瘤的发生,影响男性生育能力。

3. PAEs 对女性(雌性)生育能力的影响   PAEs 对女性生殖系统的影响主要是通过影响类固醇激素生成和卵泡生成、发育等,引起女性青春期提前、月经紊乱、生育力低下,甚至生殖系统肿瘤的发生。流行病学研究显示,孕妇尿中 PAEs 代谢物的浓度与脐带血中游离睾酮水平、睾酮/雌二醇比值呈负相关,并且宫内暴露 DEHP、MEP 可使女性青春期提前。动物实验发现,在大鼠妊娠期不同的发育时间点暴露 PAEs,能降低类固醇合成酶(CYP19A1、CYP17A1)水平,减少黄体酮受体、FSH 受体以及 LH 受体的水平,使类固醇生成异常。大鼠青春期前及成年期染毒 DEHP 可改变体内激素水平,使发情周期紊乱。在卵泡发生的各个阶段暴露 PAEs,能减少各阶段卵泡的数量,促进卵泡闭锁,抑制囊状卵泡的发育以及使卵原细胞、卵母细胞凋亡增加。体外实验也表明,PAEs 可影响类固醇激素合成酶的水平、酶的活性,干扰类固醇的生成。另外,也有研究表明 PAEs 与女性卵巢早衰、多囊卵巢综合征等疾病密切相关。

二、双酚 A

双酚 A(bisphenol A,BPA)是最常用的塑化剂之一,化学名称 2,2- 二(4-羟基苯基)丙烷,是由苯酚和丙酮在酸性介质中合成的含有两个不饱和酚环组成的化合物,分子式为 $C_{15}H_{16}O_2$。常温下呈白色晶体,易溶于乙醇、丙酮等有机溶剂,难溶于水,在氧气充足的情况下,可在几天内降解,但在缺氧的环境中,BPA 不能降解。

1. 来源   1891 年,双酚 A(BPA)由 Dianin 首次合成,与己烯雌酚(DES)结构相似,最初被用作雌激素替代疗法的药物。此后,因 BPA 具有交联特性而广泛应用于工业生产中的聚碳酸酯和环氧树脂的合成。20 世纪 60 年代以来就被用于塑料瓶、婴儿奶瓶、罐头瓶等食品容器的内侧涂层、医疗设备以及大量的日常用品中。BPA 的不完全聚合反应或温度较高引起的聚合物降解,导致人可通过摄入、呼吸和皮肤接触等途径暴露于 BPA,在成年人和胎儿的血清、尿液、乳汁和脂肪组织,甚至精液中都可检测到 BPA。BPA 也会释放入大气,污染地表水、地下水以及沉积物等。进入体内的 BPA 主要通过肝脏葡萄糖醛酸化途径代谢,体内半衰期约 6 h,24 h 后随尿液排出,但部分 BPA 也可在体内蓄积延迟排泄。早在 20 世纪 30 年代,在大鼠的研究中就发现 BPA 具有弱的雌激素活性,近年的研究也发现,BPA 也可与雄激素受体结合,发挥抗雄激素作用。

2. 对男性(雄性)生育能力的影响   人群流行病学研究结果显示,在职业暴露 BPA 的男性或来源于生殖辅助治疗中心的男性中,尿液中 BPA 的浓度与精子浓度、精子数量、精子形态以及精子的能动性呈负相关。有些研究发现男性尿液中 BPA 浓度与血清中 FSH 水平呈正相关,与游离睾酮、抑制素 B、游离的雄激素指数(free androgen index,FAI)、游离的雄激素指数与促黄体激素浓度的比值(FAI/LH)以及雌二醇与睾酮的比值(E_2/T)呈负相关,尽管也有无相关的报道。

动物实验也发现,BPA 能影响精子的发生过程,BPA 染毒动物可形成泌尿生殖器畸形、附睾重量减轻、精子数量减少和前列腺重量增加等生殖系统异常,并导致附睾精子浓度和血浆睾酮水平下降。BPA 染毒大鼠的类固醇合成酶 CYP19A1 转录受到抑制,并且活性降低,从而雌激素合成下降。新生小鼠暴露 BPA 可使雌激素受体表达升高。另外,BPA 也可促进睾丸支持细胞、间质细胞以及生殖细胞的凋亡。

3. 对女性(雌性)生育能力的影响 BPA 是一种具有雌激素活性的环境内分泌干扰物。人群流行病学研究发现,女性血清中雌二醇峰值的下降与 BPA 的暴露有关。多囊卵巢综合征以及子宫内膜异位症等疾病也与 BPA 的暴露有关。许多动物实验发现,BPA 暴露可引起啮齿类动物发情周期改变,性成熟提前,也可使两栖类动物排卵延迟,产卵量下降,其机制可能是 BPA 干扰下丘脑-垂体-卵巢轴的调节作用和类固醇激素的合成,从而影响发情周期和排卵,使生育能力下降。小鼠暴露 BPA 能引起卵母细胞减数分裂缺陷,出现染色体异常甚至形成非整倍体。体外实验显示,BPA 可通过影响类固醇生成、干扰芳香烃受体途径以及异常调控细胞周期等,抑制小鼠囊状卵泡的发育,使卵泡闭锁率升高;小鼠卵母细胞体外低剂量暴露 BPA 也可引起 DNA 甲基化改变以及组蛋白修饰,从而影响减数分裂。另外,有研究提示,羊水中 BPA 的浓度比孕妇血浆中 BPA 的浓度高五倍,表明 BPA 可在孕妇羊水中蓄积,相对其母亲,胎儿暴露于更高浓度的 BPA。大鼠宫内暴露 BPA,能影响体内性激素的代谢平衡,血浆中 LH 水平下降,导致大鼠成年期发情周期永久性改变,甚至引起卵巢早衰或永久性不孕。

三、壬基酚

壬基酚(nonylphenol,NP),也称壬基苯酚,是非离子表面活性剂烷基酚聚氧乙烯醚(alkylphenol ethoxylates,APEs)的主要降解产物,理论上有 211 种同分异构体,常温下为无色或淡黄色液体,略带苯酚气味,不溶于水,溶于丙酮,分子式为 $C_{15}H_{24}O$。壬基酚属有机污染物,可随食物链富集。

1. 来源 烷基酚聚氧乙烯醚类(alkylphenol ethoxylates,APEO)具有良好的渗透、润湿、乳化和洗涤作用,广泛用作高性能的工业洗涤剂、纺织助剂,也可用于农药上的乳化剂。长期以来在配置洗涤剂、精炼剂、纺丝油剂、柔软剂等各种印染助剂以及农药都需要添加烷基酚聚氧乙烯醚类,其中最主要的是壬基酚聚氧乙烯醚(nonylphenol ethoxylate)和辛基酚聚氧乙烯醚(octylphenol ethoxylate)。据估计,这类物质经使用后,60% 进入水体,在自然环境中会发生去乙氧基反应,生成毒性更大的壬基酚类或辛基酚类物质。人类主要通过摄入 NP 污染的水和食物而暴露。Ademollo 等人发现意大利女性乳汁中 NP 的含量高达 32 ng/mL,并且乳汁中 NP 的水平与饮食中鱼的摄入量呈正相关。现有的研究表明,NP 暴露可引起不同物种动物的生殖系统损伤,主要表现为睾丸畸形、卵巢发育障碍以及生殖器官重量的减轻等,但人类的流行病学证据尚不充分。

2. 壬基酚对男性(雄性)生殖能力的影响 壬基酚是具有雌激素效应的环境内分泌干扰物,可与雌二醇等雌激素竞争结合雌激素受体,目前至少包含二十个同分异构体,不同的同分异构体与雌激素受体的结合能力不同,使雄性成年期生殖功能紊乱和性腺发育异常,进而减少和降低精子生成的数量和质量。几十年来,壬基酚对雄性生殖系统的影响已在啮齿类动物模型和水生动物模型中得到了广泛的研究。在大鼠的三代研究中发现,高剂量 NP 暴露组的部分雄性后代表现出附睾精子密度和精子细胞数量下降。大鼠孕期、哺乳期、新生儿期以及成年期暴露一定剂量的 NP,都可能引起成年时睾丸和附睾重量减轻,精子数量下降,其可能的机制是 NP 导致睾丸支持细胞收缩和数量下降,从而影响支持细胞功能,使生殖细胞凋亡增加,并且 NP 处理的大鼠还表现出过量的 ROS 生成和抗氧化酶水平下降,从而使精子发生过程和生精周期异常。体外实验结果显示,NP 的同分异构体(p33-NP,p262-NP,p353-NP 和 p363-NP)均可诱导大鼠生精细胞和睾丸间质细胞凋亡、抑制类固醇合成酶(CYP11A1 和 STAR),使睾酮合成减少,其中 p363-NP 对睾丸间质细胞的生殖毒性最为明显。

3. 壬基酚对女性生殖能力的影响　NP 对雌性生殖系统影响的研究多集中于探讨其对啮齿类动物和海洋生物的影响。动物实验表明,NP 可诱导成年雌性大鼠卵泡的早期发育,使卵泡数增加,子宫直径增宽、阴道上皮增厚;大鼠暴露 NP 也可对其部分后代产生不良的影响,如子宫重量增加,卵巢重量减轻,阴道开口时间延长。子宫增重可能是 NP 诱导卵泡早期发育的间接结果,卵泡的过早发育也会影响其他雌性生殖器官的过早发育。有报道鱼类暴露于 NP 污染水体也发现产卵量明显减少,甚至出现兼有两性第二性征。体外实验发现,NP 可促进卵巢癌细胞增殖,并具有抗雄激素的作用。

四、二噁英

二噁英是一类无色无味、性质稳定、脂溶性强的有机氯化合物,极难溶于水,可溶于大部分有机溶剂。二噁英并不是一种单一物质,而是一类卤代芳香族碳水化合物,不同碳位上被氯原子取代,形成 75 种多氯二苯并-对-二噁英(polychlorinated dibenzodioxins,PCDDs)和 135 种多氯二苯并呋喃(polychlorinated dibenzo furans,PCDFs)以及二噁英样多氯联苯类物质(dioxin-like polychlorinated biphenyls,DL-PCBs),这类化合物的毒性作用依据其氯原子的数量和取代的位置而不同,以 2,3,7,8-四氯二苯-P-二噁英(2,3,7,8-tetrachlorodibenzo-p-dioxin,TCDD)的毒性最强,研究也最多,1997 年,国际癌症研究中心已将其确认为人类致癌物。

1. 来源　二噁英是在生产或垃圾焚烧过程中生成的副产品,除来源于天然过程,如森林火灾、火山爆发等,90% 来源于工业生产过程的释放和垃圾等不完全焚烧。化工冶金、聚氯乙烯塑料、造纸、氯气、催化剂高温氯气活化过程以及除草剂等农药的生产环节都会向环境中释放二噁英。各种废弃物特别是含氯化合物、医疗废弃物等在燃烧温度低于 300~400℃ 时也会产生二噁英。二噁英可通过大气扩散传播,沉降到水体和土壤中,然后随食物链富集进入人体。人类通过环境接触、职业暴露和意外污染事件等途径暴露于二噁英。进入体内的二噁英代谢非常缓慢,易蓄积于脂肪组织中,在体内半衰期约为 7 至 11 年。在人体脂肪组织、血清、乳汁和卵巢卵泡中都可检测到二噁英类物质。除致癌效应外,还可引起动脉粥样硬化、高血压、糖尿病,并具有干扰神经系统、免疫系统、生殖系统等作用。

2. 二噁英对男性生殖能力的影响　二噁英对生殖系统的影响始于对越战退伍战士以及当地居民的流行病学研究,发现其后代出现了大量的生殖器官缺陷、畸形等。1976 年,在意大利 Seveso 的事故性污染中,对 Seveso 人群调查发现,TCDD 污染使当地出生的新生儿女性比例上升,当地青春期前暴露 TCDD 的男性在成年表现出精子浓度和精子能动性明显下降,经母乳暴露 TCDD 也会影响成年期精子浓度、精子数量、精子能动性,并使男性 FSH 明显升高,抑制素 B 明显下降。在一些队列研究中发现,孕妇血浆中二噁英类物质活性与男性新生儿的肛门与生殖器之间的距离(AGD)呈负相关。大量的动物实验结果也表明,孕期暴露 TCDD,子代会出现 AGD 缩短,附睾重量减轻,并表现出精子数量减少,进入附睾的精子不能进一步活化,导致雄性动物雌性化。

3. 二噁英对女性生殖能力的影响及主要机制　流行病学研究提示,二噁英与女性子宫内膜异位症的发病率升高有关,二噁英也可引起女性流产、早产、畸胎等发病率升高有关。动物实验发现,大鼠雌性子代在宫内暴露 TCDD,可引起发情周期紊乱、阴道口开放延迟,受孕率降低以及引起外生殖器畸形,也可引起垂体分泌的 LH 减少,抑制激素合成酶 STAR 和 CYP17A1 的表达;宫内以及哺乳期暴露 TCDD 的大鼠也表现出血清雌二醇、STAR、FSH 以及细胞色素 P45019A1(CYP19A1)的降低;大鼠慢性染毒 TCDD 可影响细胞周期蛋白表达,减少或阻断排卵。体外实验也显示,TCDD 可抑制小鼠囊状卵泡以及未成年大鼠颗粒细胞中 17β-羟类固醇脱氢酶 1(17β-HSD1)和 CYP19A1 的表达,使黄体酮、雄烯二酮、雌二醇的水平降低,引起月经周期和排卵周期的改变。

机制研究表明,TCDD 的生物学效应主要通过与芳香烃受体(AhR)结合来发挥作用。TCDD 对 AhR 有很强的亲和力,TCDD-AhR 复合体进入细胞核后与 AhR 核转运蛋白(ARNT)结合形成异源二聚体,激活下游基因。机体对 TCDD 的代谢以及 AhR 的特性和表达有明显的差异性,这些差异性使 TCDD 的毒性和内分泌干扰效应具有种属特异性。

五、多氯联苯

多氯联苯(polychlorinated biphenyl,PCB)是一类由氯置换联苯分子中的氢原子而形成的化合物,常温下为流动的油状液体或白色结晶固体或非结晶性树脂,不溶于水,易溶于大多数的有机溶剂。理论上有 209 种同系物,根据氯原子取代的位置不同,可将 PCBs 分为共平面 PCBs 和非共平面 PCBs,由于共平面的 PCBs 与二噁英的结构类似,与 AhR 亲和力高,这类化合物被称为二噁英样多氯联苯(DL-PCBs);非共面的 PCBs 与 AhR 亲和力低,其效应常表现为 AhR 非依赖性作用。进入人体的 PCBs 主要蓄积于脂肪组织中,并极难分解,急性的高水平暴露可刺激呼吸道,出现头晕头昏,并可损伤肝脏功能和免疫系统的功能。低浓度、长期暴露 PCBs 可引起神经、生殖、免疫系统的损害。

1. 来源　PCBs 是人工合成的持续性有机污染物,可随食物链富集,由于 PCBs 的不燃性、绝缘性、耐腐蚀以及具有高的电解常数,可作为绝缘油和润滑油等使用、许多电力设备如电容器、变压器等含有多氯联苯。在 20 世纪 30 年代至 70 年代之间 PCBs 也被广泛地应用于工业生产中,如各种树脂、橡胶、涂料、和农药延效剂等。由于发现 PCBs 对人类的不良健康效应,从 20 世纪 70 年代末,美国等国家纷纷禁止生产和使用 PCBs,但环境中仍有 PCBs 残留,废弃物燃烧也可产生 PCBs。PCBs 的半衰期可达数十年之久(平均为 10～18 年),部分 PCBs 可随食物链富集,进入机体后蓄积于脂肪组织中,并极难分解。

2. 多氯联苯对男性生殖能力的影响　睾丸是 PCBs 的重要靶器官。流行病学研究提示,体内 PCBs 浓度与精子活力、浓度呈负相关,但有研究表明,只有 PCBs 浓度较高时($240ng/g$ 脂肪)才可明显影响精子浓度而引起不育。成年期暴露 PCBs 能影响精子活力,损伤精子 DNA 的完整性,也可影响血浆中游离雄激素指数、睾酮、游离睾酮以及双氢睾酮的浓度。一些前瞻性母子队列研究发现,PCBs 暴露可增加患隐睾症和尿道下裂的风险。在围生期和新生儿期,PCBs 能够使睾丸生精小管的支持细胞以及各级生精细胞发育障碍,引起雄性性成熟后生精能力下降。

3. 多氯联苯对女性生殖能力的影响　在一些流行病学研究中,发现有 PCBs 接触史的妇女出现月经周期紊乱的比例是对照组的 2 倍,并且有 PCBs 暴露史的女性月经周期缩短,经期延长,初潮前接触 PCBs 的女性更为明显;有 PCBs 接触史的妇女患不孕症的发病率是对照组的 2 倍。这些流行病学调查数据提示了 PCBs 暴露与女性不孕的一定关联性。在动物实验中和体外实验也发现,PCBs 染毒使动物的怀孕率降低、产仔数量减少,并且新生大鼠和成年大鼠暴露 PCBs 混合物能抑制体循环中雌二醇和黄体酮的水平,干扰下丘脑-垂体-卵巢轴引起体内激素失衡,影响生殖系统的发育和功能。

六、其他环境内分泌干扰物

1. 多环芳烃　多环芳烃(polycyclic aromatic hydrocarbon,PAHs)除了其致癌性外,在近几十年中,其内分泌干扰效应引起关注。PAHs 种类众多,是重要的环境和食品污染物,人类主要通过吸入和饮食途径暴露多环芳烃。动物和细胞实验发现:多环芳烃除具有致癌、致畸、致突变作用外,可通过内分泌干扰作用,影响体内激素水平,并对生殖器官和细胞有直接或间接损伤作用。动物实验发现多环芳烃苯并(a)芘可引起卵巢原始卵泡和初级卵泡数量减少,造成卵巢功能不可逆损害。PAHs 也具有睾丸毒性作用,对男性生殖毒性主要表现为破坏精子染色质结构完整性、影响精子功能,从而引起生育能力下降甚至不育。

2. 五氯苯酚　五氯苯酚(PCP)能阻止真菌生长、抑制细菌腐蚀,而被用作纺织品、皮革、纸张和木材的防腐剂和防霉剂。PCP 比较稳定,易在动植物体内富集,引起肝脏、肾脏、肺以及神经系统的损伤。近年来,关于 PCP 内分泌干扰作用的报道逐渐增多,动物实验表明,PCP 具有弱的雌激素样作用,能模拟天然雌激素与雌激素受体结合,能干扰类固醇激素合成,干扰机体正常的内分泌调节功能,并且 PCP 可通过血睾屏障,直接损害睾丸,干扰精子的正常发育和成熟,较高剂量时还可引起精子畸形,对雄性生殖系统具有明显的内分泌干扰和毒性作用。另外,也有研究表明,PCP 也可干扰甲状腺功能,使甲状腺素水平降低。

3. 溴化阻燃剂　溴化阻燃剂(brominated flame retardants)是一类含溴的有机化合物的通称。这类物质被广泛用作塑胶及纺织品的阻燃剂,但大部分溴化阻燃剂为脂溶性,易在体内蓄积,属持续性有机污染物,可能对人神经系统、免疫系统和生殖系统有不利的影响。

流行病学研究显示,多种溴化阻燃剂可影响男性血清中游离睾酮、LII、FSII、性激素结合蛋白以及抑制素 B 的水平,使精液浓度下降、精子活力减弱、睾丸萎缩等。

4. 持久性有机污染物　持久性有机污染物(POPs)是指通过各种环境介质(大气、水、生物体等)能够长距离迁移并长期存在于环境,具有长期残留性、生物蓄积性、半挥发性和高毒性,对人类健康和环境具有严重危害的天然或人工合成的有机污染物质。国际社会于 2001 年 5 月共同通过了《关于持久性有机污染物的斯德哥尔摩公约》(简称《斯德哥尔摩公约》),条约规定以下 12 种 POPs 将受到各签署国家的严格控制,即:艾氏剂、氯丹、滴滴涕、狄氏剂、异狄氏剂、七氯、六氯苯、多氯联苯、灭蚁灵、毒杀芬、多氯代二苯并-对-二噁英、多氯代二苯并呋喃。2009 年 5 月在瑞士日内瓦举行的第四届会议决定将全氟辛基磺酸及其盐类、全氟辛基磺酰氟、商用五溴联苯醚、商用八溴联苯醚、开蓬、林丹、五氯苯、α-六六六、β-六六六和六溴联苯等九种新增化学物质列入公约附件。这些 POPs 能直接损伤生殖生育或通过内分泌干扰影响人类的生殖健康。我国也是公约的缔约国,2004 年 11 月 11 日公约正式对中国生效,但氯丹、灭蚁灵等杀虫剂在我国仍没有完全禁止,另外,我国非电力系统中仍存在含 PCBs 的电容器,并且我国二噁英排放的绝对量较大,必须重视减排工作。

另外,许多其他农药以及有害金属也是环境内分泌干扰物,也可能对人类的生殖发育和健康产生极大的危害,已在本书农药和金属章节阐述其对人类生殖发育的影响。

七、防治措施

由于 EDCs 影响生殖生育,并且人们在日常生产和生活中能广泛接触到 EDCs,因此加强对 EDCs 的控制,制定防治措施和管理办法是十分必要的。

1. 开展 EDCs 的风险评价,制定相关法律法规　EDCs 的健康风险评估对于改善环境和人群的健康,制定卫生标准以及卫生监督十分重要。随着生产的发展,新的 EDCs 可能不断进入环境介质,应通过系列评估,不断制定和完善适合我国 EDCs 管理的政策措施,对 EDCs 进行科学的管理。同时,由于我国经济发展的阶段性,造成部分 EDCs 仍需持续生产,因此,需尽快改进生产,制定相关的法律法规,削减 EDCs 的使用。

2. 加强 EDCs 的基础研究,促进 EDCs 的监管　目前,许多 EDCs 还没有被纳入常规污染物的检测管理以及风险评估等工作中,其主要原因之一就是对 EDCs 的作用机制、生物暴露情况等基础性研究不足。由于 EDCs 的种类繁杂、作用机制多样,而且人群的实际接触环境不同,使 EDCs 研究的具有复杂性和多变性。因此,应重视 EDCs 污染的危害,大力开展相应的研究,进而完善检测、评估和控制技术,制定合理的治理措施。同时应及时收集有关 EDCs 的资料,对国内的 EDCs 污染现状进行详细的调查,为国家制定措施和有关标准提供依据。

3. 截断污染源,控制二次污染　截断污染来源,从源头控制 EDCs 的污染,是 EDCs 防治的关键步骤。加强有关企业的管理,减少含有 EDCs 的"三废"的排放,杜绝事故的发生,并防止生产过程中的跑、冒、滴、漏。积极提倡垃圾分类收集和处理,采用新的焚烧技术,降低 EDCs 的排放量。同时开发安全、无 EDCs 的产品,研制新的可以降解的代用品。农业活动中尽量减少农药的使用,同时严防养殖业滥用药物。并应加强对婴幼儿、儿童和生育人群的食品和生活用品的 EDCs 的监管。

4. 防止接触 EDCs,增强全民防范意识　在 EDCs 的生产作业中,加强各类防护,减少职业 EDCs 的接触。同时,加强有关 EDCs 知识的宣传,及时向社会公布相关信息,加大群众自我保护意识,使全社会都参与控制 EDCs 污染的工作中。可通过健康教育和通过改变生活习惯等,减少环境 EDCs 的接触。

（丑欣　吴庆）

第十二章　生活习惯与不孕不育

第一节　不良生活习惯概述

有碍身心健康的习惯统称不良生活习惯。有研究者对 28895 名健康体检者不同年龄段生活习惯现状进行分析,发现青年受检者的各种不良生活习惯比率均明显高于其他年龄段人群,而不良生活习惯以吸烟、酗酒、不健康饮食为主。每天重复不健康的生活习惯可引起各种疾病,加重个人、家庭和社会负担。

一、吸烟

吸烟是生活中常见的不良生活习惯之一,2013 年,中国吸烟者超过 2.74 亿,其中有 2.73 亿是男性;2015 年,吸烟者的数目持续增加。目前,中国已有超过 3 亿名烟民,同时有 7.4 亿不吸烟者被迫吸入二手烟,其中有 1.82 亿儿童。在上海市,吸烟者的吸烟频率、吸烟程度高。绝大多数吸烟者为现在吸烟者、经常吸烟者,约 50% 的男性现在吸烟者每天吸烟 20 支以上。

吸烟有害健康。很早就有人指出,烟中的尼古丁可致吸烟者成瘾,长期吸烟可增加男女肺癌风险,延缓儿童智力发育;此外,研究者们逐渐发现吸烟与不孕不育也有关联。吸烟会减少男性精子生成,降低精子运动能力,导致精子畸形率增高,甚至增加基因损伤的风险。对于女性,吸烟可能影响卵泡微环境,改变黄体期激素水平。

二、过量饮酒

酒精是一种精神活性物质,过量饮酒则对健康不利。酒精是造成疾病的重要原因,长期大量饮酒可损伤神经系统,也可致酒精性肝硬化,肝癌等疾病,加重社会和经济负担。

据统计,每年酒精大约造成 5% 的疾病负担,这种负担在低收入国家尤为明显。每年全球范围内约 330 万人因过量使用酒精而死亡,这一数字占当年所有死亡人数的 5.9%,全球 5.1% 的疾病与滥用酒精有关。2012 年全球总死亡人口中,有 7.6% 的男性和 4.0% 的女性死亡原因是酒精。孕前大量饮酒可能影响未来胎儿脑神经系统的发育,饮酒还可降低男性的精子密度、精子活力等参数,导致男性不育。

三、毒品

毒品从广义上是泛指可对人体造成伤害的化学物质、毒物、毒剂,狭义的毒品则指指鸦片、海洛因、甲基苯丙胺(冰毒)、吗啡、大麻、可卡因以及国家规定管制的其他能够使人形成瘾癖的麻醉药品和精神药品。

《2015年中国毒品形势报告》指出,截至2015年底,全国现有吸毒人员234.5万名,其中,滥用海洛因等阿片类毒品人员98万名,占总吸毒人员的41.8%;滥用合成毒品人员134万名,占57.1%,滥用其他毒品人员2.5万名,占1.1%;被查获一次且无戒毒史的偶吸人员106.9万名,复吸(成瘾)人员127.6万名,分别占45.6%和54.4%;男性200.7万名,女性33.8万名,分别占85.6%和14.4%。

吸毒可导致乙型肝炎、丙型肝炎、性病、艾滋病的传播,吸毒也能使男性性功能减退,使前列腺、睾丸等生殖器官萎缩、精液不足或精子活力低下等,从而造成男性不育。

四、过度减肥

由于社会观念的改变,许多人热衷于减肥,尤其以育龄期女性较多见,不科学的减肥甚至可导致神经性厌食症、卵巢早衰、闭经和不孕等疾病。体重指数(BMI)是成人超重和肥胖最常用的衡量指标,它是根据公斤计算的体重除以按米计算的身高的平方(kg/m^2)得出。我国的标准为 $BMI < 18.5 \ kg/m^2$ 为过低体重。过度减肥引起的脂类减少与生殖内分泌紊乱显著相关。这提示我们减肥要以科学为依据,避免过度减肥,维持正常体重。

五、手机、电视、电脑及微波炉等

在日常生活中,目前具有电磁辐射的电气设备和家用电器随处可见。长时间的电磁辐射可引起细胞形态和功能的改变,影响生物大分子(包括 DNA、RNA 和蛋白质)的合成、细胞的增殖和分化。电磁辐射对男性和女性不孕不育、自发流产等的影响已经多项研究证实。电磁辐射会对受精、胚胎着床、胎儿正常发育等产生不同程度的影响。

六、其他不良生活习惯

1. 高温　对男性来说,久坐开车会引起睾丸局部散热不良,使睾丸的温度高于躯体的温度。长时间温度过高使睾丸生精能力下降,精子在睾丸中大量死亡。

2. 熬夜　长期熬夜,会影响下丘脑-垂体-性腺轴的功能,使得性腺功能受到抑制。具体可以表现为女性性激素水平异常,主要是黄体功能不足甚至卵巢功能下降、早衰和男性生精功能下降。调查发现,夜班工作者不孕症的发病率显著高于无夜班工作者。

3. 化妆品　化妆品对女性生殖健康带来的损害主要来源于其含有的重金属。重金属的种类不同,对女性生殖功能的影响也不尽相同,但它们都会影响女性内分泌系统的正常功能,最终导致女性月经不调,严重者甚至闭经,导致不孕。

此外,不良生活习惯还有许多,这些不良生活习惯有的已经引起了广泛关注,有的尚未被重视,但都无一例外影响着人们的生活,接下来我们主要探讨各种不良生活习惯与不孕不育的关系。

第二节　不良生活习惯对不孕不育的影响

一、吸烟与不孕不育

香烟可释放4 000多种物质,包括尼古丁及其代谢产物可替宁,二甲基苯并蒽、萘、镉、多环芳烃等,许多都对人类有害,严重影响人类身体健康。按照2002年的统计数字,我国国民的吸烟率为33.8%。育龄期夫妇吸烟问题长期以来被视为影响生育不可忽视的因素之一。吸烟对于人体健康的伤害不言而喻,其对生殖能力的影响虽有争议,但大多数研究认为,吸烟会使其受损。可能的机制有以下几点。

(一)吸烟对女性生殖能力的影响

研究表明高达13%的女性不孕不育,可能受到吸烟影响,吸烟的强度与不孕不育的严重程度成正比,在大多数的研究中这一关系虽然不是极其显著,但是有统计学意义。每天吸烟数超过半包的女性,其生育能力的下降较为明确。倘若在试孕前1年或1年以上停止吸烟,那么其生殖能力有望恢复至非吸烟人群水平。吸烟同时可能降低辅助生殖患者的受精及着床率。此外吸烟被认为可以增加流产的概率,早产及低体重儿的出生。

1. 吸烟对内分泌的影响　女性正常的绝经期发生于卵母细胞的供应枯竭及卵巢停止分泌雌孕激素。吸烟是加速人体衰老的因素之一。吸烟妇女较不吸烟妇女,其绝经时间相对提前,1~1.5年。研究表明,吸烟可以通过诱导细胞色素氧化酶CYP1A2活性,使内源性雌二醇的2-羟基化代谢增加,血清雌激素水平降低。

2. 吸烟对卵泡的影响　吸烟可减少成熟卵母细胞的数量,可引起窦状卵泡和卵母细胞的功能障碍。香烟的化学成分可达卵巢组织,动物实验中,香烟烟雾冷凝物可以延迟卵泡发育的各阶段,可使卵泡闭锁发生在任何一个阶段,降低卵泡存活率。香烟烟雾可引起原始卵泡耗竭增加,窦状卵泡卵母细胞凋亡,使卵巢处于氧化应激状态,卵泡排卵减少。

吸烟可导致排卵前卵泡过早黄素化,可引发黄体功能不全。通过影响颗粒细胞及卵泡膜细胞,排卵之前,香烟烟雾冷凝物可显著增加黄体酮的分泌,排卵后则相反,但和对照组相比相对平均黄体酮的增加均偏少。与此同时卵丘卵母细胞复合体的扩增受到限制,不排除吸烟可能影响排卵前LH峰引发的联级反应。

3. 吸烟对输卵管的影响　吸烟可影响女性输卵管功能,增加不孕不育及异位妊娠概率。输卵管是香烟攻击的目标之一主动或被动吸烟女性,其输卵管上皮细胞超微结构发生肿胀,壶腹部纤毛分泌细胞的比例降低。通过对仓鼠实验发现,小鼠的血清可替宁水平类似于吸烟人群,其输卵管平滑肌的收缩减弱,输送胚胎通过输卵管的速度变慢。

(二)吸烟对男性生殖能力的影响

报道指出在不孕不育夫妇中,男性因素占到30%~35%。为了确定吸烟和男性不育症之间的关联,大量的研究已经进行,虽然出现了矛盾的结果,但是许多研究认为吸烟对生育系统有负面影响。

每天吸烟超过 20 支的男性,其精液中的镉、铅升高,总锌量降低。另外吸烟与精子密度、活力、运动和形态,以及精液量异常有关,且与吸烟的数量和吸烟的持续时间有关。吸烟男性精液活性氧水平升高,吸烟或许白细胞精子症相关,由此损伤精液 DNA 及其双侧双层脂质膜。同时烟草暴露与勃起功能障碍呈剂量相关,从而影响男性生育。一项中国东北男性研究中,收集男性不育症患者的血清及精液样本,对其血清卵泡刺激素、黄体生成素和睾酮水平进行量化,并使用焦虑自评量表(SAS)和抑郁自评量表(SDS)评价其情绪状态。发现吸烟者(N1/4704)的 SDS 和 SAS 评分均显著高于比不吸烟者(N1/4372),精子活率和活力均显著降低。

(三)吸烟对胎儿的影响

怀孕期间的母亲吸烟与后代健康的有害影响,包括早产,胎儿发育迟缓,胎盘早剥、死胎等。吸烟女性其男性后代的生育能力会受到损害,孕妇吸烟会增加卵母细胞减数分裂和精子细胞凋亡,增加新生儿和青少年后代的曲细精管生殖细胞耗竭、生殖细胞 DNA 的损伤,相关的机制可能包括睾丸生殖细胞减数分裂、性激素代谢、氧化应激和细胞信号转导异常。暴露于二手烟的女性也受到相应的影响,研究表明暴露组较非暴露组,其婴儿的平均出生体重偏低 35 g,特别是在无通风状态下,其低体重出生儿的比重增加。

二、过量饮酒与不孕不育

据估计,全世界有大约 4850 万夫妇被不孕不育所困扰,发病率为 15%～30%,其病因及相关危险因素一直是人们研究的热点。其中饮酒对不孕不育的影响褒贬不一,有研究认为两者之间并未必然联系甚至有益处,另外的许多研究则认为酗酒对生育能力有负面影响。其中酗酒的定义是每次至少喝 5 杯酒。甚至有研究指出即使一天一份酒精饮品都会对体外受精的流产率及活产率产生负面影响。

(一)饮酒与女性不孕不育

关于饮酒对女性的影响的研究,从早期的精神状态影响,到现在的女性不孕不育及胎儿酒精综合征,酒精的滥用对女性生殖能力的危害有着潜在的关联。研究认为酗酒可以诱发抑郁症等各类精神问题,心理上的压力会导致全身性的氧化应激水平升高,其中抑郁和焦虑被认为与女性不孕不育密切相关。2004 年起美国妇产科医师学会认为,任何剂量的酒精在孕期均不推荐认为是安全的。研究表明大量饮酒增加女性不孕不育检查的风险、降低首次分娩的概率,但似乎同随后的流产及宫外孕关系不大。

(二)饮酒与男性不育

嗜酒可以导致精子质量的下降。很早以前人们就发现酒精能使精子形态发生改变,如头部破损、腹部和尾部卷曲,其机制可能涉及酒精导致性激素改变,从而影响睾丸功能。而后人们相继发现,慢性酒精中毒可以导致精子畸形症、弱精症,最终发展为无精症,有趣的是,部分无精症患者停止饮酒 3 个月后,其精子参数可以恢复正常。动物实验甚至发现,酒精可以跨代影响孕鼠体细胞部分印迹基因的甲基化模式及雄性后代的精子细胞 DNA,使其精子浓度下降26％。当然也有研究指出,中量的酒精摄入不会影响精子参数。

慢性酒精中毒可以影响睾丸功能、减轻睾丸重量、改变睾丸形态、诱发睾丸萎缩,损伤睾丸曲细精管功能,引发性功能障碍,降低精子的数量及质量。动物试验中,乙醇可导致脂质过氧化反应增强,丙二醇、一氧化氮水平的增高伴随超氧化物歧化酶,过氧化氢酶,和谷胱甘肽过氧化物酶活性的降低,损伤睾丸。此外酒精可以诱导氧化性DNA损伤,提高氧化应激水平、降低抗氧化防御系统,生成氧自由基损伤正常的精子功能。此外,酒精可以影响线粒体功能,线粒体产生的三磷腺苷(ATP)是精子细胞鞭毛运动所需的能量,使用酒精处理的实验组,其减少或受损的线粒体功能影响了精子活力。线粒体是氧化应激的攻击目标,也可通过氧化应激相关的信号传导,调控细胞。

酒精可以影响男性内分泌。长期饮酒可以增加皮质醇,诱发类似库欣综合征的表现,被称为伪库欣状态,戒酒1个月后该状态可以改善。升高的糖皮质激素可以抑制睾丸激素的产生,降低性欲、阻碍勃起、影响精子产生、使睾丸间质细胞和生精小管变性,加速性腺功能减退。事实上饮酒可以直接导致睾丸激素水平下降。睾酮是一种睾丸间质细胞产生的性激素,其生成是通过腺垂体释放黄体生成素的负反馈完成,并受到下丘脑释放促性腺激素释放激素的影响,连成一条下丘脑-垂体-睾丸轴。其中升高的尿促卵泡素、黄体生成素及正常或偏低水平的睾酮被认为同精子密度下降相关。研究表明酗酒者,尿促卵泡素、黄体生成素、雌二醇水平明显升高,睾酮及黄体酮水平明显下降,泌乳素水平没有显著的变化。但是也有研究提出不同的意见,酒精不仅仅可以影响尿促卵泡素和黄体生成素的产生,也可以阻碍其形成导致两者水平下降。这或许同酒精作用时间及量不同相关,动物实验发现,使用酒精4周后,其表现出对睾丸间质细胞的直接损害作用,8周后可以降低垂体促性腺激素的分泌,16周后可以减少下丘脑细胞分泌的激素。

三、毒品与不孕不育

根据《中华人民共和国刑法》第357条规定,毒品指的是包括鸦片、海洛因、甲基苯丙胺(冰毒)、吗啡、大麻、可卡因等以及国家规定管制的其他能够使人形成瘾癖的麻醉药品和精神药品。我国的《麻醉药品及精神药品品种目录》中列明了121种麻醉药品和130种精神药品,其中最常见的主要是麻醉药品类中的大麻类、鸦片类和可卡因类。《2014年中国毒品形势报告》指出,我国目前流行最广、危害最严重的毒品有包括海洛因、鸦片、冰毒、可卡因等。截至2014年底,全国累计发现、登记吸毒人员295.5万名,实际吸毒人数超过1400万。

众所周知,一旦沾染上毒品,危害无穷。它不仅严重危害了吸食者神经内分泌、心血管及全身多系统的生长发育,并引起代谢的紊乱,与此同时,也极大地影响了吸食者的生殖健康。对雄性动物来说,毒品会影响精子动力与活力,从而导致雄性不育;对雌性而言,长期服用毒品会使得女性吸毒者月经紊乱,停经,性欲下降、缺乏,性高潮缺乏,患妊娠期高血压疾病、宫内死胎、流产、早产、新生儿及婴儿死亡的概率明显增加;而孕期吸食毒品,更可能造成胚胎生长缓慢、神经系统发育不良,最终导致出生后的新生儿认知行为受损等。已有大量研究和实验表明,毒品与不孕不育等不良妊娠事件显著相关。

(一)阿片类毒品

海洛因(heroin),是以吗啡生物碱作为合成起点得到的半合成毒品;鸦片(opium),源于罂粟植物蒴果,其所含主要生物碱是吗啡。人体内具有广泛分布于全身各组织的阿片类物质的代谢系统。阿片类毒品通过模拟内源性阿片肽类物质脑啡肽,作用于 μ、κ 和 σ 受体。即使只是短时期使用吗啡也会影响部分蛋白质的表达,如乳铁蛋白(Ltf)、黏蛋白 1(Muc-)mRNA 表达显著上升,白血病抑制因子(uF)mRNA 表达明显下降,这些代表了子宫内膜容受性水平的因子水平变化提示吗啡类物质可造成子宫内膜容受性的降低。一项关于女性海洛因依赖者血清激素水平的研究结果表明,海洛因依赖者血清黄体生成素(luteotropic Hormone,LH)、尿促卵泡素(follicle stimulating hormone,FSH)、黄体酮(progesterone)值显著低于正常对照组($P<0.05$)。由此人们推断女性海洛因依赖者的高闭经率、高不孕率可能与 LH、FSH 及黄体酮的降低有关。此外,高浓度的阿片类物质会阻碍滋养层细胞分化和成熟,减少新生血管的生成,导致胚胎着床困难或者造成流产。与此同时,吗啡还会抑制血管内皮生长因子(VEGF)及缺氧诱导因子 lot(HIF-lot)的释放。毒品进入体内,作用于下丘脑,抑制促性腺激素释放激素(GnRH)的释放,从而抑制脑垂体释放间质细胞刺激素(IC-SH)使得睾酮的合成和分泌受到影响,以至于进一步导致精子生成障碍和精子活力下降。在胚胎发育阶段,阿片类毒品可通过与阿片受体作用,扰乱胚胎细胞内的 Ca^{2+} 流动,导致胚胎受损和胎儿畸形的形成。

(二)大麻

大麻(cannabis sativa)通过其生理活性的成分四氢大麻酚(THC)激动广泛分布于全身的大麻素受体(CB1-R)这一机制对哺乳动物的生殖功能起着严重的干扰作用。CB1-R 属于 G 蛋白偶联受体家族一员,激动剂与受体结合后抑制腺苷酸环化酶(cAMP)的活性,抑制了依赖于 cAMP 的蛋白激酶,导致细胞膜电位出现异常。在雄性动物体内,THC 首先作用于中枢系统,通过下丘脑-垂体-性腺轴降低血清睾酮水平、直接抑制精子功能、阻止精子的顶体反应等从而影响受精;在雌性动物体内,高浓度的大麻时则会对胚胎的着床和发育有显著的抑制作用,与子宫对胚胎着床的接受性有关。一项关于大鼠的实验发现,高水平的大麻对大鼠母体激素水平有很大的影响。它降低了血清的水平,而不改变垂体尿促卵泡素水平;降低了垂体和血清促乳素(prolactin,PRL)水平;还显著减少了血清中黄体酮和前列腺素(prostaglandin,PG)水平,而这些激素的平衡都是维持正常排卵、着床和妊娠的必要条件。由于子宫和胎盘组织也分布有大量的 CB1-R,所以大麻对胚胎发育也有重要影响。调查显示,吸食大麻女性的胎儿对胎盘的抵抗及胎儿搏动指数(pulsatility index)明显增加,因而会造成胎儿的营养与氧气供应不足,引起死胎。

(三)甲基苯丙胺类毒品

冰毒(methamphetamine),又名去氧麻黄碱,是一种新型毒品。它通过刺激中枢和外周的神经末梢释放单胺类神经递质发挥兴奋作用。冰毒十分显著地影响了生殖和生育健康,尤其对胎儿有强烈的致畸作用。对于雄性动物而言,冰毒引起睾丸内氧化应激反应影响精子生成;与此同时,长期吸食甲基苯丙胺会增加女性患妊娠期高血压疾病、宫内死胎、流产、早产、新生儿及婴儿死亡的发生概率。但其具体的作用机制尚不明确。

（四）其他

可卡因（cocaine），又称古柯碱，因其可以穿透血-胎盘屏障和血-脑屏障而产生巨大危害。睾丸组织内有可卡因的特异性受体，长期暴露在高浓度的可卡因环境中会使生精小管结构出现异常、精子数量下降。当可卡因作用于子宫或者胎盘受体时，一定程度上增加了流产、早产、胎盘早剥的发生率，限制了胎儿的生长和发育。

综上，长期滥用毒品对机体的生理功能和心身健康有明显病理损害作用。毒品既可以作用于中枢神经系统、影响下丘脑-垂体-性腺轴、影响激素分泌，又可以直接与生殖器官上的受体结合，对生殖和生育带来危害。我们应珍爱生命，远离毒品。

四、过度减肥与不孕不育

肥胖是各种疾病的危险因素，但是过度减肥也不利于身体健康，甚至会影响到生殖功能。由于社会观念的改变，许多人热衷于减肥，尤其以育龄期女性较多见，不科学的减肥甚至可导致神经性厌食症、卵巢早衰、闭经和不孕等疾病。其实，脂肪是把双刃剑，长期处于肥胖状态和过度减肥后的消瘦均不利于健康。人们常用体重（kg）与身高（m）的比值，即体重指数（body mass index，BMI）来衡量一个人的胖瘦程度。根据 2013 年我国国家卫生与计划生育委员会颁布的《成人体重判定》标准，$BMI \geqslant 28.0 \ kg/m^2$ 为肥胖、$24.0 \ kg/m^2 \leqslant BMI < 28.0 \ kg/m^2$ 为超重、$18.5 \ kg/m^2 \leqslant BMI < 24.0 \ kg/m^2$ 为正常体重、$BMI < 18.5 \ kg/m^2$ 为过低体重。过度减肥引起的脂类减少与生殖内分泌紊乱显著相关。

（一）脂类的作用

脂类物质是脂肪和类脂的总称，它们均发挥着不可或缺的生理功能。

脂肪组织对人体而言至关重要，脂肪与机体的能量代谢和女性的生殖功能息息相关。资料证明，青春期女性只有在体内脂肪与体重比例达到 22％以上，才能出现月经初潮并维持女性体态美；而对于成年女性而言，当体内脂肪比例降至体重 17％时，就可发生月经周期紊乱、性欲明显减退、不排卵、不孕。健康的成年女性体内的脂肪含量约占体重的 25％～30％。也就是说，育龄期妇女要想维持正常的月经、妊娠等生理功能，体内脂肪的含量应至少达到体重的 22％以上。脂肪家族的主要成员是脂肪酸、甘油三酯和胆固醇，它们是维持正常性功能和内分泌平衡必不可少的营养物质。性激素是促使性器官发育、产生性功能和生殖力的物质基础。雌激素的产生需要足够多的脂肪组织来保持，脂肪可将一部分雄激素和其他物质转化成雌激素，而且脂肪组织是雌激素的重要生成场所。正常情况下，经脂肪转化的雌激素占女性体内雌激素总量的 1/3。此外，脂肪还是储存能量、氧化功能的重要营养物质。正常人生理活动所需能量的 17％～25％由脂肪供给，而空腹时机体 50％以上的能量来源于脂肪的氧化。适宜的脂肪含量为机体的各项生命活动提供了能量基础。

类脂是细胞膜的重要组分，其脂类衍生物在细胞代谢的调节、细胞信号转导中发挥重要作用。其中，胆固醇在不同的组织细胞作用下可经氧化还原转化为其他类固醇物质，如：雄激素、皮质醇、睾酮、雌二醇和黄体酮等。上述激素均是人类生殖的基础物质。

脂类生命的能量来源,也是维持性激素分泌和生殖功能的基础。为了维持正常的生理活动、月经周期及具备生育力,必须存积人体脂。为了维持正常的月经和生育,人们应保持脂肪达到一定阈值。

(二)过度减肥对生殖健康的影响

人体对生殖功能调控主要通过性腺轴负反馈的调节实现。

女性的排卵和月经周期则与下丘脑-垂体-卵巢轴密切相关,下丘脑通过分泌促性腺释放激素来调节腺垂体分泌卵泡刺激和黄体生成素,以刺激卵泡生长、成熟和分泌雌激素与排卵。过度减肥可导致脂肪大量异常的消耗,各种性激素水平受到严重影响。例如:肌肉和脂肪是雄烯二酮转化雌激素的主要场所,而消瘦时脂肪和肌肉含量下降,雌激素生成减少,从而抑制了对下丘脑-垂体轴的负反馈作用无法形成正常的周期性变化,引起月经紊乱,甚至会导致闭经的发生。与此同时,由于女性体内的脂肪是维持卵巢功能的重要条件之一,长期节食和药物减肥致使营养不良,缺乏蛋白质,体内 β-内啡肽水平改变,致使下丘脑促性腺激素分泌异常。卵泡雌激素和黄体生成素均由腺垂体分泌产生,盲目减肥和消瘦会打破体内摄取和消耗的能量代谢平衡,造成体内激素水平紊乱,导致月经周期紊乱甚至闭经,非正常闭经抑制了排卵功能,造成卵巢早衰。卵巢早衰(premature ovarian failure,POF)指的是女性在 40 岁以前由于卵巢功能衰退而出现原发或继发性闭经和性器官萎缩,并伴有黄体生成素和尿促卵泡素升高,而雌激素降低为主的综合征。卵巢早衰严重危害妇女健康,导致一系列生殖内分泌及健康问题,患者生殖能力明显减弱,卵巢和子宫萎缩,严重影响了患者的身心健康和家庭的稳定。研究证实,消瘦和脂肪含量过低的女性,其性腺释放轴存在一定异常。过度减肥是卵巢早衰和不孕的危险因子之一。

对于男性而言,睾酮的分泌受下丘脑-垂体-睾丸轴的调节。消瘦也会对男性的生殖系统产生不利的影响,此时合成睾酮和。过度减肥后应该及时补充营养,以尽早恢复正常体重为佳。否则,可能会导致精子生成和发育成熟困难,最终因精子数量减少,密度降低,前向运动能力弱,A 级精子比例少、畸形精子比例高,受精能力差等精液质量异常而发生不孕。

总而言之,过度减肥弊大于利。现代女性盲目的追求"越瘦越美"的观念是十分不可取的。减肥要以科学为依据,合理安排生活节奏,做到劳逸结合,均衡膳食饮食,多吃水果蔬菜,加强体育锻炼,避免过度减肥,维持正常体重。

五、手机、电视、电脑及微波炉等与不孕不育

在日常生活中,目前具有电磁辐射的大型电气设备和家用电器随处可见,电视、电磁炉、微波炉,办公室的电脑、手机等都散发着强大的辐射。电磁辐射属于非电离辐射,根据其频率不同可以分为低频辐射和射频辐射。低频辐射中的工频辐射与人们日常生活联系最为密切,常用的家用电器、输电线路、办公设备等均可产生工频辐射。射频辐射是由频率在 $0.1 \sim 300\ 000$ MHz 的电磁场发出,移动电话、微波炉、手机基站等均可产生射频辐射,是电磁辐射中量子能量最小的频段。移动电话电磁辐射的发射频率为 $800 \sim 1\ 000$ MHz,属微波波段,其辐射能量由于频率高,波长短,作用于生物体时不是持续的场能而是脉冲式的波能,因此对于生物体的影响更大。长时间的电磁辐射可引起细胞形态和功能的改变,影响生物大分

子(包括 DNA、RNA 和蛋白质)的合成、细胞的增殖和分化。

电磁辐射对男性和女性不孕不育、自发流产等的影响已有较多报道。既往研究尚发现电磁辐射可引起细胞 DNA 损伤,染色体畸变等,从而可影响受精、胚胎着床、胎儿正常发育及后代性别选择。研究表明,高频微波除对人的神经、血液、免疫系统及眼部等造成损害外,还对人体的生殖系统产生显著影响。对男性来说,长期电磁辐射会影响精子的质量以及数量,导致精子活力减弱。而对女性生殖系统的影响,电磁辐射会使女性发生月经紊乱、闭经,甚至会导致不孕。并且,高强度的微波辐射会直接影响胚胎发育,导致流产或胎儿,而低强度的微波同样可对子代出生后的若干行为产生一定不良影响。

(一)电磁辐射对女性的影响

女性卵子产生早期时为最弱阶段,当受到手机电脑微波等即使很微弱的辐射的情况下,也会致卵子畸形或者坏死,造成卵子质量降低或者不孕症。并且,长期暴露与电磁辐射,将会导致女性月经周期紊乱。既往有研究将鼠窦前卵泡暴露于极低频电磁场中体外培养,在培养的第 5 天发现,暴露组的卵泡明显减少,卵泡窦腔形成受损。结果说明,电磁辐射可通过影响雌激素的产生和颗粒细胞 DNA 合成,使卵子的发育能力受损从而使女性生育能力降低。射频电磁场短线反复暴露的情况下将影响小鼠的妊娠过程,生育能力,后代的存活数量以及形态特征。电磁辐射对人体的危害是多方面的,而胎儿特别容易受其伤害。调查研究发现,怀孕早期经常看电视和经常使用手机可能显著增加孕妇发生胚胎停育的相对危险性,尤其是有胚胎停育史的高危孕妇。电脑荧光屏幕等辐射源所产生的低频辐射能渗透人体,并伤害女性的染色体,触发婴儿畸形发育、低智能、自发性流产、死胎、新生儿死亡等怀孕以外,亦可导致不孕症。

(二)电磁辐射对男性的影响

电磁辐射破坏睾丸的生精能力,导致不育症。有研究发现,经常携带和使用手机的男性的精子数目可减少多达 30%。手机若常挂在人体的腰部或腹部旁,这些都靠近男性睾丸位置,其收发信号时产生的电磁波将辐射到人体内的精子或卵子,将会影响精子的数量和质量。电磁辐射使大鼠精子活性氧水平增加和总抗氧化能力降低。过度氧化应激改变了细胞凋亡相关基因的表达水平,并通过 BCL-2,bax 表达,细胞色素 C 和 caspase-3 信号传导途径触发精子细胞凋亡。大量研究低频电磁辐射暴露对雄性生殖功能和生育能力的影响,发现长时间电磁辐射暴露可能使精子生成能力、精子活率降低,精子头部顶体反应面积缩小,受精率也下降。同时电磁辐射长时间会使生殖细胞畸形率、DNA 损伤及睾丸氧化应激水平增高,最终导致男性生育能力下降。在对电磁辐射对人精子或动物精子的离体实验中,将离体精子直接暴露在极低频电磁场中,结果发现精子的活力和活动度以及穿透卵细胞受精的能力都明显减弱。

手机、电脑、微波炉等家用电器日常辐射对人体生殖系统有着不可忽视的影响,除了手机、电视、电脑等,来自电冰箱、洗衣机、电水壶、吸尘器和其他家用电器以及辐射也很有可能使一些女性失去受孕能力。每次一种电器启动时都会产生极低频电磁场,另外,当一种电器处于待机状态时也会产生极其微弱的电磁场。所以,日常生活中要预防和减少电磁辐射的伤害,做好手机、电脑、微波炉的电磁辐射防护措施具有十分重大的意义。以下给出几项相关防护措施:①电脑显示屏的正面与人的距离,应保持在 75 cm 以上,侧背面与人的距离不少于 90 cm;②不宜长时间使用电脑、手机,应当适当休息;③不要将手机挂于腰间或者放在裤子口袋里,减少手机对睾丸的辐射;④减少微波炉的使用,以及微波食品的食用;⑤育龄期青年,孕妇以及哺乳期妇女,建议减少使用手机电视电脑的使用频率。

六、其他不良生活习惯与不孕不育

除了吸烟、饮酒、肥胖等不良生活习惯外,还有许多其他不良生活方式也成为导致不孕不育的重要因素。比如男性喜欢洗桑拿、穿紧身内衣裤,经常熬夜、过量使用化妆品等,都将会对人体生殖健康产生一定影响。

(一)高温

温度对生殖力也有一定的影响,长时间处在高温的环境(经常泡澡、洗桑拿浴、穿紧身内裤等)会引起阴囊温度升高,妨碍睾丸的生精功能,严重者还会造成睾丸其他功能和结构的改变,使睾丸从此一蹶不振。Banks 等将小鼠阴囊暴露在高温环境中一段时间后,对睾丸及附睾中精子进行 DNA 和染色质结构进行分析,结果发现热应激可以使 DNA 完整性损害,染色体畸形率增高,导致精子的受精能力降低。有研究发现,热应激可以使雌激素浓度降低,改变子宫内环境,以及影响卵泡发育,从而影响妊娠率。久坐、熬夜上网等静坐式的生活方式也会引起脂肪沉积于下腹部,引起阴囊局部散热不良和局部血液循环减慢,导致睾丸温度升高,降低生育能力。

(二)熬夜

人的大脑通过复杂的调节机制调控人的睡眠-觉醒周期,并通过多种神经递质和激素的作用对整个机体的健康产生影响。熬夜打乱了这一正常的生理过程,从多角度危害人体健康。长期熬夜会增加心脏病和中风的风险,使人抵抗力下降。熬夜的人易罹患糖尿病和肥胖。研究提示,睡眠时间与肥胖相关的两种食欲相关激素瘦素和生长激素释放都密切相关。睡眠时间缩短将导致瘦素脂肪细胞产生的一种可以抑制食欲的激素水平减低而刺激食欲水平升高,容易导致肥胖。而大量研究证明单纯性肥胖,也可能造成生育能力的下降。此外,过度熬夜影响糖代谢,使胰岛素释放及血糖水平接近糖尿病的情形。有研究发现,睡眠时间少于 7 h 的女性,患糖尿病的风险升高。肥胖和糖尿病都会使多囊卵巢综合征的发病率升高,将会导致不孕症的发生。长期熬夜上网,精神高度紧张,会影响下丘脑,垂体和性腺轴的功能,下丘脑和垂体会抑制性腺的功能,直接导致性腺功能的下降。表现为女性性激素水平异常,主要是黄体功能不足甚至卵巢功能下降、早衰。男性生精功能下降,表现为弱精,少精,甚至无精。调查发现,夜班工作者不孕症的发病率是无夜班工作者的 2.481 倍。

(三)化妆品的使用

在现在的社会,大部分女性都会使用化妆品,但是很多人却不知道不正确使用化妆品或者使用劣质化妆品的危害。女性常用化妆品包括口红、香水、各种美白护肤产品等,而这些化妆品中含有汞、镉、锰等微量重金属,属于环境雌激素的一种。环境雌激素包括人工合成化合物及植物天然雌激素等不同种类化合物。环境雌激素物质进入人体后，与人体正常分泌的激素竞争，结合细胞中的激素受体，造成人体激素过剩，内分泌系统紊乱，出现各种功能障碍。女性会出现子宫内膜异位、子宫肌瘤，卵巢癌、乳腺癌等疾病。铅暴露可以引起女性雌激素水平改变。镉能促使卵巢发生病理生理改变，影响卵泡发育，排卵以及受精过程，导致不孕。这些微量重金属对女性生殖系统造成严重损害，能引起女性月经不调，严重者甚至闭经，还会使女性性欲减退。长期接触大量化妆用品还可能引起使卵巢发生病理组织学改变，影响卵泡发育，排卵和受精过程。总之，对女性生殖功能造成不利影响，严重者甚至导致不孕。

化妆品对男性生殖功能也有一定的影响。铅可以通过气血屏障进入睾丸组织，改变精子中锌的利用度使精子染色质浓缩，损伤各级生精细胞和支持细胞，使精子生成数量降低，精子形态发生畸形，以及精子活力减弱，同时还会使染色体的畸变率增高。而镉会使男性睾丸和附睾受损，影响精子的生成，使精子的数量和质量明显下降，导致男性生育能力降低。有些男性护肤时随意使用女性化妆品，这些专门为女性研制的化妆品中，有些含有一定的雌激素，长期使用可以缓慢改变内分泌功能，对男性生殖健康产生损害，造成性腺功能低下。

除此之外，很多女性不规律服用避孕药物、反复多次流产等行为，不仅影响受孕，也提高了生殖系统肿瘤疾病的发生率。长期穿紧身内衣，会导致生殖系统炎症的发生，妇科炎症可破坏阴道内环境，损伤正常子宫内膜，形成卵巢囊肿，以及出现输卵管阻塞或粘连，阻碍精卵正常结合、输送以及着床，从而成为女性不孕的重要影响因素之一。

为了降低不孕不育的发生率，应该改变不良生活习惯，倡导健康生活方式，多锻炼身体，保持良好身材，多吃新鲜水果蔬菜，保证合理的工作与睡眠，缓解精神压力，都将有助于提高生育能力。

（鲍时华）

第十三章 环境相关生殖系统疾病与不孕不育

第一节 多囊卵巢综合征

一、多囊卵巢综合征的概念

(一)多囊卵巢综合征

多囊卵巢综合征(polycystic ovarian syndrome,PCOS)是一种生殖功能障碍与糖代谢异常并存的内分泌紊乱综合征。持续性无排卵、雄激素过多和胰岛素抵抗是其重要特征,是生育期妇女月经紊乱最常见的原因,其病因至今尚未阐明。因 Stein 和 Leventhal 于 1935 年首先报道,故又称 Stein- Leventhal 综合征。

1935 年 Stein 和 Leventhal 提出一种表现为闭经、多毛、肥胖及不孕四大病症的综合征,称之为的 Stein-Leventhal 综合征(S-L 综合征)。PCOS 患者的卵巢增大、白膜增厚、多个不同发育阶段的卵泡,并伴有颗粒细胞黄素化。PCOS 是 Ⅱ 型糖尿病、心血管疾病、妊娠期糖尿病、妊娠高血压综合征以及子宫内膜癌的重要危险因素,给患者带来严重的心理负担。

1. 临床表现 多囊卵巢综合征是一类复杂的异质性疾病,一种常见的内分泌失调性疾病,影响了高达 10% 育龄女性的生育能力,其临床表型多样,目前病因不明,可能与下丘脑、垂体、卵巢、肾上腺、胰腺等的功能异常,环境因素和遗传因素等有关。常表现为家族群聚现象,PCOS 患者的兄弟也存在明显的代谢异常的现象,提示有遗传因素的作用。患者常有同样月经不规律的母亲或者早秃的父亲;早秃是 PCOS 的男性表型,女性 PCOS 和男性早秃可能是由同一等位基因决定的;高雄激素血症和/或高胰岛素血症可能是多囊卵巢综合征患者家系成员同样患病的遗传特征。现有的大多数家系研究支持常染色体遗传的可能性。

典型表现有闭经、不孕、多毛及双侧卵巢囊性增大等;典型内分泌特征表现为高雄激素血症、血浆促黄体生成素(LH)水平增高,LH/促卵泡生成素(FSH)值增高。此外,还伴有显著的代谢异常,包括高胰岛素血症、末梢胰岛素抵抗以及异常脂质血症。故 PCOS 有发展为非胰岛素依赖性糖尿病的危险。心血管疾病危险因素的分析还提示,PCOS 患者有更大的概率发生心血管疾病。

常见的临床表现如下。

(1)月经失调。患者的初潮年龄多为正常,但常在初潮后即出现月经失调。PCOS 导致患者无排卵或稀发排卵,约 70% 伴有月经紊乱,主要的临床表现形式为闭经、月经稀发和功血,占月经异常妇女 70%~80%,占继发性闭经的 30%,占无排卵型功血的 85%。少数患者表现为月经过多或不规则出血。由于 PCOS 患者排卵功能障碍,缺乏周期性孕激素分泌,子宫内膜长期处于单纯高雌激素刺激下,内膜持续增生易发生子宫内膜单纯性增生、异常性增生,甚至子宫内膜非典型增生和子宫内膜癌。

(2)不孕。PCOS 的患者由于持续的无排卵状态导致不孕。异常的激素环境可影响卵子的质量、子宫内膜的容受性、甚至胚胎的早期发育,妊娠后易发生流产。

(3)高雄激素相关临床表现。①多毛:毛发的多少和分布因性别和种族的不同而有差异,多毛是雄激素增高的重要表现之一,临床上评定多毛的方法很多,其中世界卫生组织推荐的评定方法是 Ferriman-Gallway 毛发评分标准。我国 PCOS 患者多毛现象多不严重,大规模社区人群流调结果显示 FG 评分>5 分可以诊断多毛,过多的性毛主要分布在上唇、下腹和大腿内侧。②痤疮:PCOS 患者多为成年女性痤疮,伴有皮肤粗糙、毛孔粗大,与青春期痤疮不同,具有症状重、持续时间长、顽固难愈、治疗反应差的特点。③女性型脱发(FPA):PCOS 患者 20 岁左右即开始脱发。主要发生在头顶部,向前可延伸到前头部(但不侵犯发际),向后可延伸到后头部(但不侵犯后枕部),只是头顶部毛发弥散性稀少、脱落,它既不侵犯发际线,也不会发生光头。④皮脂溢出:PCOS 患者可产生过量的雄激素,发生高雄激素血症,使皮脂分泌增加,导致患者头面部油脂过多,毛孔增大,鼻唇沟两侧皮肤稍发红、油腻,头皮鳞屑多、头皮痒,同时胸、背部油脂分泌也会增多。⑤男性化表现:主要表现为有男性型阴毛分布,一般不出现明显男性化表现,如阴蒂肥大、乳腺萎缩、声音低沉及其他外生殖器发育异常。PCOS 患者若有典型男性化表现应注意鉴别先天性肾上腺皮质增生、肾上腺肿瘤及分泌雄激素的肿瘤等。

(4)肥胖。40%～60%患者的体重指数≥25 kg/m²,且常呈腹部肥胖型(腰围/臀围≥0.80)。35%～60%的肥胖者伴有无排卵和多囊卵巢,其可能与外周组织雄烯二酮转化的雌酮过多、性激素结合球蛋白(SHBG)合成减少所致的游离雌二醇和睾酮增加、卵巢局部雄激素水平增高有关。腹部型肥胖内脏器官间也出现脂肪堆积,易导致代谢异常、心血管疾病等远期并发症。

(5)黑棘皮症。PCOS 伴胰岛素抵抗的患者可出现黑棘皮症:局部皮肤或大或小的天鹅绒样、角化过度、灰棕色病变,常分布在阴唇、颈背部、腋下、乳房下和腹股沟等皮肤皱褶部位,呈对称性,皮肤增厚,质地柔软。

(6)其他健康风险。①妊娠期风险:肥胖 PCOS 妇女流产率较高,妊娠期糖尿病和高血压疾病发病风险增高,同时围生期其他并发症风险也随之升高。②生活质量问题:PCOS 妇女心理障碍的患病率较高,疾病本身或它的临床表现(如肥胖、多毛、月经不调、不孕不育)可能增加焦虑、抑郁等情感障碍的发生。

(二)诊断

PCOS 的诊断标准在世界范围内一直存在争议。自 1990 年来,国际上先后有 3 种不同的诊断标准问世,包括 1990 年美国国立卫生研究院(National Institutes of Health,NIH)在马里兰制定的 NIH 诊断共识,2003 年欧洲人类生殖及胚胎学会(European Society of Human Reproduction and Embryology,ESHRE)和美国生殖医学学会(American Society For Reproductive Medicine,ASRM)在阿姆斯特丹制定的鹿特丹诊断标准(The Rotterdam Criteria)，以及 2006 年雄激素过多学会（Androgen Excess Society，AES）制定的 AES 诊断标准。

1. NIH 标准　NIH 标准提出 PCOS 诊断需满足以下条件：①稀发排卵或无排卵；②高雄激素的临床和（或）生化表现；③排除可引起排卵障碍或高雄激素的其他已知疾病如高泌乳素血症、Cushing 综合征、先天性肾上腺皮质增生症等。

2. 鹿特丹多囊卵巢综合征诊断标准　为以下 3 项中至少符合 2 项，即①稀发排卵或无排卵；②高雄激素血症和（或）高雄激素的临床表现（如多毛、痤疮等）；③卵巢多囊样改变：超声提示一侧或双侧卵巢直径显示双侧卵巢直径 2～9 mm 的卵泡≥12 个，和（或）卵巢体积≥10 mL。此外，需排除高雄激素血症的其他原因（如先天性肾上腺皮质增生、库欣综合征、雄激素分泌性肿瘤、21-羟化酶缺乏性非典型肾上腺皮质增生、外源性雄激素应用等）。

3. AES 诊断标准　PCOS 应首先是一种雄激素过量性疾病或雄激素过多症。如不存在临床或生化雄激素过多症（未经过治疗）、不管是否存在排卵功能障碍、月经失调或卵巢多囊样改变，都不足以诊断为 PCOS。即高雄激素是诊断的必要条件，只要满足月经失调和卵巢多囊样改变的其中一条并排除其他引起高雄激素的疾病即可诊断。

4. 直到 2011 年 11 月，在中华人民共和国卫生部的号召下，我们制定了自己的"多囊卵巢综合征诊断标准"，它是由卫生部发布的规范性文件，是希望各级医疗机构都能够应用，并适用于中国各级医疗行业，具有权威性。因此，根据中国的国情制定了下面三种诊断标准：

（1）疑似 PCOS。月经稀发或闭经或不规则子宫出血是诊断必须条件。另外，再符合下面两项中的一项即可：①高雄激素的临床表现或高雄激素血症；②超声表现为卵巢多囊样改变。

（2）确诊 PCOS。具备上述疑似 PCOS 诊断条件后还必须逐一排除其他可能引起高雄激素的疾病和引起排卵异常的疾病才能确定诊断。

（3）排除疾病。迟发性先天性肾上腺皮质增生、柯氏综合征、低促性腺激素低性腺激素性闭经、卵巢或肾上腺分泌雄激素肿瘤、甲状腺功能异常、高催乳素血症。

在确诊或者疑似 PCOS 以后，还要做一个临床分型，临床分型的主要目的是判断有无代谢的问题。PCOS 诊断分型可以分为两大类型，第一种类型为经典的 PCOS 患者：月经异常和高雄激素，有或无卵巢多囊样改变，代谢障碍表现较重；第二种类型是无高雄激素 PCOS，只有月经异常和卵巢多囊样改变，代谢障碍表现较轻。

5. 青春期 PCOS　诊断比较困难，原因是：①初潮后 2～4 年内可能存在生理性月经紊乱和排卵异常。②青春发育的中晚期卵巢常可表现为多卵泡卵巢征，易混淆。③青春发育早期由于生长激素分泌增高的影响，出现一度的胰岛素抵抗。有学者认为最早应在初潮 2～3 年后诊断，但青春期如出现月经紊乱和多毛，并有宫内接触高雄激素史、出生体重过低或过高、难治性肥胖伴有黑棘皮症、糖尿病或代谢综合征的家族史、肾上腺功能早现等 PCOS 的高危因素，则有必要行 PCOS 有关筛查。

多囊卵巢综合征对患者而言是一生伴随疾病，有内分泌的异常，也有代谢的异常。早期，可能主要表现为排卵障碍、生殖障碍，所以，以月经紊乱和不孕为主。但随着年龄的增长以及疾病的进展，代谢问题越来越突出。所以，无论处于什么年龄，一旦诊断为多囊卵巢综合征,就需要去检查和判断患者是否伴有代谢的问题,以便于指导患者积极预防和治疗。

(三)鉴别诊断

1. 产生雄激素的卵巢肿瘤 如门细胞瘤、支持-间质细胞瘤,可产生大量雄激素,出现男性化表现如喉结大、阴蒂增大、雄激素水平明显升高,可行超声、CT 检查协助诊断。

2. 先天性肾上腺皮质增生 一种常染色体隐性遗传病,是由于皮质醇生物合成过程中有酶的缺陷,以 21-羟化酶缺陷最常见,可引起 17α-羟黄体酮和雄激素水平增高,对 ACTH 兴奋试验反应亢进。

3. 库欣综合征 是由于各种原因导致肾上腺皮质功能亢进,促使皮质醇及其中间产物雄激素过量分泌所致。实验室检查发现血浆皮质醇正常的昼夜节律消失,尿游离皮质醇增高,过夜小剂量地塞米松抑制试验是筛选本病的简单方法。

4. 高催乳素血症 任何原因导致血清催乳素水平异常升高,超过其检测实验室标准上限数值者(一般>1.14 nmol/L,或 25 ug/L)。临床测定催乳素应避免生理性影响,在 9~12 时取血测定较为合理。

5. 甲状腺功能异常 临床上也可有月经失调或闭经,可检测血清 TSH 与其鉴别。

二、多囊卵巢综合征与不孕不育

不孕可由男女双方或单方因素所致,虽不是致命性疾病,但可造成家庭不和及患者心理创伤,是严重影响身心健康的医学和社会问题。临床上绝大部分患者都可查明不孕原因,有约 10% 的患者依靠现今检查方法尚未发现明确病因。

凡婚后未避孕、有正常性生活、夫妇同居 1 年而未受孕者,称为不孕症。不孕夫妇中,女方因素占 40%~55%,男方因素占 25%~40%,男女双方共同因素占 20%~30%,不明原因的约占 10%。女性不孕因素中输卵管因素和排卵障碍是两个主要因素,各约占 40% 左右,其他因素包括子宫因素、宫颈因素、免疫因素等不常见因数约占 10%,不明原因约占 10%。

其中排卵障碍是女性不孕的一个主要因素,卵泡发育及排卵是由下丘脑-垂体-卵巢性腺轴调控的,任何一个环节的功能失调或是器质性病变,都可以造成暂时或长期的卵巢功能障碍,从而导致卵巢内的卵泡发育障碍。可分为下丘脑性无排卵、垂体性无排卵及卵巢性无排卵,同时也会受到甲状腺及肾上腺等腺体分泌激素的调节。

多囊卵巢综合征是一种常见的内分泌疾病,属于卵巢性排卵障碍,大约有 80% 的 PCOS 患者存在排卵障碍,PCOS 影响卵巢功能和受孕能力的因素包括肥胖、高雄激素血症以及血清中升高的 LH 水平均可造成不孕。其不孕原因至今尚不完全清楚,可能的机制如下:

(一)下丘脑-垂体-卵巢性腺轴的功能紊乱

在多囊卵巢综合征的发病中起重要作用,下丘脑过频的促性腺激素释放激素(GnRH)脉冲式分泌(可能是下丘脑功能失调)诱导垂体以相同的频率、但幅度增加地分泌过量的 LH,LH 水平上升,但 FSH 并不与 LH 同步增加。这可能由于高雄激素水平和卵泡产生的抑制素的负反馈作用。过量的 LH 可影响卵泡的发育,导致排卵障碍,并与胰岛素共同作用促进卵巢间质、卵泡细胞合成过多的雄激素。

（二）多囊卵巢综合征过多的雄激素

主要是雄烯二酮和睾酮,尤其是增加的游离睾酮,会抑制卵泡成熟。

（三）卵巢对促黄体生成素的反应敏感

卵巢间质、卵泡膜细胞及颗粒细胞皆参与雄激素的产生,导致雄激素分泌增高,从而造成卵巢内高雄激素浓度抑制卵泡成熟,使卵泡闭锁,不能发育长大成熟为优势卵泡,导致雌激素的正常分泌模式中断,许多小卵泡分泌雌激素。

（四）多囊卵巢综合征过多的雌激素

主要是雌酮增高,而雌二醇处于卵泡期水平。雌酮是雄烯二酮在周围组织中芳香化酶的作用下转化而成。持续分泌的雌酮和一定水平的雌二醇作用于下丘脑及垂体,对促黄体生成素分泌呈正反馈,是 LH 分泌幅度及频率增加,呈持续高水平,无周期性,不形成月经中期 LH 峰,因此不会发生排卵。

（五）约 50％的患者存在不同程度的胰岛素抵抗及代偿性高胰岛素血症

过量胰岛素作用于垂体的胰岛素受体,可增强促黄体生成素的释放并促进卵巢和肾上腺分泌雄激素;并抑制性激素结核球蛋白的合成,使游离睾酮增加。

（六）约 50％的 PCOS 患者存在脱氢表雄酮及脱氢表雄酮硫酸盐升高

可能与肾上腺内分泌功能异常相关。脱氢表雄酮硫酸盐升高提示过多的雄激素来自于肾上腺。

（七）抑制素 B(inhibin B,INHB)

由生殖系统细胞分泌产生的糖蛋白激素,是转化生长因子 β 超家族的成员之一,与生殖能力有密切关系,对生殖功能具有内分泌、旁分泌和自分泌的调节作用。INHB 与 PCOS 的发病有一定的关联,INHB 可直接刺激卵泡膜细胞合成雄激素,随着卵泡内雄激素含量增加,颗粒细胞分泌的抗苗勒管激素、抑制素 B 等均升高,PCOS 患者雄激素堆积且雌激素产生受抑制,优势卵泡形成障碍,导致患者长期无排卵。

（八）抗苗勒管激素(anti-mullerian hormone,AMH)

是二聚体糖蛋白,在窦卵泡中表达最高,属于转化生长因子 β 超家族成员之一,几乎只由卵巢颗粒细胞分泌产生,抑制原始卵泡的募集,并通过降低生长卵泡对 FSH 的敏感性,参与调控卵泡的发育。国外学者研究发现 34.4％的 PCOS 患者体内 AMH 升高与 LH 和 FSH 有关,而 LH 和 FSH 与卵泡的发育密切相关,这提示 AMH 可能通过某种机制影响正常卵泡的发育而参与 PCOS 的发病。另外有研究表明 PCOS 患者血清 AMH 水平与 T、LH 具有明显的正相关性,而与 FSH 呈负性相关,高水平的 LH 能够促进卵巢分泌雄激素,而卵巢内过高的雄激素抑制卵泡成熟,加上低水平 FSH 的持续刺激,使卵巢内小卵泡发育停止,不能形成优势卵泡,造成持续无排卵。

（九）PCOS 并不遵循孟德尔遗传定律

环境因素可能并没有改变遗传密码,而是通过表观遗传修饰如基因启动子 DNA 甲基化改变影响相关基因表达。

三、物理环境因素与多囊卵巢综合征

手术、化疗、感染等因素导致患者促性腺激素分泌缺陷或促性腺激素受体缺陷，导致患者卵巢病变。

四、化学因素与多囊卵巢综合征

近年的研究资料表明，环境中存在许多能干扰或模拟动物及人类机体内分泌系统的化学物质，可模拟或拮抗内源性激素，或对内源性激素或其受体的合成和代谢过程产生破坏作用，这类物质统称为环境内分泌干扰物。环境雌激素是环境内分泌干扰物的一种，可通过与雌激素受体结合或影响细胞信号传导途径等其他方式模仿或干扰内源性雌激素作用，发挥拟雌激素样效应，可影响生殖系统的发育，干扰体内内分泌系统，诱发肿瘤的发生，对人类和动物造成很大的危害。

环境雌激素广泛分布于自然界中，主要来自二手烟、农药、杀虫剂、化妆品、废气、食品添加剂等，种类繁多，其化学成分大致可分为如下几类：①多氯联苯类(polychlorinated biphenyls，PCBs)；②二噁英类(diopxinlike chemicals)；③农用化学品类(agricultural chemicals)；④双酚类(bisphenols)和烷基酚类；⑤酞酸酯类(phthalates，PAEs)；⑥金属化合类；⑦类固醇类合成雌激素；⑧其他环境激素类。

人类暴露于环境雌激素中，可导致妇女 PCOS 的发病率增加。塑料制品及装潢材料中均含有化学原料双酚 A、邻苯二甲酸二(2-乙基己基)酯等，而厨房油烟中可能含有二噁英，均属于环境雌激素，在正常生活中，人们可以通过皮肤、呼吸道及消化道等途径接触这种物质。主要举例说明以下三类：

(一)双酚 A

双酚 A(bisphenol A，BPA)是环境雌激素的一种，它又名 4-二羟基二苯基丙烷、二苯酚基丙烷，是一类苯酚衍生物。BPA 为白色至淡褐色粉末或片状结晶，具有酚气味及苦味，分子量 228128，比重 11195，熔点 153，不溶于水，易溶于醇、醚、丙酮及碱性溶液。它是制造聚碳酸酯、环氧树脂、聚树脂、聚酚氧树脂、抗氧化剂等的前体物质，是世界上产量最多的化合物之一，并且是目前世界上研究最多的内分泌干扰物之一。人类可通过各种方式暴露于 BPA 环境中，比如：接触罐装牛奶容器内部涂层、婴儿配方奶粉、汽车镜头、光学镜片、黏合剂、光盘、热敏纸、纸涂料和染料等。

BPA 能竞争结合不同类型的雌激素受体，包括 ERα 和 ERβ，其中对 ERβ 有较高的亲和力，BPA 也可通过雌激素依赖途径发挥作用，比如，雄激素水平跟 BPA 暴露程度成正相关，还可通过拮抗作用抑制甲状腺激素的活性。最近的流行病学研究发现尿中高浓度的 BPA 跟严重疾病并发症的较高发生率有很强的相关性，比如心血管病、肥胖、II 型糖尿病等。BPA 对生殖系统具有不良影响，如减少小鼠精子生成及增加非整倍体率，会导致不良的生育结局。

Teng Wang 等人通过在体外将猪的卵母细胞暴露于 BPA 环境中的毒性研究发现用 250uM BPA 处理过的猪卵母细胞体外成熟率显著下降，这可能是由于 BPA 干扰了卵母细胞周期的进展;对猪的卵母细胞的研究中,BPA 会导致细胞骨架异常;经 BPA 处理后,组蛋白甲基化(H3K4me2)的荧光强度和 DNA 甲基化水平均发生改变,表明表观遗传学发生修饰;BPA 暴露下的卵母细胞会发生较高的早期凋亡和自噬,这可能是由于氧化应激水平升高所致。从而得出 BPA 通过破坏细胞骨架动力学、表观遗传学修饰、诱导细胞早期凋亡和自噬来干扰猪卵母细胞的成熟。同时有研究表明 BPA 会引起氧化应激,而氧化应激会干扰卵巢类固醇激素的合成,抑制卵母细胞成熟。

BPA 会改变卵巢的功能,从小鼠的研究中可知 BPA 可结合雌激素受体(ERα 和 ERβ),并诱导雌激素依赖性基因的表达。BPA 会加速 GnRH 脉冲分泌,这表明 BPA 会影响下丘脑-垂体-性腺轴。

除了众所周知的类雌激素特性,BPA 似乎参与雄激素代谢,具有拟性激素结合蛋白配体的作用,可以与性激素结核球蛋白结合占据性激素结合位点,从而导致血清中的游离睾酮激素的增加。此外也有学者在体外培养的大鼠卵巢间质细胞中发现加入 BPA 培养后会导致睾酮的合成,这可能就是 PCOS 患者存在高雄激素血症或高雄激素表现的原因,故 BPA 干扰内分泌的作用可能参与 PCOS 的发病。

(二)TCDD(四氯二苯并二噁英)

具有生殖毒性,暴露于 TCDD 环境下排卵数目减少。已有多篇研究动物研究提示 TCDD 宫内暴露可导致雌性子代外生殖器和阴道口发育畸形、阴道开放延迟、青春期延迟、性周期改变,以及卵巢重量减轻等。初级卵泡向次级卵泡转化的结构变化主要是颗粒细胞数目的不断增多和卵泡膜细胞的形成,有动物研究提示 TCDD 的生殖毒性可能会影响颗粒细胞的增殖和分化以及干扰卵泡膜细胞的形成,从而损害卵泡的后续发育。这可能是 TCDD 导致 PCOS 患者排卵障碍的众多原因之一。

(三)重金属类化合物

一些工、农业所用原料、产品及排放的废弃物,也是 PCOS 发病重要因素,车尾气排放、生活垃圾堆放和焚烧等产生的重金属和微量元素也一直损害着我们的健康。重金属作为内分泌干扰物影响女性生殖激素的含量以及产生氧化应激造成氧化损伤等有可能在 PCOS 的发病机制中也发挥重要作用。

五、生物因素与多囊卵巢综合征

病原体可以模拟卵巢类固醇激素的作用并能激活相应受体从而影响卵泡发育和排卵。炎症本身与 PCOS 密切相关,通过炎症因子对性腺轴的直接作用,影响 PCOS 患者卵泡发育、成熟及排卵等过程。PCOS 患者多存在炎症诱导的胰岛素抵抗,炎症因子可直接或经由脂肪组织间接介导胰岛素抵抗。一些细胞因子如肿瘤坏死因子(tumor necrosis factor alpha,TNF-α),它是一种主要由脂肪组织巨噬细胞分泌的多功能的促炎性细胞因子,在糖脂代谢及动脉粥样硬化和炎症过程中起着关键的作用。此外它还被证实能调节各种能量代谢相关的肽,如脂联素,瘦素和抵抗素,许多研究报道 PCOS 女性中 TNF-α 增加。TNF-α 通过加速卵巢颗粒细胞凋亡、抑制 P450 芳香化酶作用从而影响睾酮向雌激素转化以及干扰雄激素代谢过程,可能是 PCOS 患者雄激素水平升高的原因之一。

六、社会心理因素与多囊卵巢综合征

新的健康观念使医学模式从单一的生物医学模式演变为生物-心理-社会医学模式,现代医学模式恢复了心理社会因素在医学研究系统中应有的位置。社会心理因素泛指心理应激原,是指可被个体感知并对个体有意义的各种刺激,如:负性生活事件(亲人去世、婚姻失败、工作压力、生活压力等)。这些刺激可以激活机体的各种情绪:悲伤、抑郁、焦虑等,这属于心理应激过程。

从健康与疾病的角度来说,由于生物医学技术的不断发展与进步,以前严重威胁人类健康的以生物因素为主的疾病已逐渐被突飞猛进的医学技术所控制,人们的心理状态、社会文化背景等导致的精神紧张与对环境的不适应已成为某些疾病的主要病因。近年来,随着越来越多多囊卵巢综合征患者的增加,许多心理学专家、学者从心理因素等视角对其进行了特别研究,认为多囊卵巢综合征的发生发展与同样社会心理因素有着密切的关系,由于女性生理特点的影响,其心理波动大,长期的不良心理易触发应激机制而致多囊卵巢综合征;患有多囊卵巢综合征的女性可能因不孕、肥胖、多毛、痤疮等产生自卑心理,加重心理障碍。多囊卵巢综合征的女性承受的精神压力越大,对心身健康的影响越大,适当的心理干预对于患有多囊卵巢综合征的女性是十分必要的。调查发现,多囊卵巢综合征患者中以脑力劳动者较多(如中学生、技术人员),其机体长期处于应激状态,交感神经兴奋性增强、儿茶酚胺分泌增多使机体内分泌功能紊乱;下丘脑-垂体-肾上腺皮质激素分泌增多,从而降低免疫功能,多种综合因素促使多囊卵巢综合征的发生。

Elsenbruch 等研究调查发现,多囊卵巢综合征的患者对生活非常不满意,生活质量降低,强迫症状十分明显,人际关系紧张与心理抑郁,从而导致他们的吸引力变小,生活状态变差。Coffey 等通过心理量表研究发现,多囊卵巢综合征患者降低生活质量的人群中,首要表现就是抑郁和缺乏信心,以至于患者对生活、对未来缺乏积极主动性。Eggerd 等人的研究提出了多囊卵巢综合征不仅仅是妇产科医生面临的临床问题,同时也是心理科医生面临的复杂的心理问题,多囊卵巢综合征患者所表现出的不孕、多毛、痤疮、黑棘皮症、肥胖等等症状可以加重患者的社会心理压力。这些研究进一步说明,心理社会因素与多囊卵巢综合征的密切相关性,它们可能是多囊卵巢综合征发生发展进程中的重要因素,并可能是导致长期并发症的重要原因。但目前对这一疾病的精神心理社会状况缺乏临床系统的分析,心理社会因素在多囊卵巢综合征发生发展的具体作用还需要更有深度的研究。

人的社会心理压力过大的时候,会出现睡眠质量问题,同时也许会患有身心障碍。Rechtschaffen 等调查研究发现人类的睡眠充足与否会影响自主神经系统、内分泌系统和免疫系统功能的健康,连续的睡眠不足可造成上述系统功能的紊乱,易诱发多种身心疾病。多囊卵巢综合征的女性会出现睡眠障碍增加及睡眠结构异常。

Yen 提出肾上腺功能初现是在青春期前约 2 年,肾上腺雄激素分泌增加,出现阴毛、腋毛,肾上腺功能亢进导致肾上腺和卵巢的病理改变,最终导致多囊卵巢综合征的发生。对肾上腺功能造成的损伤,除了疾病上的之外,更多的是来自精神上的,如经济压力、职业压力、情感压力、人际压力等,日积月累,对肾上腺的损伤都是非常大的。日常生活中出现的家庭矛盾、工作环境不满意、受到他人诋毁、孤独寂寞等感受,会给女性带来精神负担,这些对肾上腺都是不利的。许多激素和情绪活动有密切关系,紧张状态下,通过大脑对下丘脑的作用就会影响内分泌的功能,传递到间脑的视床下部脑垂体部分,可使交感神经活动加强,肾上腺皮质激素的分泌大量增加,由此带来心跳加快、血糖上升、植物性神经紧张等各种反应,长期如此将会对人的精神状态造成不良影响以致发生相应的器质性病变。曹云霞等调查研究发现通过诱导 PCOS 患者的人格因素,发现在 PCOS 患者中存在高神经质的人格因素,说明患者具有焦虑、紧张、抑郁、情绪波动大、对各种刺激敏感、适应能力差的人格特质。王玉蓉等通过对多囊卵巢综合征患者的调查及心理分析发现,73 例 PCOS 患者中有明显发病诱因的为 49 例,诱因主要有学习、工作压力大,流产,妇科手术,家庭关系不协调等,有明确的原因的 PCOS 患者神经质高于无明确原因的 PCOS 患者,社会原因、家庭情况等应激对多囊卵巢综合征患者的个性化人格容易形成影响。

调查研究指出 PCOS 女性在人格因素方面,精神质、神经质程度相比正常女性强,易出现人际关系敏感、焦虑、抑郁、紧张、易怒,伴有睡眠不好,患有心身障碍,情绪不稳定,对生活兴趣减退,缺乏活动愿望,适应环境的能力差,常抱有敌意,更容易受到不良因素的影响,易产生应激反应,激活下丘脑-垂体-肾上腺轴,导致患者体内肾上腺源性的雄激素水平升高,肾上腺雄激素作用于下丘脑-垂体-性腺轴,导致 PCOS 的发生。Li 等的荟萃分析表明,PCOS 患者的心理健康、情绪问题(抑郁、紧张、忧虑)等评分都低于正常人,而这些社会心理因素可能通过影响生活行为(如暴饮暴食、酗酒)而加重肥胖情况,扰乱内分泌系统,进而恶化 P-COS 状态。

患有 PCOS 的女性对心理功能有显著的不良影响,压抑程度及焦虑程度都较健康女性高。研究表明 PCOS 的相关症状如肥胖、不孕、多毛、激素水平失衡等也与较差的心理状态相关。

一般来说,如果没有一个健康的生活方式,和正常的生物代谢机制,则易导致内分泌失调、自主神经功能紊乱、代谢性疾病、炎症等,逐渐参与到疾病的发病机制中。有研究指出患有 PCOS 的职业人群多为脑力劳动者,他们的精神常处于紧张状态或应激状态,再加上缺乏规律的作息和积极合理的身体锻炼,不可避免地会造成身体机体免疫功能紊乱,从而促使了 PCOS 的发生。总而言之,精神、心理、社会因素在女性内分泌及代谢紊乱疾病的发生发展进程中占据了重要地位,这就促使我们临床医生在对 PCOS 进行治疗的同时,还要重视对患者社会心理因素的分析,以达到更有效的治疗。

七、生活方式与多囊卵巢综合征

生活方式的改变包括体育运动被推荐为 PCOS 的主要管理策略,因为它可以降低胰岛素抵抗、改善代谢和生殖功能以及体型。有协会建议个体化的训练项目能增加依从性,并指出群体或家庭式的体育锻炼和散步可作为 PCOS 女性潜在的训练模式。国内外学者均发现体重下降可以降低促黄体生成素的峰值,使卵巢分泌雄激素减少,改善生殖内分泌指标,使机体内性激素重归平衡状态,恢复规律月经,排卵率明显好转。对肥胖型多囊卵巢综合征妇女采取标准化膳食干预能显著降低体重及空腹血糖水平。

高能量的摄入以及由激素和其他因素造成的体重增加引起的超重和肥胖与多囊卵巢综合征密切相关,肥胖也是 PCOS 女性一种常见的特征,其中约 40%～50% 的 PCOS 患者超重或肥胖,肥胖除了会引起代谢紊乱和血脂异常,也是 PCOS 女性患心血管疾病的一个危险因素,PCOS 对女性的健康相关的生活质量有显著的不良影响。

在 PCOS 中,肥胖会增加生殖、代谢和心理的患病率及严重程度,因此,PCOS 被澳大利亚国家妇女健康政策认定为一个关键的与肥胖相关的生殖问题。最近的 PCOS 相关的询证医学指南强调对于体重的管理来说通过生活方式的调整优于药物,是一线治疗方式。有研究表明,对于肥胖的 PCOS 妇女给予节食治疗同时鼓励患者坚持运动后,其多毛和月经情况有显著改善,并有部分患者成功妊娠。有学者通过动物实验研究提示,在 PCOS 发生之前已存在糖脂代谢动力学异常,低脂饮食是 PCOS 早期预防的靶点,同时有研究表明可增加食物中蛋白质含量,蛋白质可以增加饱胀感并增加食物特殊动力效应耗能,以达到辅助减肥的效果。

调整生活方式即"饮食疗法＋运动疗法＋行为疗法"的综合疗法,通过饮食控制减少能量的摄入,通过运动锻炼增加能量的消耗,维持能量负平衡状态,再结合行为疗法纠正不良饮食行为和生活习惯,以巩固和维持饮食及运动疗法所获得的疗效,防止肥胖复发。生活方式调整方案参考美国国立卫生研究院(National Institutes of Health,NIH)关于超重、肥胖长期治疗指南,拟定如下:控制饮食及增强运动:①控制饮食:碳水化合物以粳米、燕麦等为主,每餐主食不超过 100 g,并且晚餐进食要少,晚 8 点后禁食;忌肥肉、油炸食品,蛋白质摄入量为 1 g/kg/d,以瘦肉、鱼虾为主;多进食水果、蔬菜;忌浓茶、咖啡;忌烟、酒;②运动锻炼:每周至少 5 次,每次运动时间≥45 min,以有氧运动的形式进行,如快走、慢跑、游泳、骑自行车和各种跑步机运动等,形式不限,要求出汗,以自测桡动脉脉搏计算运动心率,达到(140－年龄)次/分钟为宜。需循序渐进、长期坚持,要做好各种生活行为的自我评估;每日做好饮食和运动记录,由其家人或同事进行监督,研究者每两周一次对其实施情况进行评估。③行为疗法:可以巩固前两者的疗效,其主要包括自我监测、刺激控制、认知重塑、应激处理、厌恶疗法以及社会支持等方面。

有人对近年来国外结构化运动锻炼疗法(SET)在治疗 PCOS 上的临床研究资料进行了总结,提示患者在心血管及生殖方面均有不同程度的获益。李昕等人研究发现,饮食干预疗法可改善肥胖和非肥胖 PCOS 患者的人体测量学指标(体质量、BMI 和腰围)及胰岛素抵抗。

约 91% 的 PCOS 患者至少有一种代谢异常的表现,包括肥胖、糖代谢异常、脂代谢异常以及代谢综合征。除了肥胖,69% 的患者有两种及以上的代谢异常的表现,通过生活方式的调整来减轻体重,此方法疗效确切、廉价、无副反应,对患者生命质量的提高具有长远意义。有研究发现肥胖 PCOS 患者减轻 5% 体重,89% 患者月经可恢复正常,其中 30% 能自然受孕。减肥可以显著改善患者身体构成、胰岛素抵抗及高雄激素血症(高雄激素水平及其临床表现)。

通过控制饮食、加强体育锻炼等生活方式的调整达到减轻体重的目的,是治疗肥胖型 P-COS 的一线治疗措施,是最基本的治疗方式,无须额外药物,无副作用,临床疗效也得到了认可,但需要长期坚持,对患者的毅力也是一种极大考验。目前尚缺乏 PCOS 肥胖患者调整饮食和进行体育锻炼的统一标准,且患者依从性差,大多数患者难以长期坚持。有效、经济、无副作用的方法,是治疗肥胖无排卵不育 PCOS 妇女的首选。减肥亦可降低肥胖妇女的妊娠危险性,如流产、妊娠期糖尿病、妊娠期高血压等。PCOS 患者特别是合并肥胖的患者存在着诸多产科并发症的危险因素,其中肥胖增加妊娠期糖尿病的风险被明确证实,妊娠早期流产也被认为是 PCOS 相关的不良妊娠结局,为了最大程度避免妊娠风险,建议对这类人群进行体重指数、血压及口服糖耐量试验的筛查,以便更好地指导孕期保健。

胰岛素抵抗和代偿性高胰岛素血症被认为是 PCOS 的重要致病因素,是 PCOS 重要的伴随症状,占 PCOS 人群的 11%～50%(依赖于不同的患者群体),可进一步发展成 II 型糖尿病。当代偿性高胰岛素未能满足身体的需求时,就会发生碳水化合物的代谢紊乱,高胰岛素血症最终会导致高雄激素血症。

众所周知,特别是对于肥胖的女性来讲,体重的减轻会对激素水平和代谢产生积极影响。尽管认定对于 PCOS 女性来说生活方式的改变是一线治疗方法,但是在这方面研究的数据很少,Moran 及其同事通过对 164 位女性进行的研究提出生活方式的干预可改善整体的睾酮水平、多毛症和空腹胰岛素水平,并没有明显的证据表明在生活方式的干预下会影响体重指数、游离雄激素指数或性激素结合球蛋白、血糖和胆固醇水平。Rebecca L 等人对 43 名肥胖和超重 PCOS 女性进行的随机对照研究(年龄 30.3 岁,体重指数 36.4 kg/m²)中,生活方式的改变包括严格的饮食控制伴或不伴体育锻炼均能提高感知受益,但这个研究受到例数的限制,还需要更大样本量来研究生活方式改变的影响。有新的证据表明规律的运动可改善 PCOS 的一些症状,比如在肥胖的女性中,通过体育锻炼可引起体重减轻以及抑郁症状的改善。

八、多囊卵巢综合征的治疗

(一)一般治疗

PCOS 患者无论是否有生育要求,首先均应进行生活方式调整,戒烟、戒酒、体育锻炼、饮食调整等。肥胖患者通过低热量饮食和耗能锻炼,在降低全部体重的 5% 或更多的情况下,就可改变或减轻月经紊乱、多毛、痤疮等症状并有利于患者不孕症的治疗。减轻体重至正常范围(中国人建议 BMI 保持在 18～24 kg/m²),可以改善胰岛素抵抗,增加胰岛素敏感性,降低胰岛素、睾酮水平,从而恢复排卵及生育功能,同时可预防及阻止 PCOS 长期发展的不良后果,如糖尿病、高血压、高血脂和心血管疾病等代谢综合征。

(二)调整月经周期

定期合理使用药物,可使用口服避孕药和孕激素后半周期疗法。PCOS 患者的月经不规律表现为月经周期不规律、月经稀发、量少或闭经,还有一些出血是不可预测的,调整月经周期,通过子宫内膜周期性撤退性出血,可以保护子宫内膜,减少子宫内膜癌的发生。

1. 口服避孕药 为雌孕激素联合周期疗法,孕激素通过负反馈抑制垂体 LH 异常高分泌,减少卵巢产生雄激素,并可直接作用于子宫内膜,抑制子宫内膜过度增生并调节月经周期;雌激素可促进肝脏产生性激素结合球蛋白,导致游离睾酮减少。常选用短效避孕药,周期性服用,至少 3～6 个月,可重复使用。但需特别注意的是:PCOS 患者是特殊人群,常常存在糖、脂代谢紊乱,用药期间应监测血糖、血脂变化;另外对于青春期女性应用口服避孕药前应进行充分的知情同意;服药前需排除口服避孕药的禁忌证。

口服避孕药需使用孕激素为主的药物,其中孕激素可以限制雌激素的促内膜生长作用,同时很好地控制周期,尤其适用于有避孕需求的生育期患者。应注意口服避孕药的潜在风险,不宜用于有血栓性疾病、心血管疾病高危因素及 40 岁以上吸烟的女性,用药期间应监测血糖、血脂变化。

2. 孕激素后半周期疗法 对无明显雄激素水平升高的临床和实验室表现,且无明显胰岛素抵抗的无排卵患者,可单独采用定期孕激素治疗,于月经周期后半期(月经第 16—25 天)口服,以周期性撤退性出血形式改善子宫内膜状态。

使用孕激素的优点是:①调整月经周期,保护子宫内膜,预防子宫内膜癌的发生;②可能通过减缓促黄体生成素的脉冲分泌频率,在一定程度上降低雄激素水平;③适用于无严重高雄激素血症和代谢紊乱的患者。

(三)降低血雄激素水平

1. 糖皮质类固醇类激素 适用于多囊卵巢综合征患者中,雄激素过多为肾上腺来源或肾上腺和卵巢混合来源者。常用药物为地塞米松,每晚 0.25 mg 口服,能有效控制脱氢表雄酮硫酸盐浓度。剂量不宜超过每天 0.5 mg,以免过度抑制垂体-肾上腺轴功能。长期使用易产生如肥胖、骨质疏松、肾上腺功能低下等不良反应。

2. 醋酸环丙黄体酮(cyproterone acetate,CPA) 为 17α-羟黄体酮类衍生物,具有很强的抗雄激素活性,能抑制垂体促性腺激素的分泌,使体内睾酮水平降低。可与炔雌醇组成短效口服避孕药(2 mg 醋酸环丙黄体酮＋35 ug 炔雌醇),炔雌醇可以升高性激素结合球蛋白水平,从而降低游离睾酮的水平,两者结合对降低高雄激素血症及治疗高雄激素体征如多毛症、痤疮等有明显疗效。痤疮治疗需 3 个月,多毛治疗需 6 个月,停药后易复发。但对于CPA 的应用仍有争议,有学者认为它的应用会对碳水化合物的代谢及血脂谱产生不良影响。

戴素清等观察复方醋酸环丙黄体酮与二甲双胍联合治疗多囊卵巢综合征具有显著疗效,可提高胰岛素的敏感性,有效缓解患者的高雄激素血症,改善患内分泌和血糖、血脂的代谢,具有较高的临床应用价值。另有人研究称炔雌醇环丙黄体酮联合生活方式调整可改善肥胖型多囊卵巢综合征患者的生殖内分泌及脂代谢的水平,改善左、右卵巢体积及月经恢复率、排卵率以及妊娠率。

3. 屈螺酮(drospirenone) 是一种模仿黄体酮效果的人工合成化学物质,通过模拟黄体酮作用,可以增加激素水平,达到避孕效果。它是一种甾体孕激素,具有抗雄激素和抗盐皮质激素活性,同 30 ug 的炔雌醇联合在 PCOS 的治疗中曾经被应用,其药理特性与内源性黄体酮相似,能与炔雌醇组成一种高效、安全性好和接受程度高的短效避孕药。由于具有抗盐皮质激素活性,能防止由于体液潴留而引起的体重增加和其他症状。它对抗与雌激素相关的钠潴留,提供了良好的耐受性,并对经前期综合征有积极作用。与炔雌醇组成复方口服避孕药,屈螺酮增加了高密度脂蛋白水平,显示良好的脂质谱;屈螺酮的抗雄激素活性对皮肤有良好的作用,可减少痤疮及皮脂的产生。此外,屈螺酮并不对抗由炔雌醇引起的增高的性激素结合球蛋白,后者有利于与内源性雄激素的结合并使其失活。并且它没有任何雄激素、雌激素、糖皮质激素与抗糖皮质激素的活性。这一特性,结合其抗盐皮质激素和抗雄激素特性,使屈螺酮的生化和药理性能与天然孕激素十分相似。

Wang 等人研究表明在联合炔雌醇及二甲双胍和调整生活方式的情况下,在血压和碳水化合物代谢方面屈螺酮要优于醋酸环丙黄体酮。Kahraman K 等研究通过将 52 名 PCOS 患者随机分成 2 组,一组(26 名)口服 0.035 mg 炔雌醇和 2 mg 醋酸环丙黄体酮,另一组(26 名)接受 0.03 mg 炔雌醇和 3 mg 屈螺酮,经过 12 个月的治疗观察中,包含醋酸环丙黄体酮的口服避孕药在治疗临床多毛症方面要优于含有屈螺酮的避孕药。

4. 螺内酯(spironolactone)　是醛固酮受体的竞争性抑制剂,抗雄激素机制主要是通过抑制卵巢和肾上腺雄激素生成酶的活性,减少雄激素产生,加强雄激素分解,并可直接作用在皮脂腺竞争雄激素受体。抗雄激素剂量为每天 40～200 mg,治疗多毛症状需用药 6～9 个月。出现月经不规则时可与口服避孕药联合应用。

螺内酯的应用对于 PCOS 是一种有效的治疗,可降低雌激素水平及子宫内膜厚度,但单独使用螺内酯时往往会导致月经异常,机制目前仍不清楚,可能是由于螺内酯降低了雌激素水平,可能是螺内酯的一些相关代谢产物对雌激素和孕激素以及他们的受体产生了影响,用药期间需注意监测血钾及肾功能水平。所以螺内酯常与口服避孕药联合用于治疗 PCOS 相关症状。螺内酯对口服避孕药具有协同作用,可作为降低雄激素的辅助用药。Diri H 在研究单独应用螺内酯或螺内酯+二甲双胍联合用药的比较中得出,两种治疗方式均能减轻多毛症状,在体重指数、多毛、胰岛素抵抗和激素水平方面联合用药并没有发挥更明显的疗效。

5. 二甲双胍　二甲双胍通过影响类固醇生成快速调节蛋白和 17α-羟化酶降低胰岛素抵抗和抑制卵巢雄激素生成。

6. 他汀类　他汀类药物如辛伐他汀是临床常用的降脂药,增加肝脏低密度脂蛋白受体的敏感性和高密度脂蛋白胆固醇水平,同时降低循环血液中的甘油三酯水平及胆固醇的生成,通过减少雄激素的底物——胆固醇的合成从而抑制卵泡膜间质细胞产生雄激素。在人和小鼠的研究中发现他汀类药物可降低卵巢间质细胞增殖,增加细胞凋亡并抑制雄激素生成。

7. 中医疗法　有研究指出针刺能降低 PCOS 患者循环血液中的睾酮水平。其作用主要机制表现在降低交感神经的兴奋性。同时有研究应用丹参注射液穴位注射法结合中成药治疗多囊卵巢综合征 32 例,能使 PCOS 患者血睾酮下降($P<0.05$),有效率分别为 90.32% 和 80.65%。能够调节 PCOS 患者异常雄激素水平,促使月经及排卵恢复规则。

(四)改善胰岛素抵抗

国外有研究发现 76.5% PCOS 患者存在胰岛素抵抗症状,胰岛素抵抗可引起继发性高胰岛素血症,促使组织中胰岛素受体相应表达过量,进而两者共同导致胰岛素受体的过度活化,促进子宫内膜增生,甚至导致子宫内膜癌的发生和发展。

1. 对肥胖或有胰岛素抵抗患者常用胰岛素增敏剂　二甲双胍是双胍类降糖药,被称为胰岛素增敏剂,可增加胰岛素受体的数量而不增加其分泌,可抑制肝脏合成葡萄糖,增加外周组织对胰岛素的敏感性,减少餐后胰岛素分泌,改善胰岛素抵抗。通过降低血胰岛素水平纠正患者高雄激素状态,改善卵巢排卵功能,提高促排卵治疗效果。常用剂量为每次口服500 mg,每天2~3次,3~6个月复诊,了解月经和排卵情况,有无不良反应,复查血胰岛素水平。

也有人认为二甲双胍联合生活方式的调节也许在PCOS女性体重管理和月经周期调节中起到关键性作用。大量的研究数据表明在PCOS女性中二甲双胍和口服避孕药的联合应用也许会提高胰岛素敏感性,两种药物联合应用的其他额外的影响也就是代谢益处了。

Meta分析显示,在降低雄激素和治疗胰岛素抵抗方面,二甲双胍联合达英-35要优于两者单独用药。吴春晓等人观察二甲双胍在逆转多囊卵巢综合征患者的性激素情况上效果明显,且能降低胰岛素与瘦素,排卵情况明显优于对照组($P<0.05$),且无不良反应,能使患者得到很好的恢复。另有研究称针对多囊卵巢综合征患者给予二甲双胍治疗,可调节患者的内分泌、胰岛素抵抗,改善患者生育状况。

2. 中医治疗 针刺疗法能够刺激微循环并增加组织对葡萄糖的摄取。陶莉莉给予加减龙胆泻肝汤治疗肝郁型PCOS,可在一定程度上改善胰岛素抵抗的情况。

黄连素(小檗碱)是中药黄连的提取物,具有多种药理特性,包括抗微生物、降血糖、降胆固醇、抗肿瘤和免疫调节活性。一些研究表明,小檗碱可以增加葡萄糖的吸收和减少胰岛素抵抗的作用,祁冰等用基因芯片研究证实,小檗碱是通过改善细胞内信号转导通路,达到改善卵巢颗粒细胞胰岛素抵抗的目的。吴薇采取中医补肾健脾祛浊法联合西药达英-35、二甲双胍联合治疗胰岛素抵抗型PCOS,能有效地使药物优势互补,取长补短,妊娠率明显优于单纯西药治疗,安全可靠。

(五)促排卵治疗

对有生育要求的患者在生活方式调整、抗雄激素和改善胰岛素抵抗等基础治疗后,进行促排卵治疗。

1. 氯米芬为一线促排卵药物 目前使用最广泛的促排卵药物,氯米芬抵抗患者可给予二线促排卵药物。诱发排卵时易发生卵巢过度刺激综合征,需严密监测,加强预防措施。

枸橼酸氯米芬是目前促排卵的一线用药,可与下丘脑和垂体的内源性雌激素受体相竞争,抑制雌激素的负反馈,增加GnRH脉冲频率,促进FSH和LH的分泌,调整FSH和LH的比例关系,通过抗雌激素作用而诱发排卵,对子宫内膜生长有一定的抑制作用,因此促排卵率较高。但临床妊娠率相对较低,由于治疗过程中卵巢过度刺激综合征及多胎的发生率较高,并且由于抗雌激素的特性对子宫内膜及宫颈黏液造成的影响,限制了它的应用。对小鼠的体外研究表明氯米芬会影响卵子的受精和胚胎发育,但是即使在几个周期的治疗下,氯米芬在循环血液中的浓度从来不会达到产生这些效果所需的浓度。

虽然一些研究表明繁殖力与子宫内膜厚度有关,但是也有研究表明这并没有显著的相关性,确实有研究表明氯米芬会抑制类固醇激素的产生,但是氯米芬诱导周期中的雌激素和孕激素水平通常显著增高,并不低于自然周期。可引起血管舒缩性潮热、腹部膨胀或不适、胸部疼痛、恶心和呕吐、头痛和视觉症状,偶有患者不能耐受此药。用法:自然或人工诱发月经周期的第 3—5 天起,50～150 mg/d(具体剂量可根据患者体重及以往治疗反应决定),共 5 天。注意超声监测。

2. 来曲唑 来曲唑是一种非类固醇类高效选择性的第 3 代芳香化酶抑制剂,能够阻断雌激素的合成,解除雌激素对下丘脑的反馈抑制作用,使促性腺激素分泌增多,诱导卵泡生长。在外周,卵泡内雄激素浓度增加,提高卵泡对促性腺激素敏感性,促进早期卵泡发育。具有较弱的抗雌激素活性,不减少子宫内膜上的受体数目,且可以促进雌激素的分泌,使宫颈黏液性状良好,有利于精子快速通过,并促进子宫内膜生长,有利于胚胎着床。此外在来曲唑的治疗中不需要密切监测,在月经第 3—5 天给予 2.5～5 mg/d,共 5 天。Ghahiri 等人研究表明同氯米芬相比,使用来曲唑没有显示出来任何优势,对多囊卵巢综合征患者来说来曲唑与氯米芬在诱导排卵和促使妊娠方面同样有效。Roque M 等人的研究指出来曲唑和氯米芬在多胎妊娠、流产率、排卵率方面没有差异,但是在出生率和妊娠率方面,来曲唑要优于氯米芬。贺育兰将来曲唑应用于多囊卵巢综合征不孕患者的治疗中,患者妊娠率较高,并且减少了卵巢过度刺激综合征、多胎妊娠及子宫内膜变薄等风险,是安全、有效的促排卵药物。

3. 促性腺激素 常用的药物为注射用人绝经期促性腺激素(HMG)、尿促卵泡素(FSH)、基因重组的黄体生成素(rLH)及人绒毛膜促性腺激素(HCG)等。文献报道,直径＞16 mm 卵泡 4 个或 4 个以上时,发生多胎妊娠和卵巢过度刺激的可能性极大提高,应取消该周期,治疗期间需要多次的卵泡监测,以指导用药及预防卵巢过度刺激。

4. 促性腺激素释放激素类似物 GnRH 激动剂(GnRH-a)及 GnRH 拮抗剂(GnRH-ant):如醋酸西曲瑞克、醋酸加尼瑞克。

5. 中医治疗 PCOS 患者体内 β-内啡肽水平较高,抑制了中枢神经系统中的 GnRH 的释放,低频电刺激交感神经系统后会产生更有效的影响,包括减少在肌肉交感神经活动和循环的内啡肽水平,从而诱导排卵。动物实验发现在治疗 PCOS 的过程中,针刺任督穴位群并加用促排卵中药会发生"1+1＞2"的促排卵效应。

现代中医学者多数认为本病与肾、肝、脾三脏关系密切,痰湿、瘀血既为其病理产物,肾虚是排卵障碍的病理基础。根据中医分型辨证施治,分为肾阳虚型、肾阴虚型、痰湿型、肝郁化火型、气滞血瘀型,多项研究表明中医治疗或是中医基础上加以西医在治疗 PCOS 上有一定疗效,但中药起效慢,疗程长。

另有学者研究指出补肾活血促排卵方法的总有效率及妊娠率均优于氯米芬;对促性腺激素、促黄体生成素及其比值有调节性作用,有升高 E2 趋势和有效降低睾酮、泌乳素、胰岛素等激素水平,从而改善卵巢功能;有助于优势卵泡的发育及排出和子宫内膜的增长;提高排卵率及妊娠率;能明显改善患者的中医症候体征,提高患者的生活质量。大多数补肾药物具有雌激素样作用,可以降低多囊卵巢大鼠的雄激素水平,促使卵巢排卵,提高子宫内膜的容受性,增强性腺轴的功能。

应用西药促排卵易出现卵巢过度刺激综合征,并且不宜连续反复使用,在高龄妇女促排卵的过程中可有卵巢早衰和肿瘤发生等问题,而中医药有整体调节作用,具有药物多样、没有明显毒副作用、不易产生耐药性、停药后复发率低等特性。Meta 研究分析显示了传统中医药在促排卵治疗中的优势,中医药及中医技术辅助治疗,通过中药汤药及丸剂、耳穴贴压、电针、经皮穴位电刺激、针刺、艾灸、推拿等多种途径,可以明显改善促排卵结局。

(六)手术治疗

1. 腹腔镜下卵巢打孔术 主要适用于 BMI≤34 kg/m²,LH>10 mIU/mL,和游离睾酮升高者。在腹腔镜下对多囊卵巢应用电针或激光打孔,每侧卵巢打孔 4 个为宜,可获得 90% 排卵率和 70% 妊娠率。可能的作用机制:破坏产生雄激素的卵巢间质,使血清 LH 及睾酮水平下降,恢复排卵,增加妊娠机会,并可能降低流产的危险。可能出现的问题有治疗无效、盆腔粘连、卵巢功能低下等。

2. 卵巢楔形切除术 将双侧卵巢楔形各切除 1/3 可降低雄激素水平,减轻多毛症状,提高妊娠率。术后卵巢周围粘连发生率较高,临床已不常用。

3. 胃减容术 肥胖患者的手术治疗。Wang 等人对 PCOS 患者袖状胃减容术和生活方式的改变进行了比较,24 位 PCOS 女性进行了袖状胃减容术,24 位 PCOS 女性对生活方式进行了调整,生活方式的改变包括节食、运动和行为治疗。节食包括低能量饮食(基于碳水化合物、蛋白质、脂质不同的比例),运动治疗是指通过运动分解储存在脂肪细胞里的甘油三酯,从而减少脂肪含量和控制体重。主要是让肥胖的 PCOS 患者每周至少运动 150 min,90 min 是有氧运动(至少将身体肌肉的 2/3 调动起来,包括慢跑、健美操、游泳、骑自行车),至少持续 3 个月。行为治疗需要精神科医生和家庭成员的帮助,以解决患者的精神状态和生活方式,同样帮助他们按照医生的指示完成减肥目标。研究结果提示相对于改变生活方式来讲胃减容术更易减轻体重及改善临床症状。

(七)辅助生育技术

PCOS 女性通过调整生活方式、应用胰岛素增敏剂、抗雄激素治疗、腹腔镜治疗、单纯促排卵治疗及人工授精治疗等仍未妊娠者,可以选择体外受精-胚胎移植的辅助生育技术。但由于 PCOS 的高雄激素血症和胰岛素抵抗,造成其生殖、内分泌系统的多种功能紊乱,使 PCOS 患者在进行 IVF 促排卵治疗中易发生 Gn 高反应,导致卵泡数过多、血清雌激素水平过高,进而增加卵巢过度刺激的发生的风险,过高的 LH 水平使卵细胞质量下降,受精率降低,这些使 PCOS 患者成为辅助生育治疗中的相对难点问题。

1. 体外受精-胚胎移植技术(IVF-ET) 对于难治性 PCOS 患者,IVF-ET 是一种有效的治疗方法。但由于多囊卵巢综合征本身存在的疾病特点,使 PCOS 患者在进行辅助生殖技术助孕治疗时易发生 Gn 的高反应,助孕过程中需严密监测患者卵巢及血激素水平。

所以对于 PCOS 患者行 IVF-ET 治疗时,合理的降调节方案、适当的超促排卵方法及必要的辅助治疗措施(口服避孕药、胰岛素增敏剂等)可以增加成功率并减少不良结果的发生。

2. 卵母细胞体外成熟技术(IVM) 是模拟体内发育中卵泡的微内分泌环境,使从卵巢采集的未成熟卵母细胞经体外培养达到最后成熟的技术。最开始是在 1935 年英国 2 位生物学家 Pincus 和 Enzmanz 观察到兔未成熟卵母细胞在普通培养基培养可自动成熟,在 1991 年才正式应用到人类身上。

PCOS 患者的高雄激素水平造成其在促排卵过程中易发生卵泡募集过多但成熟障碍的

情况,所以,IVM 技术为 PCOS 患者的不孕治疗提供了新的途径。1994 年 Trounson 等成功开展了应用 IVM 技术治疗 PCOS 不孕的工作并首次获得妊娠。IVM 移植后临床妊娠率约 29%。由于 PCOS 在控制性促排卵过程中易诱发卵巢过度刺激综合征,可引起严重后果,因此可对 PCOS 患者采用低剂量药物促排卵,获取不成熟卵母细胞,经 IVM 技术获得成熟卵子行体外受精,所以 IVM 是治疗 PCOS 患者不孕的一个有效方法,但因其应用与临床时间较短,人类 IVM 子代的安全性、婴儿后天发育是否会有障碍尚无肯定结果,并且迄今为止,IVM 培养系统仍处于发展和完善阶段。

PCOS 是一个复杂的常见的内分泌失调性疾病,绝大多数患者经治疗后可恢复正常的月经和生育。但远期有并发肿瘤、心血管疾病、糖尿病等全身性疾病的可能,严重影响患者的身心健康,特别是育龄期的女性,需要定期监测。西医以促排卵、调整月经周期和降低高雄激素水平为主,中医则通过辨证论治、标本兼顾治疗。西医治疗仅解决症状或针对病理生理的某一环节,且存在不良反应及并发症;中医药治疗虽起效慢,时间长,但副作用小,有其独特的疗效。中西医结合治疗对于 PCOS 的诊治具有重要意义。

第二节　卵巢功能低下及卵巢早衰

一、卵巢功能低下和卵巢早衰的概念

卵巢是女性的生殖腺,对人类后代的繁衍起着主要作用。育龄期女性卵巢的主要功能为:每月排出有受精能力的卵细胞;分泌性激素及多种多肽物质,促使第二性征及生殖道发育,为受精及孕卵着床做准备。女性一生卵巢内卵细胞储备在胎儿期已成定局,出生时卵细胞数约 200 万个,月经初潮时减少至 30~40 万个,多数女性 37 岁后卵细胞数加速减少,至绝经期卵母细胞已基本耗竭。40 岁或以后自然绝经归为生理性绝经。正常妇女在 45~55 岁卵巢功能才会开始出现衰退,正常女性的绝经年龄在 49~51 岁,常把 40 岁作为临界值,即 40 岁以前绝经称为过早绝经。

卵巢功能低下及卵巢早衰是卵巢功能下降的不同阶段,卵巢功能低下指卵巢功能低于正常,女性激素分泌和卵子产生的功能受到影响,经常出现临床不孕、胎停育等症状。卵巢早衰(premature ovarian failure,POF)的定义,由 Moraes-Ruehsen 和 Jones 于 1967 年第一次提出:卵巢早衰多指女性在 40 岁前出现的卵巢功能衰竭状态,表现为原发性或继发性闭经(至少 6 个月),同时伴有促性腺激素水平升高(促卵泡生成素 FSH>40U/L)和雌激素水平下降,伴有潮热、原发或继发不孕、全身和生殖器萎缩,伴有骨质疏松、面部潮红、潮热多汗、性欲低下等程度不同的绝经症状。卵巢早衰导致女性卵巢储备功能下降,从而影响到排卵及体征出现改变,并且增加肿瘤(乳腺癌除外)的死亡率,增加自身免疫疾病的发病率。据统计,20 岁以前 POF 发病率约为 0.01%,30 岁前约 0.1%,40 岁前约 1%。不同种族 POF 发病率不同,非洲、美洲西班牙血统女性发病率为 1.4%,欧洲血统女性为 1.0%,日本血统女性为 0.1%,中国血统女性为 0.5%。近年来临床发病率呈现逐年上升的趋势。POF 并非全部为永久性不可逆转,经过恰当治疗有些 POF 妊娠的病例也有报道。

现代的医学模式已逐渐转换为生物－心理－社会模式,基于上述观点,过去认为 POF 是卵巢功能的永久丧失的终末阶段,从心理学和生理学的角度考虑"衰竭"一词给患者及家庭带来了沉重的精神负担和心理压力。近年来逐渐用原发性卵巢功能不全(primary ovarian insufficient,POI)替代 POF 这个名称。2016 年 1 月欧洲人类生殖与胚胎学会(ESHRE)发布了女性卵巢功能不全(premature ovarian insufficiency,POI)的管理指南,将 POI 重新进行了严格的定义:月经稀发或闭经至少 4 个月;两次 FSH 水平＞25 IU/L(间隔 4 周检测)。

二、卵巢功能低下和卵巢早衰与不孕不育

卵巢功能低下和卵巢早衰均代表卵巢功能衰退的不同阶段。Welt 等认为 POF 概念存在局限性,无法体现疾病的进展性和多样性,仅代表卵巢功能的终末阶段。且依据临床观察,不孕通常是 POF 患者的最早期的表现,后则伴随稀发排卵,不规则月经,最终发展为闭经。占 POF 发病率 80% 的特发性 POF 患者染色体核型正常、自身免疫抗体正常,部分患者的卵巢活性可能恢复,有文献认为,约 50% 的 POF 患者出现间歇性排卵现象,其中 5%～10% 的患者在确诊多年后仍有人自然受孕。

尽管也有研究报道原发性卵巢功能不全的妊娠率为 5%,但实际上,根据对 65 例核型正常的原发性卵巢功能不全妇女的 6 年跟踪随访,没有发现任何一例妊娠。而病例对照研究的自然妊娠率仅为 1.5%,因此,卵巢功能下降将带来妊娠率的显著下降,如进展到卵巢早衰阶段,妊娠率将进一步降低,临床上将会首先表现为不孕或不育,需要引起医生和患者的重视。

三、物理环境因素与卵巢功能低下和卵巢早衰

物理环境污染指由物理因素引起的环境污染,比如放射性辐射、电磁辐射、噪声、热、光、空气污染等等。近年来,物理环境污染对人体及其他生物体的各方面影响备受重视。大部分研究均提示物理环境污染将对女性生殖造成负面影响,但也存在相反结论,所谓众说纷纭。总之,尽管舆论多指向物理环境污染对生殖具有损害作用,但目前尚不可定论。

1. 放射性辐射对卵巢功能的影响 1986 年 4 月 26 日切诺贝利核电站发生爆炸,电离辐射引起生殖细胞及体细胞内发生基因突变。电离辐射对卵巢造成影响,不仅会引起自发性流产,还可以引起女性不孕症。直接辐射使卵巢受到严重影响,卵细胞数目明显减少甚至引起更年期症状及不孕症,而这些结局的出现与辐射时间及剂量有很大的相关性。

放射治疗时对于腹部、脊柱、盆腔等部位的照射均可以直接对性腺造成影响并导致性类固醇激素产生障碍甚至不孕症的发生。对于女性,放射治疗时电离辐射对卵巢功能的副作用与女性受照射的年龄、受照射的剂量以及照射野有关。电离辐射可引起女性卵泡的丢失、早绝经、卵巢早衰甚至不孕症。引起人类半数卵泡丧失的剂量为 4 Gy。盆底照射时,剂量＜20 Gy 引起卵巢早衰的相对风险为 1.02;剂量 20～35 Gy 引起卵巢早衰的相对风险为 1.37 且不孕症的发生率为 22%;而剂量＞35 Gy 引起卵巢早衰的相对风险为 3.27 且不孕症的发

生率为 32%。卵巢对于电离辐射的敏感性也随着年龄的增加而逐渐上升。40 岁以下的女性,电离辐射引发卵巢早衰需 20 Gy,而老年妇女只需 6 Gy 即可。此外,脑部肿瘤的放射治疗通常会引起下丘脑-垂体轴的功能障碍,主要是促性腺激素释放激素缺乏而引起的尿促卵泡素与黄体生成素的缺乏。此类性类固醇的缺乏必将对女性生殖系统产生一系列负面影响。放疗是引起卵巢损伤的原因之一,它可加速绝经期的来临,并引起永久性的卵巢功能衰竭。暴露于高剂量的放疗可引起不孕,而暴露于低剂量的放疗可引起始基卵泡储备的部分消耗,从而导致卵巢早衰。Said 等学者在研究白藜芦醇对卵巢早衰的保护作用时,便是通过 γ 射线的辐射建立的大鼠卵巢早衰的模型。

然而,也有研究显示,分化型甲状腺癌经放射性碘治疗而幸存的女性,1 年后的性腺功能、生育力、妊娠结局等并没有受到显著影响,只是她们更年期的年龄稍有提前。

2. 热对生殖方面的影响　热暴露将对人类生殖造成不良影响,甚至可引起不孕症。

动物试验也证实了高温对雌性生殖系统的不良影响,并探讨了其引发不孕症的机理。热应激将影响雌性动物循环中性激素水平,卵母细胞发育、卵母细胞成熟、胎儿及胎盘生殖、早期胚胎发育、哺乳等。一项研究提示,接近发情期的牛处于热压力的条件下排卵失败的风险很高(比值比 OR:3.9)。

暴露于热环境中还可通过影响性类固醇激素水平,从而对生殖系统造成损害。热暴露可降低雌性黄体生成素的分泌,这对于生殖功能的影响可以起到推波助澜的作用。此外,热应激可降低血浆及卵泡内雌二醇的浓度,并延缓排卵。甚至有文章报道,热应激将降低循环中黄体酮的浓度。一项动物试验探索了干旱地区的夏日高温对生殖方面的自然影响。研究结果发现,比起秋天,夏天在动情周期的 8~14 d 血清黄体酮水平明显下降,这提示了夏日高温使得黄体功能有所下降。

此外,暴露于热环境还可以刺激活性氧的产生,从而对排卵前阶段的卵母细胞造成损伤,而这种氧化应激所引起的损伤可以利用抗氧化剂而减轻。高温对于胚胎植入前的损伤也与自由基的生产有关,热应激对于胚胎发育的损伤可以利用维生素 E 降低。

3. 光污染对生殖方面的影响　数十亿年来,各生物均生活在每日自然规律交替的光照中,白昼光明而夜晚漆黑。自 19 世纪以来煤气照明与电被发明后,光明与黑暗的自然节律就被打断了。光污染,即夜晚的天空周围布满光照,其包括道路照明、城市地平线天空所发出的光、通讯塔或石油钻塔的光源等。夜晚的人造光是最常见的、增加最快的环境污染的类型,全球每年增加 6% 之多。

光污染对动物的生殖行为将带来一定的影响,甚至是严重的危害。Vladimir 表示,夜晚暴露于光照之下可引起啮齿类动物停止排卵并且加速年龄相关的生殖功能的减低。受到持续光照的大鼠其垂体的尿促卵泡素有所增加,而黄体生成素有所降低,性激素的分泌受到干扰;同时,其下丘脑对下游雌激素反馈抑制的敏感阈值增加,将引起雌性大鼠生殖功能的衰老。对于夜间灵长类动物,光污染可影响季节性动情的时期,使其提前,同时,在光污染的威胁下,雌性在动情期将缺乏主动性,这将减少交配机会从而影响该物种的生殖。

另有一项有趣的研究提示了光污染与人类生殖系统的相关性,该研究显示,60% 月经周期规律且固定上夜班的护士月经周期均少于 25 d,且 70% 护士主诉有偶发或频发的痛经。

4. 电磁辐射对生殖方面的影响 有研究显示,在日常生活中,产前磁场暴露最大超过一定水平(大约为 16 mG)将引起流产的风险,随着最大磁场的增加,流产风险也逐渐增加,这一发现为磁场对生殖方面的负面影响提供了前瞻性的证据。一项动物试验也证实了极低频率的电磁场对生育结局的影响。不含精子的输卵管暴露于 >0.75 mT 的电磁场将对早期胚胎发育造成损害,并可减缓卵裂的速度。暴露于极低频率磁场可显著降低动情间期雌性小鼠的子宫内膜的厚度。虽无显著差异,但比起未暴露组,暴露于极低频率磁场的雌鼠的卵巢尺寸更大,重量更重,这主要是由于暴露组雌鼠卵巢中黄体的直径显著增大而导致的。此外,暴露组雌鼠的动情周期持续时间有所缩短,这可能由于平均黄体寿命的缩短,并增加幼鼠低出生体重的风险以及后代死亡率。

此外,另有动物试验研究了中频磁场与生殖的关系。该实验发现,暴露于中频磁场对于动情周期、交配、生育指数、黄体数量、胚胎植入部位以及胚胎植入前后的丢失并无显著影响,而暴露于其中的子宫及卵巢组织也没有异常改变,因此作者得出结论,在胚胎植入前阶段暴露于中频磁场对于生育力及早期胚胎发育并无毒害作用。

5. 噪声对生殖方面的影响 Rachootin 与 Olsen 的研究发现不孕症与职业噪声暴露具有相关性,经过比较 1069 对不孕的夫妻与 4305 对可正常受孕的夫妻,发现比起正常女性,激素水平受到干扰女性的噪声暴露的比值比显著提高(比值比为 2.1,95％置信区间为 1.4～3.2),而对于患特发性不孕症的女性,噪声暴露的比值比更为显著提高(比值比为 2.2,95％CI 为 1.3～3.9)。对于那些受孕较慢(需一年或更长时间)的夫妻比起那些一年内受孕者,女方具有职业噪声暴露的比值比亦显著提高(比值比为 1.9,95％置信区间为 1.4～2.6)。

多项动物试验均提示了噪声污染对生殖系统的损害作用。噪声污染不但可以使雄性大鼠血清 FSH、LH 及睾酮水平发生明显变化,而且还可以显著降低与之交配的雌性大鼠的妊娠率,并使妊娠异常如死亡或被吸收的胎儿有所增加。

此外,噪声性压力以及其对内分泌系统的潜在性干扰还可对妊娠结局造成负面影响。一项前瞻性队列研究发现,暴露于 90 分贝及以上的噪声的女性,其婴儿的出生体重有所降低,且婴儿宫内生长受限。

6. 空气污染对生殖功能的影响 Maroziene 等人发现,考那斯城市中,胎儿低出生体重随着母亲暴露于甲醛的浓度增加而增加,早产随着母亲暴露于二氧化氮的浓度增加而增加,这表明空气中的甲醛与胎儿低出生体重相关,空气中的二氧化氮与早产相关,且该周围空气污染对出生结局的影响、对生殖方面的影响主要取决于妊娠的前三个月。另有研究发现,随着交通相关空气污染的增加,生育率将显著降低,尤其是粗颗粒物。此外,空气质量下降对于试管婴儿的生殖结局将产生负面影响,空气中二氧化氮的增加与活产率的降低密切相关。Mariana 等人实施了一项动物试验,结果发现暴露于城市交通来源的颗粒物将对生殖过程的不同功能与不同阶段均造成负面影响,该空气污染可以对妊娠前或妊娠期小鼠均造成影响,使得小鼠的生育力降低,并影响妊娠结局。

7. 研究展望 尽管许多研究均提示了辐射性污染、热污染、光污染、电磁辐射、噪声污染及空气污染将对女性及雌性动物的生殖系统与生殖结局造成不利影响,但物理环境污染对卵巢功能的影响众说纷纭,目前尚不可完全定论。未来需要更多探索,旨在确定物理环境污染对生殖所造成的损害,研究该损害的发生机制,甚至从基因的角度深入挖掘,并探索出避免损害的对策。

四、化学因素与卵巢功能低下和卵巢早衰

随着现代社会的发展,人们暴露于充满各种化学物质的环境中。然而,在化学物质给人们的生活、工作甚至社会发展带来益处的同时,化学物质的暴露也将给人类健康带来一定的负面作用。一些化学物质对女性生殖系统的影响已被证实,轻者影响激素水平及月经周期,严重者甚至引起生育力低下、卵巢早衰甚至不孕症。

(一)重金属及其化合物

1. 铅及其化合物　人类与野生动物可通过水、食物、土壤及空气等接触到铅。对于啮齿类动物,铅可抑制 FSH,从而影响促性腺激素与其受体在卵巢处的结合,从而改变类固醇急速的代谢。小鼠暴露于铅将干扰卵泡产生。有研究显示,暴露于铅将降低小鼠原始卵泡的数量,增加窦状卵泡的闭锁,还可降低大鼠颗粒细胞的数量。Chang 的研究显示,重金属铅具有一定的生殖毒性,它可引起女性不孕症的发生。对于女性,职业暴露于重金属铅将引起卵巢周期缩短。有综述总结过,铅暴露将对女性的生育力产生负面影响,此外,铅可使卵巢产生组织学改变,干扰不同阶段卵泡的发育并影响正常的生理周期。此外铅还将对下丘脑性腺轴产生副作用。一项研究纳入了 33 位患有不明原因不孕症的女性与 32 位正常的育龄期女性,通过在月经周期 20～24 d 行子宫内膜活检,旨在探索不明原因不孕症与重金属的关系。子宫内膜可检测到重金属铅的不孕症女性占 15%,而正常女性仅占 3%。

2. 汞及其化合物　人类或野生动物可暴露于汞的三种形式:有机形式、元素形式或无机形式。有机汞一般在一些工业过程中被用作杀真菌剂。汞元素一般被用于牙科的汞合金填充物、温度计、电池以及生产一些含氯化学物质的催化剂。无机汞一般被用于电子设备、杀真菌剂、防腐剂和一些非法的品牌的美白皮肤的化妆品。以上三种形式的汞均可对人体健康产生负面影响。对于女性,有机形式的汞将增加自然流产与胎儿出生缺陷的风险,元素形式的汞不但将增加自然流产的发生,还将引起女性月经不规律以及严重痛经的发生。

暴露于重金属汞将影响女性生育力,尤其是牙医助理在非保护措施下工作。重金属比如汞可干扰内分泌系统,引起月经问题,以及推迟妊娠率等。一项病例对照研究探索了香港的不孕夫妻,其中女性患不明原因不孕症的血液中汞浓度比生育功能正常的女性高了两倍(37 mmol/L vs. 17.5 mmol/L,$P<0.001$),而汞水平的提高考虑与食用海鲜食品相关。

3. 镉及其化合物　人类接触镉的途径很多,比如焊接、钎焊、绘画、矿业、陶瓷业、吃鱼与吸烟等等。有学者发现,慢性暴露于镉可引起男性不育症。对于雌性啮齿类动物,镉降低生殖结局造成不良影响。镉可降低 hCG 的产生并抑制胎盘传送氧气与营养物给胎儿。对于女性,一项研究纳入了 33 位患有不明原因不孕症的女性与 32 位正常的育龄期女性,通过在月经周期 20～24 d 行子宫内膜活检,旨在探索不明原因不孕症与重金属的关系。研究结果表明,子宫内膜可检测到重金属镉的,不孕症女性占 91% 而正常女性仅占 34%。对于不孕症女性,子宫内膜镉浓度中位数为 19.58 ug/L(四分位距为 1.46～30.23 ug/L,而对于正

常女性,子宫内膜镉浓度中位数为 0.00(四分位距为 0.00～0.40 ug/L)。因此,作者推测,重金属镉为不明原因的不孕症的病因之一。此外,一项病例对照研究显示,血清镉水平的增加与 FSH 水平的显著增高相关,这可能与大多数暴露于镉的女性血清中抑制素降低有关。

4. 铬及其化合物 有研究显示,新生大鼠以口服形式接触六价铬,将出现各阶段卵泡数量的下降、FSH 的升高以及青春期的延迟出现。推测青春期延迟出现可能是由于卵巢发育受影响,类固醇激素及垂体激素合成受影响而导致的。

5. 锰及其化合物 人类及野生动物可通过食物接触到锰,比如谷物、丁香、茶叶等。研究显示高剂量的锰将对生殖过程造成干扰。对于啮齿类动物,锰将引起卵泡数量的下降以及黄体期延长。对于人类,有研究提示,在澳大利亚人口中,锰暴露与更高比例的死产及畸形足的发生息息相关。

(二)微量元素

1. 碘 目前尚无确切提示碘的过多或缺乏直接对生殖功能产生影响的证据,然而,甲状腺功能障碍可对生殖功能及妊娠产生干扰。患有甲状腺功能障碍的女性,甲状腺功能低下或甲状腺功能亢进的,可引起月经紊乱、无排卵月经周期、生育力降低、甚至不孕症等。甲状腺功能减退的高发生率与碘缺乏发生率增高息息相关。

有研究提示,由于缺碘而引起的长期 TSH 水平增高可能会引起催乳素水平的改变。任何原因引起的 TSH 水平的改变均可干扰催乳素水平,并引起受孕失败或继续妊娠的失败。高催乳素血症对生育力具有潜在的副作用,它可影响 GnRH 的脉冲式分泌,进而影响排卵。垂体性激素,如 TSH、催乳素或生长激素可与 FSH 与 LH 产生协同作用,从而促进非生长卵泡进入生长阶段。由于甲状腺激素对雌激素及黄体酮的最大量的产生是必需的,即使没有高催乳素血症,甲状腺功能障碍也会引起不孕症的发生。

2. 氟 一些高质量的动物实验探索了饮用水中氟(浓度 0～250 mg/L)对机体生殖系统的作用,研究显示,氟对生殖功能具有负面影响,该结局仅仅在高浓度时出现。对于女性,氟与生殖激素的改变,生育力的改变以及唐氏综合征的出现息息相关,然而,这些研究设计存在一定的局限性。有中国学者对原发性女性不孕患者的氟暴露情况进行典型病例调查与分析,发现确诊的原发性女性不孕患者存在长期、明显的氟暴露史和氟中毒症状,且无明显的引起不孕的其他危险因素。因而得出结论,原发性不孕与氟暴露间存在潜在的联系,长期氟暴露引起女性不孕的风险升高。

3. 硒 众所周知,氧化应激反应是引起不孕症的病因之一。一些非酶类抗氧化剂,包括维生素 C、维生素 A、维生素 E、番茄红素、硒及其化合物等等,均具有清除活性氧,阻止氧化还原反应的发生的作用,从而可防止细胞损伤。鉴于硒的抗氧化效应,硒治疗可提高不明原因不孕症女性的妊娠率。Howard 等人描述了一组患不明原因不孕症且合并红细胞镁(RBC-Mg)水平异常的患者。这些患者红细胞镁水平对口服补充镁无反应,并且合并了红细胞谷胱甘肽过氧化物酶(RBC-GSH-Px)活性的缺陷。以硒代蛋氨酸形式口服硒 200 ug 并且口服镁 2 个月后,患者便表现出正常的 RBC-Mg 水平以及 RBC-GSH-Px 水平。治疗组中先前患不孕症的女性,在 RBC-Mg 正常的 8 个月中 100% 成功妊娠。由此可见,补充硒治疗患不明原因不孕症的女性,可使患者 RBC-Mg 水平正常化,并在治疗 8 个月后使患者获得临床妊娠。

4. 砷 砷的毒性随其化学状态而改变,包括几乎无毒的有机物形式、纯元素形式及严重有毒的三价的三氧化二砷。砷可对全身多器官造成危害,其对生殖系统的危害也非常明显。砷可通过胎盘引起胎儿毒性,降低胎儿的出生体重,甚至引起先天畸形。

(三)有机溶剂

溶剂是各种各样化学物质的统称,用于电子、保健品、干洗、汽车修理、胶水和油漆等多种行业。许多溶剂还污染饮用水源。溶剂包括全氯乙烯、甲苯、二甲苯和苯乙烯等等,它们均与不良生殖结局息息相关。Sallem 的一篇回顾性研究调查了一些暴露于有机溶剂的女性。研究结果显示,每日暴露或高剂量暴露于有机溶剂的女性,其生育力显著降低。另一项研究对职业暴露于有机溶剂及农药与女性不孕症的关系的研究认为,引起不孕症的最首要的因素为排卵功能障碍,暴露于有机溶剂与不孕症显著相关,其比值比为 1.74(95%CI=1.11～2.71)。美容美发师职业暴露于有机溶剂,而有机溶剂又具有生殖毒性。女性美发师患不孕症的风险有所增加,正是职业化学暴露导致的。荟萃分析调查了美容美发师的职业对生殖方面的影响,结果显示该职业暴露的不孕症的风险显著增加(OR=1.15,95%CI=1.04～1.24)。

1. 苯类化合物 在大鼠模型中,多项研究均显示了暴露于 DEHP(邻苯二甲酸二异辛酯)的卵巢毒性作用。应用 DEHP 可降低雌性大鼠血清中的雌二醇水平,并使停止排卵有所增加。组织学上,这些大鼠的卵泡表现出了囊性改变,不但卵泡尺寸更小,其周围的颗粒细胞也出现异常改变。对于人类,有学者表示,在进行 IVF 的女性中,邻苯二甲酸酯浓度更高的女性中,成熟卵母细胞的数量更少。

2. 汽油和甲醇 在发展中国家,越来越多的女性被雇佣为加油站服务员。横断面研究评估尼日利亚的女性加油站服务员吸入汽油对血清性激素水平及月经的作用,得出汽油成分对生殖系统具有毒性的证据。暴露组月经失调的发生率为 37.2%,非暴露组月经失调的发生率为 28.5%。暴露组的月经问题包括月经周期长短及月经量的改变。比起非暴露组,暴露组月经失调具有三倍以上的更高风险,异常月经周期长度的 OR 为 3.25,异常月经量的 OR 为 4.16。此外,暴露时间更长(>1 年),则月经失调的可能性越大,暴露组还表现出持续的血清低雌二醇水平,以及其他生殖激素水平的波动。总之,该学者得出结论,汽油吸入将干扰卵巢功能,引起月经变化及女性性激素的变化,从而对女性生育力造成影响。

有学者研究了丁香罗勒的提取物甲醇对雌性大鼠生殖激素的作用。丁香罗勒的甲醇提取物可显著降低血清中睾酮的水平,且该效应具有剂量依赖性。此外,该甲醇提取物还可显著增加血清中黄体酮的水平,增加催乳素的水平,而降低卵泡雌激素及黄体生成素水平。以上女性性激素的改变提示了对卵泡成熟及排卵的副作用,因此该提取物可能会影响雌性大鼠的生育力及妊娠。

3. 混合溶剂 接触 TCDD、DDT、DDE(DDT 的一项代谢产物)、PCBs 及其他污染物将引起月经与卵巢功能的一系列改变,这些卵巢功能性改变多表现为卵巢周期变长或变短,黄体期或卵泡期变化等。内分泌干扰剂包括 TCDD、激素活性农药、PCBs 等。暴露于 DDT 或DDE 的女性血中黄体酮与雌激素的水平将有所降低。暴露于 TCDD 可对女性卵巢产生一系列影响,它可以改变卵巢周期,降低生育力,甚至可降低卵巢重量多达 25%。动物实验也发现,TCDD 可改变性激素的水平,从而降低生育力。

4. 其他有机溶剂 另有一些工业用化学试剂也可影响女性生育。比如常用于半导体工厂中的乙二醇乙醚,不但可延长女性卵巢周期,还可降低女性的生育力。对于大鼠,苯乙烯可延长其动情周期并诱导胚胎死亡,而对于女性,苯乙烯可干扰月经周期。

被广泛研究的内分泌干扰剂之一便是双酚 A(BPA)。它是目前世界上产生的最高销售量的化学物质之一。BPA 是一种雌激素的化合物,常被用于开发聚碳酸酯塑料和环氧树脂。研究显示,BPA 可影响卵母细胞的减数分裂,从而引起非整倍体的出现,而非整倍体可能会引起流产等效应。近些年,BPA 诱导的女性生殖危害备受关注,暴露于 BPA 与女性不孕症密切相关,可对女性总生育力、卵巢周期、子宫、输卵管、卵巢等生殖组织的形态及功能等造成影响。

POF 聚集性地发生于暴露于溴丙烷的女性工人中,提示职业性接触溴丙烷与 POF 的关系。这些女性工作于韩国电子元件工厂,并在无保护措施的情况下使用 97% 纯度的溴丙烷作为溶剂清洗电子元件。通过检测 FSH,26 位女性中有 16 位诊断了 POF(暴露 4~16 个月),其中 2 位后来又恢复了月经。另一项研究包括约 26 000 位女性的研究提示,暴露于全氟辛酸(PFOA)或全氟辛烷磺酸(PFOS)的超过 42 岁的女性,更年期出现将提前数月。

一些毒性化学试剂被发现可对卵泡产生毒副作用,甚至在动物中可诱发 POF 的发生。比如多环芳烃(PAHs),它的芳烃受体(AhR)便存在于卵母细胞中,而该成分也可能是烟草引起卵巢早衰的毒性物质之一。乙烯环己烯可潜在性地改变卵巢储备功能。

(四)农药类

职业暴露于农药与女性不孕症有较明确的关系。对比 281 位不孕症的女性与 216 位生育功能正常的女性发现,引起不孕症的最首要的因素为排卵功能障碍。结果显示,不孕症与暴露于农药显著相关(OR=3.0,95%CI=1.1~8.3)。

有机磷农药可抑制卵巢卵泡的生长,诱导过早排卵,降低血液中 LH 与黄体酮水平,引发卵母细胞发育不良。

颗粒细胞对卵巢周期的维持及性类固醇激素的分泌至关重要。杀真菌剂与多菌灵对于原代培养的人颗粒细胞的效应相似,在颗粒细胞有丝分裂中影响中心粒的形成,可能机制为影响中心粒纺锤体微管的动力,从而导致分裂中期停滞,异常染色体形成等。

暴露于除草剂的工作,尤其是农业或园艺方面的工作,将引起生育力的降低或生育能力低下。另有动物实验显示,除草剂不但具有胚胎毒性,还可引起假妊娠,无动情期,卵巢回归,以及停止排卵等。

目前各类化学物质对女性生殖系统的损害已基本明确。无论职业接触抑或是生活接触,如何进行正确防护变得越发重要。未来需要更多学者探索、发明新方法,旨在降低或预防暴露于各类化学物质的危害。

五、生物因素与卵巢功能低下和卵巢早衰

卵巢早衰影响女性生殖和骨骼、心血管系统等的健康。导致卵巢早衰的因素繁多,其中

生物因素涉及腮腺炎病毒、单纯疱疹病毒(HSV)、艾滋病病毒(HIV)、结核分枝杆菌、梅毒螺旋体、淋病奈瑟菌、衣原体、支原体等到。

1. 腮腺炎病毒感染　腮腺炎病毒感染是公认的导致卵巢早衰的原因之一。一般认为当女性感染腮腺炎病毒后,并出现下腹痛时,应当疑诊卵巢炎。腮腺炎病毒感染后导致卵巢早衰的概率尚未可知,而在 POF 患者中,$2\%\sim8\%$ 的患者患有腮腺炎病毒性卵巢炎。腮腺炎的血清特异性 IgM 抗体可以证实卵巢与腮腺炎病毒之间的关联。卵巢可能是腮腺炎病毒感染的主要侵犯器官。受到感染的大部分人中,当感染去除时,卵巢功能随之恢复。但也可能影响卵巢储备功能,造成卵巢储备池中的卵泡数量减少,很多人在 30 岁左右出现卵巢早衰症状,主要以闭经、不孕为最初的症状。2012 年,Chen Y 等报道可以造成原发性卵巢功能低下。

腮腺炎病毒性卵巢炎引起的月经周期紊乱程度与感染的时间及感染的严重程度相一致,Morrison JC 调查了 553 名 POF 患者与 400 名卵巢功能正常的女性,发现 POF 患者中有腮腺炎病毒感染史的女性较正常多 3 倍之多,故认为腮腺炎病毒感染是 POF 的高危因素。国内大样本资料证实,有腮腺炎病史不孕患者,行体外受精的妊娠率为 22%,比无感染史者明显降低,有明显的统计学差异。同时,曾经感染腮腺炎的不孕患者,子宫内膜异位症的发生率显著增高,因为各种原因而接受卵巢手术、输卵管手术的比例也远远高于无此感染史的不孕患者。国内外报道均罕见,仅 1992 年协和医院研究 112 例病理证实的上皮性卵巢癌的危险因素,发现血清腮腺炎病毒抗体滴度升高时患上皮性卵巢癌的风险显著升高($P<0.01$)。推测病毒感染可能造成了卵巢或输卵管局部的炎症,从而导致相关的妇科炎症甚至癌症,但还需要进行相关的动物实验,对致病机理进行深入研究。我们大样本的统计结果提示,对于幼年时期患过腮腺炎感染的女性,尽管机理还不够清楚,其成年后的卵巢炎症、子宫内膜异位症、输卵管炎症等均可能引起这个群体的手术率显著增加。即使进行辅助生育技术,成功率也低于无腮腺炎病史者,其正常发育胚胎数、优质胚胎数均显著低于无腮腺炎史的不孕患者,这可能是导致这些研究对象生育力低的重要原因之一。因此,要引起足够的重视,对既往史中患有此病的成年女性加强引导与管理,建议她们尽早解决生育问题,以免日后卵巢炎症导致卵巢功能下降与不孕,并减少对辅助生育技术的依赖。

2. 人类免疫缺陷病毒感染　Calvet GA 等研究 667 名感染 HIV 的女性,24% 发生早绝经。HIV Rebecca A. Clark 等研究发现,年龄在 $20\sim42$ 岁之间、感染 HIV-1 的女性中 48% 的女性无排卵,8% 的女性发生早绝经。HIV 感染女性中,CD4 计数小于 $200/mm^3$ 较易发生早绝经。这表明,HIV 感染及相关的抗病毒治疗可能会损害卵巢功能及生育能力,最终导致 POF。与正常女性相比,HIV 感染者的窦卵泡(63%)、FSH(36%)、抑制素 B(57%)、AMH(23%)水平发生异常。HIV 感染的女性进行 IVF 治疗,发现用患者自己的卵时妊娠率较低,使用赠卵时妊娠率与正常女性相近,侧面表明 HIV 患者卵细胞质量下降,卵巢功能降低。

HIV 感染可通过多种机制影响卵巢功能:如影响下丘脑-垂体-卵巢轴的功能;导致生殖系统 HIV 相关免疫障碍;抗病毒治疗对于生殖系统的影响以及生殖系统治疗的相关免疫重建;体重丢失及能量失衡;治疗药物如镇静药、化疗药、免疫调节剂、长效罂粟碱类似物等。

但亦有相悖论点,这可能与样本选择及样本数量有关,仍需大样本多中心研究进一步证实。

3. 结核分枝杆菌感染 结核发病率近年由低转高。结核病是一种临床表现复杂得多器官疾病,可导致女性或男性不育。约 20% 的人会有肺外结核表现,而最常见的肺外器官是泌尿生殖道。结核发病率很低的国家,2%~10% 的肺结核患者同时患有泌尿生殖道结核,在发病率较高的国家这一比例为 15%~20%。

女性泌尿生殖道结核患者大部分(80%)出现慢性盆腔或下腹部疼痛,40% 患有不育,28% 有月经紊乱,20% 有痛经。对东印度 92 例泌尿生殖道结核患者的 15 年研究中发现,55% 出现盆腔和/或下腹痛,70% 不育,25% 月经紊乱。另有研究指出 55.88% 子宫内膜受到侵袭,23.53% 输卵管,14.71% 卵巢。生殖道中,卵巢也会受到侵袭,发生卵巢结核或纤维化,损害卵巢功能,但是临床上不孕与结核感染导致的不孕因素主要指输卵管、子宫内膜受影响,与卵巢早衰的相关性有待进一步研究。

4. 梅毒螺旋体感染 梅毒是由梅毒螺旋体导致的性传播疾病。女性除侵犯内外生殖器官外,也可侵及脑垂体、肾上腺及卵巢,使生殖功能低下、排卵障碍;或因梅毒侵犯子宫、输卵管、阴道等,使该器官失去了正常功能,这些情况均可导致不孕不育。这些亦可损害下丘脑、垂体、卵巢的结构与功能。一项比较梅毒患者与非梅毒患者的 IVF-ET 的研究发现,梅毒患者正常受精卵的数量、分裂数、种植率显著低于正常组。可能与卵子质量下降有关,亦可能盆腔炎症疾病所致。

5. 衣原体、支原体感染 支原体、衣原体属病毒相关微生物,寄生于泌尿生殖道的上皮。它们侵袭细胞,寄生于胞内,这是支原体造成慢性感染及免疫逃避的原因。支原体作为潜伏致病菌存在,等到机体免疫功能下降时,大量增殖并致病。衣原体是公认的最常见的性传播病原菌,而受感染的女性中 50%~80% 无明显临床症状,使之更易传播。

荷兰一项研究表明,衣原体发病率为 8.3%,支原体发病率 4.5%。在女性中,支原体衣原体均可导致宫颈炎、子宫内膜炎、盆腔炎、不育,并增加对 HIV 的易感性及不良妊娠后果。支原体感染可造成女性不孕,尤其是输卵管性不孕。然而尚无文献报道支原体或衣原体与卵巢早衰相关,或对卵巢功能产生不良影响。

总之,上述微生物均与不孕不育相关,均可导致卵巢感染,但除腮腺炎病毒及 HIV 外,大多数与卵巢早衰的关系尚未明确。上述感染大多可防可治,提高认识,阻断传播如 HIV、梅毒等。在感染早期,积极及时治疗对减少并发症有重要意义。

六、社会心理因素与卵巢功能低下和卵巢早衰

社会心理因素是指在特定的社会环境中,导致人们在行为乃至身体器官功能状态方面产生变化的因素。人的心理现象较为复杂,既包括认识、情感和意志等共性的特征,也包括能力、气质、性格及兴趣爱好等个性特征,这些特征都可能成为影响人们健康的因素。社会心理因素如职业紧张、心理应激,通过神经内分泌影响卵巢功能。

1. 职业紧张 早期一项研究发现,职业紧张与不排卵或者月经周期改变或与黄体期过短、卵泡期过长、经期过长或者周期过长均无明显关系。但发现,从事紧张职业的女性比非

紧张职业女性发生月经周期过短的机会大 2 倍。通过研究 276 例健康工作的绝经前女性,发现工作中的心理压力与排卵功能无明显关系,但遗憾的是本研究所针对的心理应激仅为基础水平。职业紧张会对女性生殖系统产生影响,但是职业紧张与 POF 的关系尚未报道。

2. 心理应激

(1)抑郁。美国抑郁的发病率为 16%,抑郁与 PCOS、IVF-ET 成功率、绝经期前的紊乱症状均有关系。Asuka Hirose 等人按尿中含 8-羟化脱氧鸟苷(OHdG,是氧化 DNA 损伤的生物标志物)的水平将参与人员分为两组,发现高水平 8-OHdG 组的人员在医院性焦虑和抑郁量表(HADS)中焦虑得分较高$[(6.0\pm3.4):(4.9\pm2.6),P=0.100]$,抑郁$[(5.3\pm3.6):(3.5\pm2.3),P=0.018]$——抑郁是高 8-OHdG 的独立危险因素,表明抑郁与氧化应激相关,而氧化应激可增加活性氧,造成蛋白质、脂质、核酸及细胞组织损伤。对 23 个研究的 meta 分析表明,抑郁增加氧化应激而减弱抗氧化能力。推测抑郁可通过氧化应激或 HPO 轴紊乱造成卵巢、垂体等组织的损伤。但 Ankita Prasad,B. A. 等人前瞻性研究 18~44 岁间的 248 名女性,发现有抑郁症状与无抑郁症状的女性在激素水平(LH、FSH、雌激素、孕激素)、无排卵率和稀发排卵率方面均无显著差异。

(2)焦虑。通过对 128 名 POF 患者与 100 名卵巢功能正常女性研究发现,POF 患者中社会焦虑评分更高$(21.9:10.8,P<0.01)$,但无法判断是 POF 引起了焦虑,还是焦虑导致了 POF,或者两者互为因果。

焦虑、抑郁均可引起心理应激,而心理应激激活下丘脑-垂体-肾上腺轴,此轴激活将会对女性生殖系统产生负面影响——促肾上腺皮质激素释放激素(CRH)抑制促性腺激素释放激素(GnRH)的分泌,糖皮质激素抑制 LH 及雌孕激素的分泌。另一研究发现,与低应激女性相比,日常高应激水平的女性 E_2、LH、黄体期黄体酮水平低,FSH 水平较高,较易发生散发性无排卵。心理应激可引起应激性闭经,导致 POF。

一项针对小鼠 POF 心理应激发病机制的研究发现,心理应激导致下丘脑-垂体-肾上腺轴中与 POF 有关的生物分子全部降低,这些变化则引起下丘脑中相应分子(β-EP、IL-1、NOS、GnRH、NO)水平降低,进而导致下丘脑-垂体-卵巢轴(HPO)的相关因子(E_2、P、FSH、LH)水平降低。这些与 POF 相关激素水平的降低,尤其是下丘脑-垂体-卵巢轴中垂体与靶腺体之间反馈调节机制之间的激素水平出现异常,将导致神经内分泌免疫网络失衡,最终导致 POF。

七、生活方式与卵巢功能低下和卵巢早衰

现代人的生活方式相比之前大有不同。然而,不良的生活方式可对女性生殖系统造成危害。肥胖、体重不足与饮食失调、吸烟、过量运动、饮酒、咖啡因摄入、吸毒,甚至社会工作压力对女性生殖系统所造成的影响尤为明显。

1. 肥胖 有研究显示,在美国约 25% 的排卵障碍性不孕症是由超重或肥胖引起的。BMI 常被用于评估身高及体重对生育力的影响,为体重(kg)除以身高(m)的平方,其数值 >27 kg/m² 为超重,>30 kg/m² 为肥胖。许多研究报道,BMI >27 kg/m² 或 BMI <17 kg/m² 与无排卵性不孕症的增加有关。而 BMI >30 kg/m² 或 BMI <17 kg/m² 时常会出现下丘脑促性腺激素释

放激素的分泌异常、垂体黄体生成素的分泌异常、卵泡雌激素的分泌异常，以及停止排卵。吸毒、超重、中心性肥胖均与促性腺激素正常的停止排卵的风险增加息息相关，体重降低5％即会提高生育力。

2. 体重不足与饮食失调 有研究显示，约12％的排卵障碍性不孕症是由体重不足引起的。体重不足的女性经常合并神经性厌食、稀发排卵、月经稀发等。GnRH产生的减少可导致卵巢功能异常，这是由于促性腺激素水平过低不能维持卵巢功能导致的。循环中瘦素的浓度在低体重女性很低，这也可能是导致GnRH分泌关闭的因素。

成年女性一生中神经性厌食的发生率为0.9％。神经性厌食可能会发展成为不孕症。体重不足或饮食失调的女性怀孕的所需时间均较长。神经性厌食往往与极度限制食物摄入且过度运动相关，限制热量摄入或增加能量消耗将导致代谢燃料的减少，这将引起一系列神经内分泌的异常，从而导致闭经及停止排卵。而对于排卵异常的女性，33％表现为月经过少，16％表现为闭经，34％表现为黄体期不正常。患有神经性厌食症的女性73.5％体重不足，血液中催乳素、雌二醇、黄体酮、睾酮、雄激素及黄体生成素的水平有所降低，而FSH的水平却显著增高。这些激素变化与缩小的、不活跃的卵巢功能息息相关，这会表现为月经紊乱及排卵功能障碍。

3. 吸烟 在美国约30％的育龄期女性是烟民。香烟中包含了超过4 000多种化学物质，吸烟可在女性中引起多种潜在的健康并发症，如不孕症。研究显示，比起不吸烟的女性，吸烟女性不孕症的发生率显著增高。

吸烟与卵巢卵母细胞池提前消耗相关，一些研究均提示了吸烟与早绝经相关。吸烟可引起高质量卵母细胞的早丢失，并引起卵巢的提前衰老，而卵巢衰老正是不明原因不孕症的原因之一。比起不吸烟的女性，吸烟女性的绝经期要早发生1～4年，这是剂量依赖性的效应，提示吸烟可加速卵巢卵泡的消耗。香烟中的化学成分可加速卵泡的消耗，并加速生殖功能的丢失。Gannon等人阐述道，在动物实验中，香烟暴露可降低原始卵泡池、诱导卵泡的丢失、减轻卵巢重量、降低原始卵泡及生长卵泡的数量。其机制并不是诱导了凋亡，而是激活了自噬途径最终引发卵泡的丢失。

吸烟可对性激素产生一系列的影响。比起不吸烟的女性，主动吸烟的女性血液中基础FSH水平提高了66％，而被动吸烟的女性血液中基础FSH水平提高了39％。此外，吸烟还可降低卵巢储备功能，这也是吸烟女性发生不孕症的另一因素。仍在吸烟的女性血液中年龄特异性AMH水平要比正常低4个百分位，但这与吸烟的量无关。吸烟相关的AMH水平降低的效应看起来似乎是可逆的。对于育龄晚期的女性和围绝经期的女性，吸烟者的血液中AMH水平更低。

吸烟可危害卵巢功能、卵母细胞及胚胎的质量。苯并芘便是香烟中的一种化学成分，它可对生育力产生一定影响，引起卵巢早衰，延长受孕时间等。Sobinoff表示，当卵巢暴露于苯并芘，会增加原始卵泡的活化以及发育中卵泡的闭锁。而吸烟影响卵巢中卵泡发育并导致生育力低下的潜在机制可能与氧化应激反应相关。

4. 过量运动 经常锻炼的整体健康益处大于风险。对于一些人群来讲，比如超重或肥胖的女性群体，运动对生育功能具有保护作用，然而，过度的体育运动与月经紊乱、排卵紊乱相关,甚至可影响卵泡的发育,这将导致参与剧烈运动的女性以及女运动员的生育力的降低。女运动员及参加高强度运动的女性的月经常常不规律,而慢性的能量负平衡及身体脂肪含量极少又使得卵巢功能极其脆弱。一些研究提示,运动量与不孕症的风险成正相关。运动的频率、强度、持续时间的增加均可引起女性生育功能低下的增加。比起参加轻柔运动的女性,运动到疲乏的女性患不孕症为 2.3 倍之多。一项回顾性流行病学研究调查了 20～45 岁的伊朗女性肥胖及体力活动与不孕症的关系。与正常女性相比,不孕症女性的久坐时间、走路的强度、适度有力的总的体力活动,自我报告的饮食摄入、运动及体力活动等级均无明显差异。

运动可影响性激素的水平。Russell 等人发现,经历剧烈运动而月经过少的女性,她们血清中 LH、催乳素、雌二醇-17β 的水平较低。这些激素的不平衡常常是由于下丘脑-垂体-卵巢轴受到干扰而引起的,这将引起控制 LH 与 FSH 分泌的促性腺激素释放激素(GnRH)的脉冲式分泌受到抑制,最终引起雌激素过少以及排卵停止。

5. 过量饮酒　美国 CDC 报道,约 43% 成年女性规律饮酒,即一年中饮酒 12 次或更多次。饮酒可作为女性不孕症问题发生的预测指标或病因。许多研究曾提示,酒精对女性生育功能将产生负面影响。比起生育功能正常的女性,芬兰患不孕症的女性饮酒显著增加,并在 12 个月中经历了更多次数的宿醉。Tolstrup 发现,对于丹麦 30 岁及 30 岁以上的女性,酒精摄入与不孕症的发生显著相关。比起不饮酒的女性,随着女性饮酒从每周 1 次到 5 次(OR:0.61;95%CI:0.40～0.93),增加到每周 10 次以上(OR:0.34;95%CI:0.22～0.52),妊娠的比值比显著下降。一项病例对照研究调查美国与加拿大的 1 050 位不孕症女性和 3833 位对照女性,发现由排卵障碍(比如不排卵或排卵过少)引起的不孕症与酒精摄入相关。另有研究随机调查了 7393 位瑞典女性样本,旨在探究饮酒对于女性生育力的长期效应。该研究结果显示,高含量酒精摄入(>140 g/w)与不孕症风险的显著增加有关。

6. 咖啡因摄入　咖啡因是全球最广泛应用的影响精神的药物。在美国,约 20% 成年人每日摄入>300 mg咖啡因。一些研究阐明了咖啡因与不孕症及流产之间的关系。Wilcox 等人发现,女性摄入咖啡因相当于一杯咖啡的,生育力仅为摄入咖啡因少的女性的一半。另有一项回顾性研究调查了 3187 位夫妻,其中女性每日摄入>500 mg咖啡因的,表现出受孕时间延长(定义为夫妻超过 9.5 个月才受孕)(RR=1.45;95%CI=1.03～2.04)。女性不喝咖啡的夫妻 9.5 个月以上受孕的占 16%;女性每日喝 5 杯或更多杯咖啡的夫妻 9.5 个月以上受孕的占 23%;女性每日摄入咖啡因≤100 mg 的夫妻 9.5 个月以上才受孕的占 16%;女性每日摄入咖啡因>500 mg 的夫妻 9.5 个月以上受孕的占 25%。上述统计学差异在平衡了女性年龄、胎次、吸烟、喝酒、性交频率、文化程度、工作状态及口服避孕药等因素之后仍然有统计学意义。

咖啡因摄入与女性妊娠率存在着剂量依赖性的关系。摄入高水平的咖啡因将使受孕时间延长。每天摄入咖啡因>500 mg 的女性,初次妊娠生育力下降的风险显著增高,而受孕时间也延长 11%。

此外,一些大样本的研究提示,每日摄入>250 mg咖啡因(一杯咖啡相当于 115 mg 咖啡因),与一个轻微的生育力的降低相关,但不具有统计学意义。虽然仅报道为轻微影响,但由于人群摄入咖啡因极其广泛,使其对女性生育力的影响变成了重要问题。咖啡因引起不孕症的机制可能为它可以增加雌激素的产生并/或降低雌激素的代谢。

7. 吸毒 自 2007 年至 2009 年,据报道,约 11.4% 女性使用违禁药物,然而,关于上述药物对生育力效应的研究非常有限,由于道德及伦理约束限制了人类随机对照研究的开展。因此,相关研究仅局限于流行病学调查与回顾性研究。

大麻是育龄期女性最常用的毒品。应用大麻烟原料或大麻的化学成分衍生物将对生育力及生殖结局产生负面影响。大麻化学成分的受体 CB1,即对主要引起精神作用的大麻成分起反应,四氢大麻酚(TCH),特别地定位于女性生殖道,在卵巢和子宫内膜。大麻化学成分受体 CB1 的功能受到干扰将引起生殖系统受影响。THC 可使月经周期缩短而干扰女性生育力。Mueller 的研究显示,比起对照组,吸大麻的女性由排卵异常引起不孕症的风险提高 1.7 倍;而对于吸大麻者妊娠前一年中的女性,该风险增高 2.1 倍。

此外,可卡因也可影响卵巢功能及排卵。Thyer 等人发现,在非人类的灵长类动物中,可卡因可降低卵巢对外源性促性腺激素的反应性,提示可卡因对卵巢可产生直接效应,瞬时干扰卵巢排卵的功能。

8. 社会工作压力 一项欧洲的研究显示,轮班工作与生育力下降及受孕时间延长有关。另有研究提示,长时间工作及轮班工作将增加生育力低下的风险。多年夜间工作可增加雌二醇的水平而降低褪黑素的水平。

9. 展望 生活方式目前已成为影响人类生育力的一大因素,对广大女性普及生活方式对生育力的影响,将会在最大程度上节约医疗资源。

八、卵巢功能低下和卵巢早衰的治疗

1. 对没有生育要求的妇女 首要目标是避免低雌激素血症的发生。一旦确诊为 POF,即可给予激素替代疗法(HRT)。其原则是进行生理性补充,保持健康的生理状况。HRT 可以促使部分患者乳房及其他女性性征发育,防止生殖器萎缩,诱导人工月经来潮,维持正常的性生活,防止低骨量骨质疏松症。给药方案是给予模拟卵巢生理周期的雌孕激素序贯疗法。对 HRT 后性生活仍不满意的患者考虑经阴道用雌激素剂或栓剂,也可指导局部加用润滑剂。

近年来发现,口服避孕药(OCPs)的疗效较 HRT 更为显著。一方面,OCPs 较绝经后 HRT 所含的雌激素剂量高 2~4 倍;另一方面,使用 OCPs 可同时起到避孕效果,这样会使她们迫于生育的压力而有所缓解。过去认为长期使用雌激素会增加乳腺癌、心血管疾病及中风的风险,但对于 POF 患者来说其关联性不大。而一些存在血栓栓塞高危因素(如吸烟)的患者可改用经皮给药。对于不想服用口服避孕药的女性,推荐雌激素经皮贴或乳膏并配合周期性口服孕激素治疗,1~3 个月。对于有阴道萎缩症状的患者,可予以局部孕激素补充治疗,其局部有效药物浓度较肌注及口服都要高出 4 倍以上。并推荐绝经期女性日常需补充 800 IU 维生素 D,如发现水平低,建议每周补充添加 50 000 IU。针对伴有骨质疏松患者,钙剂及维生素 D 的补充是必要的。对于育龄女性,每天通过饮食补充钙离子需达 1 000~1 500 mg。骨质疏松一旦确诊,需使用骨吸收抑制剂如二磷酸盐:一线药物为 Alendronate,Risedronate,Zoledronic acid and Denosumab(阿仑膦酸钠、利塞膦酸钠、唑来膦酸、地诺单抗);二线药物为 Ibandronate(伊班膦酸钠);Raloxifene(雷洛昔芬)则为二线或三线药物。

Ospimefene 则是一种新型口服雌激素受体调节剂,其在阴道黏膜具有雌激素作用,在乳腺有抗雌激素作用。可用于由于激素缺乏阴道黏膜萎缩而引起的性交痛患者。

2. 有生育要求者,可采取以下治疗方法

(1)卵母细胞捐赠与赠卵后胚胎移植。供卵联合辅助生殖技术是一种有效的治疗手段,任何原因引起的 POF 女性都是接受卵母细胞捐赠进行 IVF 的潜在候选人,其成功率为 40%～50%。1984 年,Lutjen 等首次报道了 POF 患者采用激素补充治疗(HRT)联合供卵治疗成功获得正常新生儿;1994 年 1 月,在中山大学附属第一医院诞生了国内首例 POF 患者通过 HRT 联合供卵治疗获得的新生儿。目前卵子主要来源于借助辅助生育技术治疗的夫妇捐赠的成熟卵子。未成熟卵体外培养有可能成为将来卵子的来源。POF 患者经赠卵胚胎移植的成功率与非 POF 患者的赠卵成功率差异无统计学意义。简化激素替代方案,使胚胎与内膜发育同步化,冻融胚胎移植,为解决移植周期中胚胎发育与子宫内膜成熟同步提供了一个简便、有效的方法。玻璃化胚胎冷冻的胚胎存活率及妊娠率较高,复苏后胚胎存活率可达 95%,每个胚胎移植的妊娠率为 18%～40%,累积妊娠率可达 60% 以上。但在施行赠卵之前,必须履行知情选择的原则,使患者了解可能发生不良的妊娠结局。

(2)自身卵巢组织冷冻保存和移植术。冻存自身卵巢组织和原位移植技术适用于有生育要求、放化疗或有 POF 发生风险的患者,是将术中因肿瘤等病变而行手术切除的正常卵巢组织冷冻保存,解冻后移植入体内,是没有条件施行紧急 IVF 时的另一选择。卵巢组织的冷冻保存这一概念最早由 Deansely 及其同事于 1954 年提出。Donnez 等首次报道了因霍奇金淋巴瘤化疗引起卵巢早衰的患者,通过卵巢组织冷冻保存进行卵巢组织自体原位移植,自然妊娠并分娩 1 名健康婴儿。Kawamura 等报道将玻璃化冷冻保存的 POF 患者卵巢组织进行冻融后移植获得了活产婴儿。近期,有研究报道采用人细胞外基质支架结合机器人辅助微创手术技术为癌症患者化疗后进行冻融卵巢组织移植术并获得成功分娩。至今文献报道已有约 60 例健康婴儿来自于卵巢组织冻融及移植技术。卵巢组织冷冻及移植技术作为生殖医学的一个重要的研究领域,将会为更多有生育力保存需求的女性提供希望。

(3)干细胞治疗。随着分子生物学及细胞学的发展,干细胞治疗的发现及近些年在动物实验中所取得的成果使卵巢功能及生育能力的恢复成为可能。目前生殖干细胞移植治疗 POF 仍然处于动物试验阶段,White 等从健康的育龄妇女卵巢皮质中分离出生殖干细胞,移植入免疫缺陷小鼠卵巢中,产生卵母细胞。Ghadami 等通过给小鼠静脉移植骨髓间充质干细胞,发现促进小鼠卵巢表达 FSHR 基因,恢复卵泡成熟和类固醇激素产生,使血 FSH 降低 40%～50%,E2 升高 4～5.5 倍。Huang 等发现,人类脐带华通胶间充质干细胞体外培养能形成生殖细胞,这些发现都为特发性 POF 患者卵巢功能及生育功能的恢复带来了希望。

(4)中医治疗。POF 属中医"血枯""血隔""闭经"或月经失调范畴。中医普遍认为卵巢早衰的根本病机为肾虚。认为肾虚为其根本病机,气血虚弱为重要病机,多脏腑尤其是心、肝、脾的功能失常是其促动因素,情志不畅、气血失调与本病相互影响,六淫、手术、药物等伤害是发病的诱因。依据不同病机有补肾益精、补肾疏肝、健脾调肝、补肾行气等多种疗法,以中药补肾活血法治疗效果显著。辅助以艾灸、针刺等疗法在临床上取得了不错的效果。孙伟等采用电针联合盆底肌按摩治疗 POF 患者 32 例,治疗后患者潮热盗汗、烦躁易怒、阴道干涩等症状及血清 FSH、LH、E2 水平与治疗前相比有显著差异性($P<0.05$)。证实这两种方法结合可以改善卵巢血流状况及患者的内分泌水平。刘红姣等用肝脾肾之俞幕穴埋线治疗 66 例 POF 患者,共治疗 6 个月,治愈率和总有效率分别为 84.85%、96.36%,而对照组(西药人工周期)分别是 31.82%、83.33%,且治疗组 E2 水平升高较对照组明显,差异有统计学意义($P<0.05$)。中医药在 POF 治疗上,重视整体调节,采用辨证论治,中药人工周期法配合针灸,推拿按摩及食补与情志疏导等,与现代医学大多采用的激素替代疗法上相比,不良反应小,安全有效,对于 POF 的治疗具有相当大的潜力和发展前景。

(5)体外激活休眠卵泡。在人体胚胎 16 周至出生后 6 个月,始基卵泡(primordial follicle)构成女性的基本生殖单位,占卵巢所有卵泡的 99% 以上,也是卵母细胞储备的唯一形式。其中仅有一小部分始基卵泡进入生长发育阶段,其余大部分始基卵泡可以在卵巢内处于休眠状态数十年。始基卵泡向初级卵泡的转变过程为卵泡发育的起始阶段,称为卵泡激发(follicle activation)。近年来,国内外学者试图通过充分开发和利用卵泡库,降低原始卵泡凋亡的速度,以探索治疗卵巢早衰的新途径。

研究显示,敲除小鼠始基卵泡卵母细胞中的 PTEN 基因后,会导致始基卵泡大量激活,但敲除初级卵泡卵母细胞中的 PTEN 基因后,始基卵泡池不受影响,而且也不影响卵泡发育、排卵、卵子成熟以及受精,因此 PTEN 参与调控始基卵泡休眠状态的维持。Adhikari 等通过 PTEN 抑制剂 bpV 获得成熟的卵母细胞,而且通过体外受精-胚胎移植(IVF-ET)获得了健康存活的小鼠幼仔。Anderson 等实验表明 PTEN 在原始卵泡唤醒机制中的重要作用,也为活化人类冻存或衰老的卵巢组织内的原始卵泡、恢复部分卵巢早衰或卵巢肿瘤患者的生育能力提供了新的治疗前景。研究表明,特异性敲除小鼠卵母细胞 TSC1 或 TSC2 基因,会使大批量始基卵泡过早进入生长发育状态,导致卵巢早衰。另有特异性敲除小鼠卵巢颗粒细胞 TSC1 基因的研究也观察到相似的结果,说明 TSC1 对小鼠始基卵泡激活的抑制作用由卵母细胞和颗粒细胞协同完成,缺一不可。

Hippo 信号通路是生物进化过程中高度保守的、调节组织和细胞生长的信号通路。Kawamura 等对 10 日龄小鼠卵巢同种异体移植研究表明,机械分段后的卵巢组织与完整卵巢相比,移植后卵巢组织质量明显增加,窦卵泡及排卵前卵泡所占总卵泡的比例亦显著增高。认为可能与 Hippo 信号通路被抑制有关。Suzuki 等通过先后破坏 Hippo 信号通路以及应用 PTEN 抑制剂对卵巢组织进行体外培养,再将组织自体移植到原发性卵巢功能不全(POI)的患者体内,沉默的始基卵泡得以激发,并通过辅助生育技术(ART)使部分患者成功受孕。

IVA 可能通过改善成熟卵母细胞的数量并非改变年龄相关的卵母细胞质量下降,为卵巢早衰的不孕患者拥有自己的孩子提供了新的途径。PTEN 抑制剂及 PI3K 激活剂的出现和应用,及 TSC/mTORC1、转化生长因子(TGF)-b、Hippo 等信号通路的发现为其临床治疗奠定基础。

第三节　复发性流产

一、复发性流产的概述

1. 定义　复发性流产的定义在不断变迁,目前国内外意见尚不一致。2008 年美国生殖医学学会将复发性流产定义为发生 2 次或 2 次以上的妊娠失败,不强调 2 次流产是连续的。2009 年世界卫生组织在以往的定义上补充了连续发生流产。英国 PCOG 则认为与同一性伴侣连续发生 3 次或 3 次以上并于妊娠 24 周之前的胎儿丢失为复发性流产,而在我国并未强调同一性伴侣,多指连续发生 3 次或 3 次以上 28 周之前的胎儿丢失。

2. 流行病学　有研究表明,自然流产的复发风险随着流产次数的增多而增加。第 1 次妊娠时,自然流产发生率为 11%～13%;有 1 次自然流产史者流产率为 13%～17%;2 次自然流产后,流产的复发风险约为第 1 次的 3 倍,发生率达 38%;有 4 次以上流产史者,如得不到适当治疗,多数再次妊娠流产。不同病因导致的复发性流产预后相差大。一般内分泌因素导致的流产可得到有效治疗,预后最好,妊娠成功率达 90%以上;染色体异常所致的复发性流产尚无有效的治疗方法,仅能进行产前遗传学咨询与诊断,预后最差,再次妊娠成功率仅为 20%;其他因素所致复发性流产的预后则介于上述两者之间。

3. 分型　复发性流产分为原发性和继发性。原发性复发性流产指自然流产的患者从未生育过活婴;继发性复发性流产指至少有过一次成功妊娠而后又发生复发性流产。复发性流产还可分为早期和晚期,其中早期复发性流产多指妊娠 13 周＋6 之前发生的流产;晚期复发性流产指发生于妊娠 14 周～28 周之间的流产。

4. 发病机制　复发性流产病因复杂,目前已知的流产病因有遗传学异常、子宫解剖异常、内分泌因素、血栓前状态、免疫学因素等,其中免疫学因素通常被分为自身免疫流产和同种免疫流产两种,由于同种免疫型复发性流产的病因和发病机制不明,因此常被称为原因不明 RSA(unexplained recurrent spontaneous abortion,URSA)。

(1)遗传学异常。染色体异常是自然流产的最常见原因,包括结构异常和数目异常。结构异常主要有相互易位、罗伯逊易位、臂间倒位、臂内倒位、基因多态性及性染色体异常等;数目异常主要有非整倍体、多倍体、嵌合体。易位中以平衡易位携带者多见。因平衡易位保留了原有的基因总数,只改变了易位节段在染色体上的位置而无遗传物质的丢失,本人可无畸形,但可遗传给下一代。平衡易位携带者与正常人结婚所生育的子女可从亲代接受一条易位染色体,从而造成某个易位节段的多余或缺失,引起自然流产。

染色体异常会引起新生儿畸形和智力发育迟缓,因此,检测染色体核型非常重要。由于存在发生胎儿畸形的风险,染色体核型异常的夫妇,妊娠后应进行羊水分析和绒毛活检。夫妇双方染色体正常,流产胚胎本身核型异常也是复发性流产的原因,大约占自然流产的 60%～75%。

(2)子宫解剖异常。子宫解剖异常分为先天性异常和后天性异常。先天性子宫异常有纵隔子宫、双角子宫、单角子宫、双子宫、子宫发育不良等。在众多的子宫畸形中,以纵隔子宫最常见,约为75%,也最易致生育失败,妊娠流产率为26%～94%。纵隔黏膜血管呈放射状,血液供给不足,孕卵着床于纵隔,因结缔组织可造成蜕膜与胎盘形成不良引起流产。纵隔肌纤维多,不协调的收缩也可引起流产。纵隔子宫可伴有宫颈肌肉与结缔组织比例失衡,使宫颈功能不全的发生率高,增加晚期流产或早产的机会。此外,纵隔子宫的雌孕激素受体缺乏,易引起子宫收缩。

后天性子宫异常多由子宫内膜息肉、宫腔粘连、子宫肌瘤等引起。正常情况下,子宫腔的前后壁紧贴,因内膜完整,即使月经时子宫内膜剥脱,也不会发生粘连,因剥脱的只是子宫内膜的功能层,基底层仍保持完整。任何创伤引起子宫内膜基底层脱落和损伤均可致子宫壁相互粘着形成粘连。重度宫腔粘连常导致不孕,轻中度宫腔粘连与流产的关系密切,可能与宫腔变形、内膜受损、血液供给不足、蜕膜与胎盘形成不良和宫腔狭小有关。子宫肌瘤多使宫腔变形、刺激子宫肌肉的收缩,引起流产。

宫颈功能不全是先天或后天性宫颈内口形态、结构和功能异常引起非分娩状态下宫颈病理性扩张现象,是引起晚期复发性流产、早产的重要原因。妊娠妇女宫颈功能不全的发生率为0.05%～1.8%,多见于经产妇,常见原因为宫颈组织学缺陷、机械性损伤、创伤、感染等,以上因素可致宫颈软化成熟,诱发和加重宫颈功能不全的发生。

(3)内分泌因素。引起复发性流产的重要内分泌因素有黄体功能不足(LPD)、多囊卵巢综合征(PCOS)等,常常可影响丘脑-垂体-卵巢轴的功能,主要表现为孕激素及其代谢产物分泌异常,从而引起早期流产,约占23%～67%。

黄体功能不全常常是指内源性孕激素产生不足或黄体维持时间过短,子宫内膜发育不良或子宫内膜成熟迟滞2d以上,妨碍孕卵着床和胚胎发育从而导致流产。黄体功能不全可与多种病理因素有关,目前无统一公认的诊断标准,但是确实存在于大多数复发性流产的患者中,因此在复发性流产的患者治疗中一项重要措施是进行黄体功能支持。另外一种情况为雌激素低下与子宫内膜反应不良,又称为假性黄体功能不全或不协调黄体期综合征,黄体分泌激素功能正常,由于子宫内膜组织 ER、PR 含量降低,使激素不能发挥效应,子宫内膜发育迟缓或腺体间质发育分离,影响胚胎着床。

多囊卵巢综合征是一种发病多因性、临床表现呈多态性的内分泌综合征,其主要内分泌特征包括雄激素过多、雌酮过多、LH 升高和促性腺激素比例失常以及胰岛素抵抗等,这些内分泌异常尤其是雄激素和 LH 升高会导致卵子和子宫内膜异常,影响胚胎着床而导致流产。PCOS 患者妊娠后,并发妊娠期糖尿病的比例较正常孕妇上升,PCOS 伴胰岛素抵抗的孕妇血清总睾酮及性激素结合球蛋白(SHBG)均较正常孕妇下降,游离睾酮则显著高于正常孕妇,体内 Glycodelin 及 IGFBP-1 均显著降低,它对混合淋巴细胞反应及 NK 细胞活性的抑制作用受到影响,致使母体子宫内膜对胚胎产生免疫反应;这些孕妇的血浆纤溶酶原活化物抑制剂-1(PAI-1)活性上升,致使纤维蛋白溶解下降,这些都可能与 PCOS 患者的复发性流产相关。

(4)血栓前状态。近年来,血栓前状态(pre-thromboticstate,PTS)与 RSA 的关系备受关注。PTS 是指多种因素引起的凝血和抗凝血系统、纤溶和抗纤溶系统功能失调或障碍的一种病理过程,患者存在血栓形成的风险因素。PTS 的原因包括先天性和获得性两种,前者主要是由于凝血和纤溶有关的基因突变造成,如凝血因子Ⅴ突变、抗凝血酶Ⅲ、凝血酶原基因突变、蛋白 C 及蛋白 S 缺陷症等；后者主要包括抗磷脂综合征以及各种引起高凝状态的疾病等。越来越多的证据表明，血栓前状态在复发性流产的发病中起着重要作用。目前认为 PTS 导致复发性流产的机制是血液高凝状态导致子宫胎盘循环障碍有关，即 PTS 患者容易形成微血管血栓，妊娠时胎盘微血栓形成，导致胎儿胎盘微循环障碍，从而导致流产的发生。因此，临床上应重视复发性流产患者的 PTS 筛查与诊断。

（5）免疫学因素。与免疫有关的 RSA 包括自身免疫型和同种免疫型两大类。自身免疫型约占 1/3，同种免疫型约占 2/3。自身免疫型 RSA 主要包括 APS（抗磷脂综合征）、系统性红斑狼疮（SLE）、干燥综合征等自身免疫性疾病导致的流产。抗磷脂综合征（APS）是自身免疫性疾病，许多研究发现，10%～16% 的复发性流产妇女抗磷脂抗体阳性，其出现是自身免疫反应的结果。APS 的诊断标准为：在间隔至少 6 周的 2 次连续检测中，狼疮抗体和/或抗 B2 糖蛋白抗体或抗心磷脂抗体阳性。如果只有抗心磷脂抗体阳性，则当抗体水平 2 次在 20U 或以上时方能做出诊断。抗磷脂抗体可与内皮细胞、血小板膜上一种或多种带负电的磷脂反应，引起血小板聚集，形成血栓，或与血管内皮磷脂部分结合，损伤血管内皮，使前列腺素与血栓素 A 比例失常，导致局部血管内血栓形成，胚胎血供受阻，造成不良妊娠结局——流产。同种免疫型 RSA（原因不明型），是指母胎间免疫平衡失衡所导致的流产，其发病机制尚不完全清楚，其诊断主要是在排除其他导致流产病因的基础上建立的。

（6）其他因素。研究表明，复发性流产还与其他很多因素相关，包括物理环境因素，如电磁辐射与放射线的过度暴露，及严重的噪音；化学因素，如重金属的过度沉积、微量元素的缺乏、有机溶剂和气体污染物的过度接触；病毒的感染；不良心理因素，如精神紧张，抑郁程度高，消极情绪严重；不良的生活方式，如吸烟、喝酒、吸毒等，都有导致复发性流产的风险。

二、物理环境因素与复发性流产

随着科技和工业的不断发展，电磁辐射、放射线、噪声等越来越多地出现在生产生活中。研究表明，孕妇长期处于高辐射、高噪声的环境中，会增加流产的风险。

1. 电磁辐射　随着各种电器及通信设备被广泛使用，电磁辐射污染逐渐引起人们的关注。电磁辐射对人体的影响程度与电磁辐射的频率、强度等因素有关，通常妇女和儿童最为敏感，特别是孕妇和胎儿更容易受到影响。

流行病学研究报道，电磁场的产前暴露可引起自然流产、胎儿畸形等不良妊娠结局。机制较为复杂，交流输变电设施产生的磁场属于工频磁场。研究发现，0.4 mT 的工频磁场辐照 72 h 能抑制滋养细胞分泌 HCG 和黄体酮，提示较高强度、长时间的工频磁场暴露具有抑制滋养细胞分泌功能的作用。早期长期暴露于工频磁场可能不利于胚胎的健康发育。Lopucki 等学者利用人胎盘母胎双灌注模型研究 50 Hz 工频磁场对胎盘组织形态和功能的影响时发现，2 mT 工频磁场能破坏胎盘小叶滋养细胞细胞核和细胞质的超微结构，增加绒毛毛细血管内皮基膜的密度。在胎盘的胎儿和母体循环中，2 mT 和 5 mT 工频磁场能以不同时间方式增加胎盘小叶 Mg^{2+}、Na^+ 和 Ca^{2+} 的释放，但不影响 K^+ 的释放。推测磁场可能通过改变胎盘蛋白质分子或蛋白质与脂质分子间的相互作用造成离子的选择性外流，并且会进一步影响胎盘滋养细胞代谢与转运功能的紊乱。

虽然国内外有大量的流行病学研究和实验研究,电磁辐射对妊娠的影响仍然存在争议。Li 等通过对妊娠结局的比较发现,电磁辐射暴露强度高的孕妇比暴露强度低的孕妇流产风险增加80%,暴露强度更高的妇女甚至有反复流产和不孕史。但也有学者持不同意见,袁慧等的结果是月经周期延长和痛经发生率显著高于对照组,而生殖结局未见明显差别。Parazzini 等对 9 项在妊娠期中使用视频显示终端(VDT)与妊娠结局之间关系的研究结果进行了 meta 分析,结果表明自发流产的风险与 VDT 暴露时间无显著相关关系。

关于电磁辐射对妊娠的影响,虽然有大量的流行病学研究及实验研究,但由于方法设计不同、样本量不同、研究对象存在一定的差异等原因,研究结果存在一定的差异,同时由于电磁辐射暴露与妊娠结局的关系存在一定的不确定性,现阶段还不能判断电磁辐射暴露是否与异常妊娠存在因果关系。

2. 放射线 放射线在妇女儿童疾病诊断中的广泛应用,如防护不当和滥用,辐射的生物效应在妇女儿童身体上出现的概率就会增加。首先是妇女儿童的性腺受到电离辐射的照射,引起生殖细胞的损伤,导致基因突变或染色体畸变,可以遗传后代并表现为受照者后代的遗传紊乱。孕妇受射线照射可引发胚体死亡、畸形、智力低下和诱发癌症。在胎儿器官形成期(相当于人受孕后 9～42 d)受到照射,可能引起正在发育的器官畸形。在妊娠 8～15 周受到照射,此时期胎儿的生殖、牙齿、中枢神经系统-脑和脊髓仍在继续发育,因而受 X 线影响可能会发生功能障碍和智力低下。目前公认妊娠期间低剂量的辐射(<5 rads)并不会增加自然流产的风险度。但在妊娠的最初 2 周内,母体暴露于大于 10rads 的辐射环境中会引起胚胎的死亡。事实上,绝大多数孕妇的放射线暴露量都远远未达到这个水平,一般是 1～2rads,所以目前认为 X 线放射对临床可识别的流产的影响是很微小的。

3. 噪声 孕妇长期处于高噪声的环境,可降低机体免疫力,增加流产的风险甚至导致复发性流产。噪声可引起子宫血流灌注减少,导致子宫胎盘缺血,引发妊娠期高血压疾病,可引起早产胎儿窘迫、新生儿窒息等并发症。噪声长期刺激下丘脑,影响垂体-卵巢轴,会影响胎儿的神经系统发育。同时,胎儿月龄越大,对噪声、振动的敏感性越差,自然流产率越低。Zhan C 等研究发现,噪声不但增加了流产的危险性和自然流产率,而且增加了月经紊乱、痛经、腰风湿痛、胎儿早产、难产和新生儿低体重的发病率。研究表明,孕妇在噪声(>95 dB)和振动较大的工作环境工作,流产率明显增加。改善劳动环境、增加劳动防护措施是降低自然流产率的关键。

三、化学因素与复发性流产

随着现代工业发展、环境污染的加重,越来越多的环境元素进入到我们的日常生活中,铅、汞、镉为日常生活中常见的毒性重金属元素,甲醛、苯、汽油、塑化剂、双酚 A 等化学有机溶剂及大气的污染对妊娠造成的危害也日益引起人们的重视。

1. 重金属及其化合物与 RSA 铅普遍存在于自然界,可以通过呼吸道和消化道摄入体内,沉积于骨骼,还可随血流分布到全身各组织器官,产生毒性作用。铅具有生殖毒性、胚胎毒性和致畸作用,在妇女妊娠期间,因内分泌改变等生理性因素,促使骨铅释放进入血液,造成不孕、流产、胎儿畸形、早产、低体重新生儿,甚至死胎、死产。

汞通过引起母体激素代谢紊乱及通过胎盘侵犯胎儿大脑而致胎儿畸形;也可通过抑制胎盘耐热性碱性磷酸酶的活力,使其构象发生改变而影响胎儿发育。研究结果表明:环境中金属汞的水平在 0.1 mg/m³ 以下,妊娠者的早产、自然流产、死胎和死产的发生率并无明显的增多,引起生殖损伤发生率低,但在高浓度汞接触有可能引起出生缺陷的发生。鉴于金属汞有潜在的胎儿毒性,对育龄而尚未生育的妇女,应控制金属汞的接触,其接触水平限于 0.03 mg/m³ 以内。

镉可透过胎盘继而抑制胚胎细胞的 DNA 复制及蛋白质的生物合成,特别是对核 rRNA 的合成或转录产生明显抑制;镉的致毒作用还可通过抑制胚胎细胞生物合成和损伤细胞膜的结构,进而引起流产。

2. 微量元素与 RSA　有害物质的沉积会对孕妇产生不良影响,正常微量元素的缺乏同样对产妇及胎儿不利。

锌是人体重要的微量元素之一,它是蛋白质、核酸合成酶的组成部分。锌对胎儿的生长发育起着至关重要的作用。研究表明,习惯性流产患者血清含量明显低,锌缺乏可导致 DNA、RNA 及蛋白质的合成停滞,引起细胞分裂减少,染色体畸变,从而影响胎儿生长发育而导致流产。

钙在胚胎发育中也至关重要,它是胎儿骨骼和牙齿的主要材料,当孕妇体内钙摄入量不足或暂时减少时,可使母体血清钙水平下降,继而使甲状旁腺激素合成和分泌增加,加速母体骨骼和牙齿中钙盐的动用。当长期或严重缺钙时,不但可引起孕妇手足抽搐,增加妊娠高血压综合征的发病率;而且会影响胎儿的生长发育,甚至产生先天性佝偻病。研究表明,维生素 D 缺乏会增加呼吸系统感染风险。妊娠期妇女免疫力较非妊娠期均有下降,呼吸道更易被致病菌侵袭,母体感染增加妊娠期用药风险,使胎儿发育异常,甚至引起流产和胎死宫内。

铜对维持正常的胚胎及胎儿发育起重要作用。铜在人体内参与 35 种以上酶与蛋白的组成,参与体内造血过程、氧化还原反应和弹性蛋白的合成。铜蓝蛋白是最主要的 Cu 酶,有保护胎儿生长发育,供给营养和免疫功能的作用,当血清铜水平下降,就可能造成胎儿神经系统发育障碍或胎盘功能不全,导致流产。

铜可促使铁由贮存场所进入骨髓,加速血红蛋白及卟啉的合成,并加速幼稚红细胞的成熟及释放,铜元素的不足可影响铁元素的吸收、运送和利用,铁的缺乏又可影响含铁珠蛋白的合成,引起缺铁性贫血。当血液中血红蛋白含量降低或结构异常时可妨碍气体在血液中的运输,使机体缺氧和二氧化碳潴留,导致一系列代谢紊乱。对于妊娠妇女来说,慢性缺氧不但影响胎儿生长发育,而且可造成流产、早产、胎儿宫内窘迫、胎盘早剥、产后出血等危害。

微量元素虽然在体内含量很少,但发挥的作用却很大,与胎儿的生长发育密切相关,在胚胎、胎儿的形成、发育过程中起重要作用。其缺乏会影响孕妇和胎儿的健康。妊娠孕妇应重视微量元素的作用,调整体内微量元素含量,为胎儿创造一个良好生长发育环境。

3. 有机溶剂与 RSA　孕妇在妊娠期间常会接触到有毒有害物质,如新装修屋子中含量较高的甲醛、苯、汽油、塑化剂、双酚 A 等,对母体产生不利影响,甚至影响胎儿的生长与发育。

苯、甲苯、二甲苯是工业生产中广泛应用的有机溶剂和稀释剂,苯为血液毒物,且有强烈的细胞遗传效应,能引起染色体断裂、缺失易位等畸变。苯具有强烈的细胞遗传效应,孕期接触一定浓度的苯可影响子代的学习和记忆能力。甲苯、二甲苯主要影响接触者神经系统的功能。其对皮肤黏膜有明显的刺激作用,可使体内的前列腺素分泌增加,导致子宫收缩使自然流产率上升,又因为长期低浓度接触苯,会影响丘脑下部-垂体-卵巢轴的神经内分泌调节,引起月经周期和神经异常及妊娠结局的异常,机体内分泌的异常,易导致胚胎着床环境变化,进而导致复发性流产。

汽油为易挥发性液体,包括油脂漆、酚醛树脂漆、甲醛、苯及同系物等,均为有机溶剂,可引起神经衰弱、上呼吸道刺激症状、月经不调等。汽油还能引起中枢神经系统细胞内类脂平衡障碍,大脑皮质抑制功能失调,导致功能性神经及消化系统紊乱。长期暴露于汽油的环境中的妊娠妇女,妊娠并发症、早产、自然流产、死胎死产的发生率会明显增高。

塑化剂,被称为环境激素,它的分子结构同激素类似,其具有弱雌激素样活性和器官毒性。Swan 等检测发现 DEHP 可抑制排卵前颗粒细胞雌二醇的分泌,低水平雌二醇反馈性促使 FSH 水平增高,由于无 LH 峰出现,产生无排卵性周期或排卵延迟。

双酚 A(BPA)是一种由苯酚和丙酮合成的雪花状粉样物。BPA 是聚碳酸酯和环氧树脂的主要合成材料,在普通人群的血清、尿液或孕妇的羊水、绒毛膜、胎盘中普遍检出 ng 级的 BPA。日本的一项研究表明:孕妇每日的 BPA 摄入量中位数为 2 mg/d,高于欧洲的安全标准 0.01 mg/(kg·d)。双酚 A 母体暴露于 BPA 会对子代产生影响。经口摄入的 BPA 可直接通过胎盘进入胎儿体内。BPA 在胎儿体内的代谢比在母体慢,胎儿的 BPA 浓度比母体中的浓度要高得多。虽然环境中 BPA 的蓄积是微量的,但是由于它具有激素活性,故极低的暴露水平仍可能会对人体健康产生显著性影响。研究表明,大鼠经皮下给予一定剂量 BPA,会导致催乳素增高、乳腺导管早熟、子宫和阴道上皮增生。BPA 在体内模仿雌激素样作用,进而干扰人体正常的内分泌过程。

4. 气体污染物与 RSA 环境大气中污染物种类众多,一氧化碳和二氧化硫是大气中的主要污染物,其来源广泛,主要来自汽车尾气的排放、取暖系统产生的废气等。

一氧化碳进入人体后,与氧气竞争血红蛋白形成碳氧血红蛋白,引起血红蛋白分子的结构改变,氧合解离曲线左移效应,减少氧气与组织之间的交换,进一步导致组织的缺氧状态。氧气的缺乏会刺激呼吸系统,增加气体吸入量,形成恶性循环。一氧化碳可作为内源性的炎性介质,引起炎症改变和白细胞反应还可引起氧自由基释放和脂质过氧化反应。孕期暴露于一氧化碳与新生儿先天异常、胎儿生长受限、低出生体重、早产、死胎、死产有关,且浓度越大,危险性越大。

孕期暴露于较低浓度的二氧化硫仍会增加不良妊娠结局的危险性。二氧化硫进入机体后主要以亚硫酸盐和亚硫酸氢盐的形式存在,吸入后可诱导体内产生自由基和活性氧,造成红细胞、脑、肺、气管和支气管等处脂质过氧化水平升高,并改变它们的抗氧化状态。研究认为母体暴露于大气中一定浓度的 SO_2 可使发生低出生体质量(low birth weight,LBW)、胎儿生长受限(fetal growth restriction,FGR)、早产的危险性增加,且在孕早期母体的二氧化硫暴露对不良妊娠结局的影响较孕中晚期的暴露更为密切。

四、生物因素与复发性流产

女性生殖道感染和全身感染均可引起自然流产。引起流产的生殖道感染包括：阴道炎（如细菌性阴道病）、子宫颈炎（如沙眼衣原体或淋病奈瑟菌感染）、子宫炎和盆腔炎等。引起流产的常见病原体包括：梅毒螺旋体、沙眼衣原体、淋病奈瑟菌、单纯疱疹病毒、风疹病毒、巨细胞病毒、细小病毒 B19 和弓形虫等。特殊少见的感染包括：单核细胞增生性李斯特菌（listeria monocytogenes）和莱姆病（lyme disease）。某些传染病如 Q 热、登革热和疟疾也可导致流产。

1. 感染相关流产发病机制　感染的细菌、病毒、原虫及其产生的内毒素上行或经过血液感染胎儿或胎盘，引起慢性子宫内膜炎和绒毛膜羊膜炎或胚胎发育异常或死亡。病毒感染是导致流产的常见病原体，一些病毒可致慢性或复发性母体感染。其中巨细胞病毒可通过初发或复发性感染引起病毒血症感染胎盘和胎儿，或在病毒激活后通过宫颈上行感染。梅毒螺旋体通过脐静脉血进入胎儿体内，引起胎儿肝、脾、胰、骨等多器官损伤或直接感染胎盘，引起小动脉内膜炎，造成胎盘多处梗死灶，导致胎儿缺血、缺氧而死于宫内。国外学者的研究中支原体感染与流产之间是否存在相关性看法不一，Kundsin 等提出生殖道支原体感染可使妊娠过程恶化，认为与流产有关，Eccormach 认为支原体感染与自然流产无关。Taylor 通过对自然流产与人工流产者宫颈和宫内 UU 感染率进行比较，发现宫颈携带支原体与自然流产无关，只有感染宫内胚胎时才致流产。

单纯疱疹病毒、细小病毒可感染胎盘和胎儿，引起流产。在感染过程中，Toll 样受体（TLRs）识别病原体表面标记，在局部引起蜕膜产生细胞因子如肿瘤坏死因子（TNF）α、白介素 IL6、IL8 和前列腺素。辅助性 T 细胞（Th）可分化为 Th1、Th2、Th17 以及调节性 T 细胞，正常妊娠时以 Th2 细胞免疫占优势，发生感染时 Th1 细胞免疫活性增强。Th1 细胞毒性反应可危害胚胎，Th1 细胞因子如肿瘤坏死因子（TNF）α 和干扰素（INF）γ 等能够抑制生长分化为 Th1、Th2、Th17 以及调节性 T 细胞，正常妊娠时以 Th2 细胞免疫占优势，并诱导人滋养层细胞凋亡，导致胚胎死亡。感染细菌、病毒和原虫及细胞因子可引起磷脂酶 A2、前列腺素、人基质金属蛋白酶 8（MMp-8）、胶原酶和弹力蛋白酶增高，导致胎膜脆弱，发生胎膜破裂和宫颈成熟。由前列腺素刺激子宫肌肉收缩引起子宫收缩，导致宫口扩张；宫口扩张使更多细菌和内毒素到达羊膜腔，进一步刺激引起子宫收缩而导致流产。

2. 复发性流产和感染　虽然散发性流产与感染相关，但没有证据说明任何类型的感染可导致复发性流产。理论上，如果由感染导致复发性流产，相关的病原体需要长期存在于生殖道。弓形虫、风疹、巨细胞病毒、疱疹病毒和李斯特菌感染均不符合上述条件，多数情况下，由于在原发感染时产生抗体，复发性感染的致病性降低，很难再次由感染导致复发性流产。TORCH 病原体（包括弓形体、风疹病毒、巨细胞病毒、单纯疱疹病毒和其他病原体如梅毒螺旋体等）感染与复发性流产发生无关。

五、社会心理因素与复发性流产

随着现代社会的迅猛发展，人们面临着生活、学习、就业、经济、婚恋等各方面的压力。

然而与男性相比,女性由于受到神经内分泌系统的影响大,因此心理变化较男性更为显著。特别是在青春发育期,女性的内分泌活动旺盛,情绪表现活跃,极易冲动;在月经期和妊娠期,又会出现独有的心理变化,如月经来潮前大部分女性出现脾气变差、冲动、易怒、失眠、情绪低落、健忘、敏感等状态,而在月经过后又逐渐恢复正常状态;在妊娠期有部分女性患者出现产后抑郁症;女性到围绝经期阶段,由于性功能逐渐减退,会出现更年期症状,诸如情绪烦躁、紧张、焦虑不安、抑郁等,为女性的正常生活带来困扰。特别是复发性流产患者,反复的备孕使其面临着极大的心理压力。

1. 复发性流产心理的总体评价　妊娠是女性一生中的重大事件,妊娠妇女心理应激的发生可能与妊娠期复杂生理变化有关,尤其是激素水平的改变会导致孕妇躯体、心理、神经等方面发生一系列应激改变,从而促进妊娠的良性发展。但是,过度持久的应激状态也会通过神经、内分泌、免疫机制等影响孕妇身心健康和胚胎发育,导致妊娠不良或妊娠失败。国内外研究发现,妊娠早期孕妇躯体化、焦虑及敌对的发生率较高,孕中期抑郁发生率较高,孕晚期躯体化、抑郁、焦虑和恐惧的发生率较高。孕妇初次妊娠,早期出现恶心、呕吐、头晕等早孕反应,身体不适,情绪波动较大。随着早孕反应的消失和胎动的出现,孕妇对生命越来越期待,并充满喜悦,孕妇对妊娠带来的反应也逐渐适应,饮食状况趋于好转,甚至食欲极佳,使情绪基本上达到稳定状态。孕晚期妇女功能状态在许多方面处于明显低水平,如躯体功能、社会功能和活力以及由于身体健康问题引起的功能受限,躯体化症状分值处于明显高水平。随着预产期临近,孕妇开始考虑分娩方式、胎儿的性别、胎儿发育是否正常、分娩疼痛、产后是否能得到公婆和丈夫的悉心照顾、产后恢复是否顺利等问题,导致孕妇情绪低落,易烦躁,引起抑郁、焦虑和恐惧的发生。医学心理学及精神病理学认为妇女在生理变化期间所表现的心理性症状,一般属于正常心理反应。但异常心理应激会导致围产期和产褥期疾病、流产、早产、妊娠剧吐、妊娠期高血压疾病等危及母婴安全。在妊娠妇女中,复发性流产再妊娠患者是一个特殊的群体,其焦虑和抑郁的发生率及严重度比正常孕妇高,焦虑和抑郁的发生率分别高达42.9%和49.2%,而正常孕妇的发生率为5.0%～42.5%。

出现这一结果的可能原因有以下几方面:一方面是患者对自身反复流产的悲观、绝望和对再次妊娠结局的担忧害怕,尤其是检查结果不如意,不能理性对待;另一方面是家庭和社会施加的压力、传统的传宗接代思想以及疾病所耗费用,会导致患者愧对配偶和家庭,严重者出现家庭分裂,极大地加大患者的精神压力。另外,到处求医问药和多次流产事实之间的矛盾会让患者逐渐丧失生育的希望,焦虑、抑郁情绪越发严重,流产、妊娠反复发生,如此循环往复,有可能对患者造成不可逆转的身心损害。

2. 复发性流产心理状态妊娠期 β-HCG 和黄体酮变化　研究显示,复发性流产患者在再妊娠早期焦虑、抑郁情绪与血清中 HCG 上升水平呈负相关,即 HCG 上升水平越不理想,焦虑、抑郁得分越高,心理状态越严重,而焦虑、抑郁情绪和黄体酮的水平则互不影响。至于激素水平与心理因素的直接作用机制,目前尚不清楚,国内外研究多在阐明心理应激尤其是焦虑、抑郁在影响机体激素分泌和免疫功能方面的机制。导致这一结果的可能原因是妊娠早期 HCG 的增长速度非常快甚至成倍增加。HCG 是由绒毛滋养细胞产生,维持月经黄体的寿命;能刺激黄体酮形成 HCG,反映绒毛发育的程度。当激素水平改变时,心理情绪不稳定的患者对 HCG 的改变表现出高度敏感性,更容易出现恐惧、紧张、焦虑、抑郁,导致刺激子宫引起再次流产的危险。而流产次数增多,进一步加重心理负担,形成恶性循环。

心理因素在 RSA 疾病的发生、发展、治疗中起着非常重要的作用,它不仅是致病因素同时也是治疗因素,及时、恰当的心理护理可以促进疾病的痊愈和转归。

六、生活方式与复发性流产

1. 吸烟与 RSA 吸烟对人类健康造成的恶劣影响已引起广泛重视。吸烟烟雾中含有多种有害成分,如醛类、尼古丁类、苯丙芘、一氧化碳等,能够引起多种疾病,如肺癌、肝癌等。国外的一些研究显示,女性主动吸烟会有增加复发性流产发生的趋势,张月莲等报道孕期被动吸烟是复发性流产的高危因素。无论是主动吸烟还是被动吸烟,均会有危害。吸烟对女性卵巢储备功能、卵细胞活动及结合能力、输卵管纤毛运动及蠕动能力等方面有损害甚至破坏性。孕期吸烟会引起胎儿宫内发育迟缓。有研究表明,如孕妇每天吸烟 10～20 支,约降低胎儿体重 100 克;同时,胎儿先天畸形发生率会上升 2 倍;吸烟还易引起流产和早产,吸烟者早产率是非吸烟者的 23 倍。

2. 嗜酒与 RSA 乙醇是常见致畸物,易进入胎盘。孕期酗酒流产、死胎、死产及低体重、宫内发育迟缓及其他畸形发生率将会增高。一项来自北非的研究显示,饮酒有增加复发性流产发生的趋势;也有研究显示饮酒有增加自然流产发生的风险,且随着每周饮酒量的增加,发生自然流产的风险在增加。

3. 毒品与 RSA 阿片类毒品包括鸦片、海洛因和吗啡。阿片肽受体广泛分布于女性生殖系统,影响卵细胞以及胚胎的发育。研究发现,短时期使用吗啡不会对雌激素、孕激素的分泌产生影响,但对于那些标志子宫内膜容受性蛋白的基因表达,如乳铁蛋白(Ltf)、黏蛋白1(Muc-1)mRNA 表达显著上升,而白血病抑制因子(LIF)mRNA 表达明显下降,这表明吗啡类物质可造成子宫内膜容受性的降低。与此同时,吗啡会抑制血管内皮生长因子(VEGF)及缺氧诱导因子 1α(HIF-1α)的释放,减少新生血管的生成,从而阻碍胚泡的植入,其结果均会导致受孕困难。另一方面,妊娠期妇女吸食阿片类物质极易导致畸胎的发生,这主要是由于阿片类物质阻碍或推迟细胞滋养层与合体滋养层的分化成熟过程,而细胞滋养层与合体滋养层主要负责分泌激素并促使胚胎发育。因此,对滋养层细胞生长发育的任何形式阻碍或推迟都有可能造成胚胎发育的畸形,甚至导致流产。

甲基苯丙胺是苯丙胺的衍生物,常见毒品类型包括冰毒、摇头丸,其主要作用是通过刺激中枢和外周的神经末梢释放单胺类神经递质,如多巴胺和去甲肾上腺素,并阻断递质被再摄取使其堆积而发挥兴奋作用。甲基苯丙胺对生殖生育的影响颇为显著,尤其对胎儿有强烈的致畸作用。长期吸食甲基苯丙胺会增加女性患妊娠期高血压疾病、宫内死胎、流产、早产、新生儿及婴儿死亡的发生概率。即使胎儿安全出生,其运动能力与认知能力也会受到影响,但影响的持续时间仍不清楚。

可卡因对孕妇本身有影响外,还可增加流产、早产、胎盘早剥的发生率,延缓胎儿发育,造成胎儿体质量的减轻、中枢神经系统发育不全(头围偏小、认知功能低下、抑制行为缺陷、记忆力低下等)及增加其对毒品摄取的倾向。其主要的机制是由于子宫存在可卡因受体,故可导致可卡因的毒性堆积。可卡因可穿过血—胎屏障,并穿过胎儿并未发育成熟的血—脑屏障,直接作用于中枢神经系统,影响神经细胞的增殖、分化、迁移与树突生长,并影响大脑的供血。

4. 过度减肥 成年女性体内脂肪含量约占全身体重的 26%~30%,脂肪含量至少要达到体重的 22% 以上才能保持正常的月经周期,才能具备生育能力。脂肪参与性激素的转化、代谢和储存。过度消瘦,脂肪含量过少,促性腺激素释放激素的分泌会出现反常,进而影响卵巢功能,导致月经周期紊乱,甚至发生闭经和不孕。其次,脂肪能将雄激素转变为雌激素,如缺乏将导致体内失效球蛋白含量增加,导致游离的雌激素含量下降,影响备孕。

七、复发性流产的治疗

1. 染色体异常 对于染色体异常的流产目前尚无有效的治疗方法。若为常染色体平衡易位的携带者,有可能分娩出正常核型及携带者婴儿,故可以妊娠但应进行产前诊断。目前采用植入前筛查/植入前诊断的方法挑选优质胚胎进行移植,可以预防一部分因染色体异常导致的复发性流产。

2. 子宫解剖异常 宫腔镜技术已成为切除子宫纵隔的主要手段。该术安全、简单,不开腹,子宫壁切口无疤痕,术后可选择阴道分娩,也有学者认为子宫纵隔不一定需手术切除,因为超过 20% 有不同程度子宫纵隔的妇女多数有足月分娩史,因此对有晚期流产史或早产史,纵隔较深,超过宫腔 1/3,或使宫腔明显变形或变窄者,应考虑手术,且在切除宫底部位纵隔时应保留一定的厚度,避免子宫穿孔。而对于早期复发性流产者,即使有子宫纵隔,也要进一步寻找更可能的病因。

宫腔粘连的患者在宫腔镜直视下可针对性分离或切除宫腔粘连带,尽可能恢复患者的宫腔形态,使患者术后恢复正常月经周期,改善妊娠结局,是目前首选的治疗方法。术后宫腔再粘连是影响疗效的主要因素,也是临床治疗的棘手问题。重度 IUA 患者有 60% 会发生再粘连。为了防止宫腔再粘连,术后常规放置宫内节育器(IUD)至少 3 个月,并补充雌孕激素周期治疗,以促进子宫内膜修复。也有学者提倡术后宫腔放置透明质酸凝胶。

宫颈功能不全的治疗目前以手术为主,尤其是孕期择期性宫颈环扎术。手术前必须先检查和治疗阴道、宫颈感染。

(1)孕前治疗:宫颈内口菱形切除缝缩术对于严重的宫颈功能不全,尤其是曾有宫颈环扎术失败的患者可提高妊娠后宫颈环扎术的疗效。注意菱形切除的组织要适中,太多可能引起颈管狭窄,太少则达不到治疗目的。术中有出血应及时处理,彻底止血,以免影响伤口愈合。妊娠后仍需行宫颈环扎术。

(2)妊娠期治疗:宫颈环扎术为主要的治疗手段,旨在修复并建立正常宫颈结构、形态和宫颈内口的括约功能,维持妊娠至足月或尽可能延长孕周。根据手术时间、病情紧急情况不同,分为择期宫颈环扎术和紧急宫颈环扎术。①择期手术缝合时间在 16~26 周进行,太早未能排除其他因素引起的流产,太迟则易在手术中引起胎膜早破。一般要比上次流产或早产的时间提前 2~4 周,或孕中期以后定期超声监测宫颈情况,有异常改变时即行手术。有资料表明,手术时间从孕 13~29 周,甚至 33 周,均可获得成功,用 10 号丝线"U"字缝合效果较好,在宫颈的前后唇缝针之间套上大小长度适中的硅胶管,以免宫颈裂伤。术后短期使用抗生素和宫缩抑制剂。至孕足月时可拆线,或在宫缩过强、过频时立即拆线。如有阴道血性分泌物时,应及时观察宫颈是否裂伤,必要时再次行宫颈环扎术。手术成功的关键在于没有合并阴道及宫颈炎症、结扎部位尽量高至内口、术后无宫缩。②紧急手术:当宫颈管消失、宫口扩张时,难免流产或早产。手术前和手术过程需采取臀高位,以利胎囊回缩。术后预防感染和抑制宫缩。注意手术过程中尽量少推动、摩擦羊膜囊,缝针不能刺伤刺破羊膜囊。手术方式以荷包缝合为宜。

子宫肌瘤常采用宫腔镜下肌瘤电切除术;壁间或浆膜下肌瘤则应根据瘤的大小、位置、数目、宫腔是否变形及流产的特点判断是否与流产有关,必要时可经腹或腹腔镜下肌瘤挖除术。

3. 内分泌治疗　内分泌异常与复发性流产密切相关,无论是生殖腺分泌功能异常或其他相关内分泌腺体分泌异常,都有可能导致复发性流产的发生。下面主要从黄体功能不足、多囊卵巢综合征和高泌乳素血症等方面阐述治疗 RM 的药物。

黄体功能不全:用氯米芬或 HMG 诱发排卵,排卵前 HCG 注射可以改善黄体功能,排卵后应用 HCG 或天然孕激素行黄体支持,应用 HCG 更符合生理过程,它既可刺激孕激素的分泌,又刺激雌激素的分泌,促进整个黄体功能,其缺点是如有多个卵泡排卵,HCG 有诱发卵巢过度刺激的风险。天然孕激素制剂包括黄体酮针剂、阴道栓或口服片剂等,孕激素阴道栓能使子宫局部的孕激素浓度更高,效果更好,可于黄体期开始用药,至孕 8 周减量,16 周停药。

黄体酮对妊娠胎儿的生长发育起着极其重要的作用,其通过对子宫内膜等特异靶组织受体结合,可抑制母体对胎儿抗原的生殖免疫应答,并抑制母体对其滋养细胞的排斥,从而支持早期妊娠。如果妊娠期孕妇由于各种原因导致黄体酮水平过低,则难以维持良好妊娠。研究显示,补充黄体酮可以有效预防流产的发生,药用黄体酮已成为临床治疗先兆流产或早期流产首选方案之一。

地屈黄体酮是口服孕激素,是 6-去氢黄体酮经过紫外线照射后形成的旋光异构体。它与内源性孕激素结构相似,通过与孕激素受体结合发挥保胎作用,代谢稳定,无雌激素、雄激素及肾上腺皮质激素作用,不会导致女胎男性化,且可以通过口服吸收。主动免疫联合地屈黄体酮治疗 RM,疗程 10~12 周,其妊娠成功率较单纯主动免疫显著提高。妊娠期使用地屈黄体酮未见不良反应报道。

人绒毛膜促性腺激素(human chorionic gonadotrophin,HCG)由胎盘的滋养层细胞分泌,在整个妊娠期持续表达,其分泌高峰出现在妊娠第 10 周。HCG 在妊娠早期具有重要作用,如促进胚胎着床、通过调节子宫内膜组织促进胎盘形成和促进母体对胎儿产生免疫耐受内源性等。HCG 分泌不足与妊娠早期 RM 密切相关,HCG β 亚单位基因多态性与 RM 的风险增加相关。目前,未发现补充外源性 HCG 致显著的胎儿发育异常。

二甲双胍在治疗和预防 PCOS 患者早期流产中可能起作用。二甲双胍是一种双胍类口服降糖药,能够降低胰岛素的浓度,而不影响正常的血糖水平。另外,可以加强子宫的血液供应,降低血浆内皮素的水平,提高黄体期血清 glycodelin(一种脂质载体蛋白,反映妊娠进展情况的生化标志之一)水平,降低雄激素和 LH 的水平,能减轻部分患者的体质量。以上的药理作用提示,研究结果表明二甲双胍不但提高了活产率,早期流产的发生率明显降低,而且服用二甲双胍是安全的,对胎儿发育(先天性疾病、畸形)无明显影响。尽管二甲双胍可透过胎盘屏障,但孕期服用二甲双胍,临床试验未见其致畸作用。

溴隐亭是多巴胺受体激动剂,可以抑制泌乳素的分泌,进而治疗高泌乳素血症,改善妊娠结局。妊娠前用溴隐亭治疗已得到公认,而在妊娠期间是否用药还有争议,有学者认为,从药物可致畸的观点,最好在妊娠后停用溴隐亭;但有学者观察妊娠期持续使用溴隐亭,追踪妊娠期用药患者,未发现不良影响。因此,妊娠后是否使用溴隐亭要权衡利弊。

4. 血栓前状态 抗凝治疗是目前公认的对血栓前状态患者最有效的治疗方法。抗凝药物包括普通肝素或相对低分子质量肝素和阿司匹林。

阿司匹林能抑制血小板聚集,降低前列腺素合成酶活性,有抗血栓形成和缓解血管痉挛的作用。研究报道,单用阿司匹林抗凝治疗并不能有效地改善妊娠结局,其妊娠成功率仍较低。

肝素具有抗血栓、抗凝血、抗炎、消肿、降血脂、抑制癌细胞增殖与转移等作用。低分子肝素和普通肝素一样属于抗凝血酶 III(AT III)依赖性凝血酶抑制剂,但有许多普通肝素所不具备的特点,其半衰期长,对血小板功能、脂质代谢影响少,抗 Xa/APTT 活性比肝素大,极少增加出血倾向。一般 5 000 IU 皮下注射,每天 2 次。用药时间从早孕期开始。一般是在血 β-HCG 诊断妊娠即开始用药。治疗过程监测,如果胎儿生长发育良好,与孕周相符,凝血-纤溶指标检测项目恢复正常,即可停药。但停药后必须每月复查凝血-纤溶指标,有异常时重新用药。有时治疗可维持整个孕期,一般在终止妊娠前 24h 停止使用。

相对低分子质量肝素(LMWH)作用类似于肝素,但其相对分子质量较小,不易被细胞外基质、血浆蛋白和细胞受体结合与灭活。低分子肝素适用于 D-二聚体水平$\geq 1.0\ \mu g/mL$的高凝状态者。早期应用相对低分子质量肝素可提高活产儿率、增加新生儿体质量,而无明显不良反应,孕期使用 LMWH 对母体是相对安全的,药物不良反应发生机会很小;但在发生药物过敏、严重的出血事件及肝素诱导的血小板减少症时仍要注意及时停药。对于骨质疏松,通常可以应用钙剂及 VitD 预防。在胎儿的安全性方面,目前尚未有发现 LMWH 引起胎儿畸形的报道;LMWH 不通过胎盘屏障,也不会增加胎儿出血事件的发生。因此,可以在妊娠期安全使用。另外,LMWH 不分泌于乳汁中,在哺乳期也同样可以安全使用。小剂量阿司匹林孕期用药,对胎儿也是相对安全的。阿司匹林是通过抑制血小板的环氧酶,减少前列腺素的生成而起作用。阿司匹林推荐剂量为 $50\sim75\ mg/d$,目前专家普遍认为单独应用阿司匹林临床效果不及单独应用低分子肝素或者两者合用疗效好。应用肝素和阿司匹林时要注意检测血小板计数、凝血功能及纤溶方面的指标。

5. 免疫学因素 免疫治疗包括主动性免疫治疗和被动性免疫治疗。主动性免疫治疗是指采用丈夫或无关个体的淋巴细胞为免疫原,免疫途径常以多点皮下注射为主,建议治疗从妊娠前开始,即妊娠前主动免疫,2 次为 1 个疗程,妊娠后再治疗 1 个疗程。每次皮下注射免疫淋巴细胞$(10\sim20)\times10^6$,间隔 3 周。第 1 疗程结束后鼓励患者在 3 个月内妊娠,若妊娠成功再治疗 1 个疗程。若未妊娠成功则重新进行 1 个疗程的免疫治疗。

胎儿与母体间存在着复杂而又特殊的免疫平衡关系，妊娠是否成功与母体免疫机制的作用机制有着重要的联系，有赖于妊娠妇女对妊娠半同种抗原所表现的一种免疫耐受，正常妊娠中，胎儿所带的父源性人类白细胞抗原，能刺激母体免疫系统，产生封闭因子。一旦白细胞抗原基因及其产物出现异常，致使母体不能识别父方抗原，就无法产生保护性反应，以致出现自然流产。封闭因子，也称封闭抗体，被认为是维持妊娠所必需的保护伞。封闭因子来自母体，可以与母体的细胞毒性淋巴细胞结合，封闭其细胞毒作用，阻止对胎儿的杀伤，并且可以与胚胎上的抗原结合，阻断母儿之间的免疫识别和免疫反应。此外，封闭因子还可以保护和刺激胎盘细胞的生长和分化。一旦缺乏封闭因子，免疫系统容易对胚胎产生免疫攻击，最终导致自然流产。实践表明，采用丈夫或第三方淋巴细胞对患者进行主动免疫治疗是一种较为安全有效的方法。主动免疫治疗可诱导刺激母体产生同种免疫反应，对母－胎界面调节有明显的促进作用，产生对再次受孕胚胎有免疫保护作用的抗体，成功诱导母体对胚胎免疫耐受，使胎儿避免母体免疫系统的攻击，使妊娠继续，其成功率可达 85%～90%，并且通过反复刺激患者的免疫系统，提高其免疫记忆有利于下次妊娠的成功。

其他治疗包括个体化免疫抑制剂和抗凝疗法。免疫抑制剂通常采用小剂量泼尼松，能够抑制巨噬细胞对抗原的吞噬作用，影响淋巴细胞的识别，阻止免疫细胞的增殖，加快致敏淋巴细胞的解体，干扰体液免疫，浆细胞生成抗体减少，降低免疫反应。长期大量应用时不良反应较为严重，可出现水钠潴留，机体抵抗力下降，引发感染或骨质疏松，严重者可造成胎儿畸形。泼尼松治疗 RSA 一般用量为 5～15 mg/d，从确定妊娠开始用药，用药疗程个体化，且多在孕前应用。

丙种球蛋白是一组具有抗体活性的蛋白质，作为非特异性免疫抑制剂被广泛用于包括免疫因素引起的 RM 等多种免疫相关性疾病的治疗。日本学者提出只有大剂量（75～100 g）周期性（每 2～4 周）使用丙种球蛋白才会获得良好的治疗效果，而国内主张每次静脉注射 25 g，连用 2～3 d，孕前预防性使用时可酌情减量。

6. 环境因素　孕妇应尽量避免长期暴露于电磁辐射、放射线、噪声的环境，如不可避免可采取防护措施，如穿防辐射服、带耳塞等，孕期应补充体内必须微量元素，减少重金属摄入以及有机毒物的接触。健康饮食，杜绝主动与被动吸烟，远离毒品。由于孕早期是胎儿身体分化及神经系统发育的关键时期，对外界的致畸因素比较敏感，开展围生期健康教育、减少或杜绝孕早期不良环境因素，是防止孕妇自然流产、达到优生、促进民族强大的有效措施。

为了避免因心理因素出现不良妊娠结局，及时掌握复发性流产患者再妊娠时的心理状态及相关因素，采取科学的、有针对性的综合心理干预至关重要。干预措施有：①一般心理护理。医护人员要善于倾听患者的主观感受，鼓励患者适当发泄不良情绪，关心、体贴患者，主动给患者提供心理支持，通过介绍成功案例帮助患者建立起战胜疾病的信心，必要时给予心理咨询和心理辅导并辅助药物治疗。②完善患者的社会支持系统。呼吁患者亲友给予患者物质、精神上的大力支持，为患者营造温馨美好的家庭氛围，提高患者的生活满意度；及时与患者家属沟通疾病的最新进展和有效的治疗手段，动员家庭和社会的力量帮助患者，以减轻患者的身心负担从而降低流产风险。

孕期感染常见。避免或减少妊娠感染的不良妊娠结局关键是早期诊断、早期治疗。给广大妇女及家庭带来福音,进而提高人口素质。在对自然流产妇女 TORCH 进行检测时,其受到感染的可靠指标是,血清中出现特异性的抗体 IgG 和(或)IgM,活动性感染的标志是 IgM 阳性;若检测 IgG 阳性,则表明曾经受到 TORCH 病原体感染,现已产生特异性抗体;若 TORCH 检测 IgM、IgG 双阳性则表明为复发性感染。因此,加强孕妇孕期 TORCH 各项 IgG、IgM 抗体检测,是达到优生优育的重要措施。同时孕妇及准备怀孕的女性应避免接触猫、狗等宠物,不进食未熟肉制品以避免弓形虫感染。

青霉素是妊娠梅毒首选药物,感染梅毒的孕妇若处于早期梅毒或早期潜伏梅毒可给予苄星青霉素 240 万 U 肌肉注射,每周 1 次,连续使用 1~2 周;对晚期梅毒或晚期潜伏梅毒给予苄星青霉素 240 万 U 肌肉注射,每周 1 次,连用 3 周。或根据我国 2000 年卫生部疾病控制司颁布的《最新部颁性病诊疗规范和性病防治推荐方案》中对妊娠梅毒治疗制定的统一方案:早期妊娠梅毒给予普鲁卡因青霉素 G 80 万 U/d 肌注,连续 10 d 为 1 疗程。妊娠初 3 个月内注射 1 疗程,妊娠末 3 个月再注射 1 疗程。晚期梅毒给予普鲁卡因青霉素 80 万 U 肌肉注射,1 次/天,共 20 d 为 1 个疗程。对青霉素过敏的患者应脱敏后治疗,脱敏处理一定要在有急救药物和措施的医院进行,但脱敏治疗仅对 I 型变态反应有效,对 4 型变态反应无效,且脱敏过程中可能出现一些严重的过敏反应,如孕妇喉头水肿。

抗生素细菌性阴道炎(bacterial vaginosis,BV)的治疗方法为:甲硝唑(500 mg,bid,po)联合克林霉素(300 mg,bid,po),7 d 一疗程,总有效率达 90%。人们关注妊娠早期服用甲硝唑及克林霉素对继续妊娠围产儿的影响。虽然在动物实验中,甲硝唑对啮齿类动物可以致畸,但是对于人类,长时间积累的大量临床资料中证实在早期妊娠时应用并未增加胎儿的致畸率。

7. 其他治疗 维生素体内营养失衡可导致胚胎发育异常,引起流产、畸形等不良妊娠结局的发生。近期有报道:孕期大剂量补充叶酸可降低流产风险。但是,一项研究显示:孕前或妊娠早期补充任何形式的维生素,均不能预防再次流产的发生。可见,高剂量补充维生素预防早产是不必要的。过量的维生素 A 可能会导致流产及胎儿中枢神经系统或心血管系统的风险增加。同样,维生素 A 和维生素 D 过量,可能对母体造成不良反应,比如消化道症状等。

辅助生殖治疗辅助生殖技术(ART)的发展极大地提高了妊娠率,但由于较高的流产率导致分娩率一直徘徊在 20%~30%。利用 ART(人工授精、体外受精-胚胎移植、卵胞质内单精子注射、胚胎植入前遗传学诊断、精液冷冻、胚胎冷冻等)可避免因传统产前诊断技术导致的异常胚胎治疗性流产,从而降低流产率。

目前,随着流产次数的增加,再次妊娠发生流产的概率也逐渐增加。如何提高复发性流产患者妊娠成功率已成为当前的研究热点。随着研究的不断深入,根据复发性流产的原因与治疗方法可以得知复发性流产的病因和发病机制仍有许多尚未明确,治疗复发性流产的水平也有待提高。因此,相关医疗部门应根据患者的不同病因,选择不同的治疗方法,治疗时要依据患者的病情变化不断调整治疗方案,以降低流产率。同时患者应注意自身的身体状况,积极配合治疗。家属应为患者创造一个积极治疗的氛围,调节患者心情,改善患者心理状态,让各方面因素都朝着有利的方向发展。

第四节　其他疾病

一、肥胖症

随着生活水平提高,超重及肥胖日益成为影响人类健康的问题。世界卫生组织(WHO)1999 年宣布肥胖是一种疾病,肥胖症(obesity)指体内脂肪堆积过多和(或)分布异常、体重增加,是遗传因素、环境因素等多种因素互相作用所引起的慢性代谢性疾病。超重和肥胖症在全球流行,已成为严峻的公共卫生危机之一。2010 年国际肥胖症研究协会报告显示,全球超重者近 10 亿,肥胖症患者 4.75 亿,每年至少有 260 万人死于肥胖及其相关疾病,我国肥胖症患病率也迅速上升,《2010 年国民体质监测公报》显示,我国成人超重率为 32.1%,肥胖率为 9.9%。肥胖可作为某些疾病的临床表现之一,称为继发性肥胖症,约占肥胖症的 1%。引起继发性肥胖的疾病很多,如 Cushing 综合征、下丘脑疾病、原发性甲减、GH 缺乏症、GH 抵抗综合征、糖原贮积症、假性甲旁减、多囊卵巢综合征等。

近年来,不孕已成为影响人类健康与发展的一个全球性医学和社会学问题,是影响人们家庭幸福、和谐的重要因素,世界卫生组织已将不孕症与心血管疾病、肿瘤共同列为当前影响人类健康的三大主要疾病。越来越多的证据表明,超重及肥胖除了可增加糖尿病和心血管疾病的发病率,还可导致月经紊乱,尤其是无排卵性月经紊乱,亦可导致胰岛素抵抗,引起高雄激素血症。有研究报道超重及肥胖增加无排卵性不孕症发生率,流产率、妊娠期糖尿病及妊娠期高血压发生率显著增加。严重损害妇女的生育能力。

(一)肥胖的定义

超重及肥胖虽是全球性多发病,但尚没有一个世界统一规范的诊断标准。目前常用以下几项指标来判断:①体重指数(body mass index,BMI)。测量身体肥胖程度,BMI(kg/m²)=体重(kg)/[身长(m)]²。BMI 是诊断肥胖症最重要的指标,NIH 和 WHO 推荐的标准见表 1。②理想体重(ideal body weight,IBW)。测量身体肥胖程度,但主要用于计算饮食中热量和各种营养素供应量。IBW(kg)=身高(cm)-105 或 IBW(kg)=[身高(cm)-100]×0.9(男性)或 0.85(女性)。③腰围或腰/臀比(waist/hip ratio,WHR)。反映脂肪分布。受试者站立位,双足分开 25~30 cm,使体重均匀分配。腰围测量髂前上棘和第 12 肋下缘连线的中点水平,臀围测量环绕臀部的骨盆最突出点的周径。目前认为测定腰围更为简单可靠,是诊断腹部脂肪积聚最重要的临床指标。④CT 或 MRI。计算皮下脂肪厚度或内脏脂肪量,是评估体内脂肪分布最准确的方法,但不作为常规检查。⑤其他:身体密度测量法、生物电阻抗测定法、双能 X 线(DEXA)吸收法测定体脂总量等。

目前应用的临界值低估了亚洲人群和南亚人群中的风险,WHO 和 NIH 指出:在亚洲和南亚人群中,体重指数 23 至 24.9 kg/m² 为超重和体重指数大于 25 kg/m² 为肥胖。中国肥胖问题工作组建议的超重和肥胖诊断分割点是:BMI(kg/m²)<18.5 为体重过低,18.5~23.9 为正常,24.0~27.9 为超重,大于 26 为轻度肥胖,大于 28 为中度肥胖,大于 30 为重度

肥胖。

(二)环境因素与肥胖

1. 戒烟　当人们戒烟时常出现体重增加,可能与尼古丁戒断介导相关。通过比较同卵双生子评估吸烟和戒烟对体重的影响,以排除遗传因素和某些环境因素的影响,发现轻度、中度(每日 20～29 支烟)和重度吸烟者比非吸烟者平均轻 3.2 kg、2.4 kg 和 4.0 kg;既往吸烟者的肥胖发生率比其当前仍在吸烟的同胞明显增高(27% vs 20%)。

2. 社交网络　Framingham 研究报道,若一个人有朋友、兄弟姊妹或配偶发生肥胖,则其发生肥胖的可能性分别增加 57%、40% 或 37%。这种影响似乎并非由于社会阶级、吸烟行为或与其相似的他人产生关联的倾向性所致。

3. 饮食因素　过量饮食和节制饮食、饮食频率、饮食习惯、快餐、夜食综合征、暴食症等均与肥胖相关。在一项包括 3 个队列(120 877 例男性和女性)的前瞻性研究中,薯片、土豆、含糖饮料、未加工的红肉以及加工肉类的摄入增加与体重增加直接相关。相反,蔬菜、全谷物、水果、坚果和酸奶的摄入与体重增加呈负相关。饮食习惯和肥胖的遗传易感性之间也可能存在相互作用,在对 2 项大型前瞻性队列研究中,对肥胖相关的 32 个 BMI 基因位点进行评估,发现遗传易感性评分与含糖饮料摄入之间存在相互作用。频繁地食用快餐也可能与体重增加和 II 型糖尿病风险相关。

4. 药物诱导的体重增加　许多药物可引起体重增加,包括精神活性药物(硫利达嗪、氯氮平、奥氮平和利培酮)、抗抑郁药物(阿米替林、氯米帕明、多塞平和丙米嗪)、抗癫痫药(丙戊酸盐、加巴喷丁和卡马西平)、抗高血糖药(胰岛素、磺酰脲类和噻唑烷二酮类)和激素(糖皮质激素)等。

5. 神经内分泌性肥胖　下丘脑性肥胖是一种罕见综合征,在动物中通过对下丘脑腹内侧或室旁区域或者杏仁核的损伤通常可产生该综合征;库欣综合征、甲状腺功能减退症及多囊卵巢综合征等均与肥胖相关。

6. 心理因素　一种与体重增加相关的疾病是季节性情感障碍,冬季时易发生抑郁且体重增加。

7. 感染因子　许多感染性因子(尤其是腺病毒感染)已在动物模型中被证实与肥胖相关。在一项包括肥胖和非肥胖受试者的人类研究中,腺病毒-36 与 BMI 升高、血清胆固醇和甘油三酯浓度降低相关。

8. 其他　还包括社会经济和种族因素,遗传因素也与肥胖有关。

脂肪组织是一个活跃的内分泌器官。在肥胖妇女,瘦素增加,脂联素减少,导致增加胰岛素抵抗;另外,雄激素水平也可能增加,这些变化与无排卵有关。

(三)肥胖与健康

肥胖症可见于任何年龄,女性较多见。常有肥胖家族史。临床上肥胖症常伴随有血脂异常、脂肪肝、高血压、冠心病、糖耐量异常或糖尿病等,还可伴随或并发睡眠中阻塞性呼吸暂停、胆囊疾病、高尿素血症和痛风、骨关节病、静脉血栓、生育功能受损以及某些癌肿(女性乳腺癌、子宫内膜癌等)等,且麻醉或手术并发症增多。肥胖可能参与上述疾病的发病,至少是其诱因和危险因素。肥胖症及其一系列慢性伴随病、并发症严重影响患者健康、正常生活及工作能力和寿命。

肥胖症患者的后代成年后发生肥胖的概率增加，有研究指出肥胖父母所生子女中，单纯性肥胖者比父母双方体重正常者所生子女高 5～8 倍。肥胖症患者的后代成年后发生心血管及代谢疾病风险亦增加。

(四)肥胖与生殖

超过一半的育龄女性和男性超重或肥胖。肥胖在许多健康问题中发挥作用，其中包括生殖系统。与正常体重的女性相比，肥胖女性自然妊娠或 ART 助孕的临床妊娠或活产均降低；肥胖还会使流产和不良妊娠结局的风险增加；其机制尚不十分清楚。与肥胖相关的生殖异常有可能是对下丘脑-垂体-卵巢轴(hypothalamic-pituitary-ovarian，HPO)、卵子质量及子宫内膜影响的累加结果。

肥胖女性月经失调的发生率是正常女性的 2 倍，部分原因可能是肥胖对 HPO 轴的影响所致。脂肪组织参加性类固醇的代谢，即使没有多囊性卵巢综合征(PCOS，常见的特征：雄激素过多症、无排卵、胰岛素抵抗)，中心性肥胖也会损害生殖。与肥胖相关胰岛素抵抗和高胰岛素血症往往减少肝甾类激素结合球蛋白的生产，导致高雄激素血症。在脂肪组织中，降低甾类激素结合球蛋白和外围芳香化的雄激素增加导致循环中游离的雌激素更高水平，增加了下丘脑-垂体-轴负反馈。合成增加促性腺激素释放激素和促黄体激素(LH)脉冲的频率，和减少毛囊刺激分泌的激素(FSH)指出随着阻碍卵巢卵泡募集和排卵。

(五)肥胖与不孕

肥胖可能对女性一生的任何时期产生影响，包括胎儿期、儿童期、青春期和育龄期。对于育龄期女性而言，越来越多的证据表明，肥胖会严重影响女性的生育能力。与正常体质量指数女性相比，超重和肥胖的女性不孕的发病率高了 2 倍。肥胖可能导致排卵障碍、月经失调、高雄激素血症和胰岛素抵抗等一系列内分泌异常和代谢紊乱，并改变瘦素、LH(黄体生成素)和脂肪组织分泌的一些细胞因子的分泌水平，进而改变卵子和胚胎质量、子宫内膜容受性以及胚胎种植。

胰岛素抵抗和高胰岛素血症是排卵障碍的主要原因之一。众所周知，胰岛素对肝脏性激素结合球蛋白(SHBG)的特定合成存在消极的影响；高胰岛素血症可以刺激卵巢的卵泡膜细胞中类固醇的生物合成，抑制正常排卵通路，导致卵泡闭锁，最终发生无排卵或偶发排卵。

瘦素抑制下丘脑神经肽 Y(NPY)分泌，促使 GnRH 合成；但超重和肥胖患者的血清瘦素水平明显升高，出现瘦素抵抗症状，瘦素能直接调节垂体组织释放 LH 和 FSH，还能通过抑制胰岛素样生长因子对卵巢颗粒细胞的作用，从而抑制颗粒细胞分化和卵细胞成熟，阻断优势卵泡的选择及卵泡发育。

另有研究表明，营养性肥胖促进小鼠排卵后的卵母细胞老化，卵母细胞受精及卵裂能力下降，其胚胎发育潜能明显降低，而对刚排卵的卵母细胞的胚胎发育潜能影响较小。这提示可能在体内，卵母细胞排出后，如未在排卵后 4 h 内受精，其胚胎质量较低，可能是营养性肥胖会影响女性生殖功能的主要原因。

充足的子宫内膜血供是受精卵植入的必备条件,子宫内膜微血管的血供,对子宫内膜厚度、血供及受精卵的植入有重大意义。Zeng 等使用多普勒超声观察子宫内膜厚度、子宫内膜螺旋动脉阻力指数(RI)、子宫内膜螺旋动脉搏动指数(PI)、脐动脉收缩末期峰值与舒张末期峰值的比值(S/D),通过检测 165 例患者的子宫内膜血流发现,肥胖者 PI 高于体质量正常者,提示肥胖患者子宫螺旋动脉血供少于对照组。且有研究提示,即使注射 hCG 当天肥胖妇女子宫内膜平均厚度显著增加,其临床妊娠率仍较体质量正常组及体质量不足组低,提示肥胖女性子宫内膜容受性降低。

肥胖已被视为育龄期女性不孕的原因之一。

(六)肥胖与妊娠

不论是自发受孕还是应用辅助生育技术后受孕,肥胖患者早期流产和复发性流产的危险性都可能增高。研究表明母体肥胖是流产的独立危险因素。

胰岛素抵抗(IR)是指各种原因使胰岛素促进葡萄糖摄取和利用的效率下降,机体代偿性地分泌过多胰岛素产生高胰岛素血症,以维持血糖的稳定。肥胖妊娠妇女存在 IR。已有研究发现 IR 和高胰岛素血症是流产的高危因素。IR 被认为贯穿于早期流产的各个环节。首先,IR 与肥胖高度相关,肥胖诱发 IR,同时 IR 又进一步促进肥胖的发展,两者相辅相成。针对多囊卵巢综合征(PCOS)患者的研究发现,合并高胰岛素血症的肥胖型 PCOS 是引起流产的主要原因之一,发生早产和妊娠期糖尿病的概率也明显增加。

超重和肥胖患者机体营养和代谢过剩,其脂肪细胞能够分泌包括肿瘤坏死因子 α(TNF-α)和白细胞介素(IL)在内的一系列炎症因子,使巨噬细胞向脂肪组织迁移、浸润,然后产生更多炎症因子,阻断胰岛素作用的信号传导通路,造成胰岛素抵抗和糖代谢紊乱,从而导致流产的发生。

超重和肥胖患者瘦素水平亦异常,目前大多数研究认为胎儿－胎盘单位发育异常造成自然流产,瘦素在其中发挥部分调控平衡作用。瘦素可促使滋养细胞合成和分泌 HCG 及基质蛋白酶;还可以促进胎盘血管丛生成从而影响胎儿发育。

对于超重和肥胖患者,不只在妊娠早期有发生死胎的风险,在妊娠晚期出现胎儿死亡的风险性也随着其孕前体重的增加而增加。与正常体质量者相比,超重和肥胖会增加胎儿死亡率、新生儿先天缺陷及胎儿和新生儿肥胖发生率。Kristensen 等的研究发现,由于母亲肥胖引起的死胎、死产和(或)新生儿死亡的风险超过正常体质量者的 2 倍。肥胖女性对胎儿的生长发育也存在不良影响,会导致单一或多重胎儿畸形的危险性增高。肥胖女性与正常体重的女性相比,前者的后代发生神经管疾病(NTD)的风险几乎是后者的两倍,而且,随着母亲体重增加而增加的 NTD 的高发风险并不能通过补充叶酸而得到改善。

此外,超重及肥胖增加女性妊娠期并发症及分娩期并发症,与妊娠期高血压、糖尿病、感染、血栓栓塞、产时并发症(例如难产、胎儿窘迫、剖宫产或器械分娩比例增加)等疾病密切相关。

(七)肥胖与 ART

迄今为止,国内外现有的研究对肥胖是否影响体外受精-胚胎移植结局尚存在争议。有些研究认为肥胖不影响体外受精-胚胎移植术中卵巢刺激及妊娠结局,其他研究则证实女性超重及肥胖对体外受精－胚胎移植的治疗过程和妊娠结局存在消极影响。

近年来研究认为与正常体重的女性相比,肥胖女性需要更多的促排卵药及更长的用药时间才能达到相同的促排卵效果。Spandorfer等研究发现肥胖女性在接受体外受精-胚胎移植治疗时取消治疗或出现卵巢低反应的概率增加。肥胖患者无论是肌内注射还是皮下注射FSH的吸收率均低于正常体质量者。可能与肥胖人群体表面积大、脂肪组织多、药物的吸收率下降、卵细胞内含有较高浓度的瘦素抵抗促性腺激素有关。但是大剂量的促性腺激素(Gn)会造成短时间内体内激素明显变化,这种变化易引起卵母细胞减数分裂时的染色体分离错误,从而使胚胎染色体异常;大剂量Gn还可以通过影响患者子宫内膜容受性,影响胚胎着床,也可能是导致体外受精-胚胎移植早期流产的原因。

研究结果显示超重和肥胖患者注射HCG日血清E2水平较正常体质量患者低,可能与瘦素抵抗有关,瘦素不仅能降低颗粒细胞对FSH的敏感性,还能减少睾酮转化为雌二醇;瘦素可以通过抑制CYP17或芳香化合成酶的合成,直接抑制雌二醇及黄体酮的产生。

超重和肥胖患者相比正常体质量患者获卵率及成熟卵数下降,受精率亦降低,进一步说明高体质量对卵子质量和受精的影响。超重和肥胖人群的内分泌紊乱,阻碍了颗粒细胞的分化,卵子内雌激素不足,降低了卵子的成熟率,卵子质量下降,使得空卵泡率上升,受精率下降。Machtinger等提示肥胖人群的卵母细胞出现了纺锤体数目和结构异常。卵母细胞的发育依赖于正常的纺锤体和染色体构型,且纺锤体的完整性对卵母细胞发育极其关键。肥胖人群中的纺锤体异常可能是影响卵母细胞发育潜能的原因之一。线粒体是卵泡发育过程中的重要供能来源。有学者发现线粒体功能异常在肥胖所致的生殖功能障碍中具重要作用。对高脂肪饮食(high fat diet,HFD)诱导的肥胖小鼠的研究发现,虽然来自两组小鼠的卵母细胞受精率相似,然而肥胖小鼠早期胚胎发育的各个阶段(4～8细胞阶段、桑葚胚、早期囊胚阶段以及孵化囊胚阶段)均出现发育迟缓。此外,来自HFD小鼠囊胚的内细胞团(inner cell mass,ICM)/滋养外胚层比例降低,而内细胞团降低在其他动物中已被发现与胚胎发育迟缓和子代异常有关。

超重和肥胖对卵子及胚胎的负面影响,继而导致ART低着床率、低妊娠率、高流产率,母体和胎儿妊娠并发症增加,活产率降低。对赠卵所做的研究表明,肥胖患者出现子宫内膜异常以及子宫内膜容受性下降的概率增加,从而对ART结局亦产生不良影响。

(八)男性肥胖与不育

男性超重和肥胖对生殖功能存在负面影响,且是多方面的,可能与生殖激素改变、性功能障碍、局部热、精子浓度和计数降低等有关。

肥胖男性促性腺激素水平低,会影响睾丸间质细胞和支持细胞的功能,继而阻碍性激素的释放和干扰精子的发生。多数研究发现,肥胖男性抑制素B(inhibin B)降低,总睾酮及游离睾酮含量也相对正常人偏低,性激素结合球蛋白(sex hormonebinding globulin,SHBG)水平降低。也有研究提示,未发现BMI与总睾酮水平和FSH有关。肥胖男性循环中雌激素水平增加,可能是继发于雄激素在外周过多的脂肪组织被迅速芳香化。多余的雌激素会影响精子的正常生成、附睾和精囊的功能等。且多余的雌激素负反馈作用于下丘脑,低促性腺激素性腺功能减退状态导致勃起功能障碍。研究发现 BMI 越高,性欲越差且性交难度增加。

并不是所有肥胖男性都有不育症,但是不育的肥胖男性多有精液质量降低、勃起功能障碍和其他生理问题,包括睡眠呼吸暂停和阴囊温度增高。肥胖男性的阴囊与周围组织的贴近程度比正常体重的男性更紧密,增加阴囊温度,影响精液参数。虽然男性肥胖影响精子质量和活力存在争议,但大多数文献表明肥胖男性有较低的精子计数和浓度。也有研究发现肥胖并不会减少精子数量,也不会降低精子质量,精子形态学也未发生显著改变。此外,与对照组相比肥胖者的 BMI、腰围和体内脂肪含量与前列腺癌分型中 Gleason7 和 Gleason8～10 型发病率正相关。体内游离脂肪含量越大,Gleason7 和 Gleason8～10 型的发病率越高。

(九)肥胖的治疗

结合患者实际情况制定合理减肥目标极为重要,治疗的两个主要环节是减少热量摄取及增加热量消耗。强调以行为、饮食、运动为主的综合治疗,必要时辅以药物或手术治疗。继发性肥胖症应针对病因进行治疗。各种并发症及伴随病应给予相应处理。一般认为,肥胖患者体重减轻 5%～10% 就能明显改善各种与肥胖相关的心血管病危险因素以及并发症。

采取健康的生活方式,改变饮食和运动习惯,自觉地长期坚持,是治疗肥胖症最重要的步骤。饮食的合理构成极为重要,须采用混合的平衡饮食,糖类、蛋白质和脂肪提供的能量分别占总热量的 60%～65%、15%～20% 和 25% 左右,含有适量优质蛋白质、复杂糖类(例如谷类)、足够新鲜蔬菜(400～500 g/d)和水果(100～200 g/d)、适量维生素和微量营养素。二甲双胍通过增加胰岛素受体结合点和低亲和性结合点的数量而改善 IR 者对胰岛素的敏感性。Nawaz 等研究 197 例 PCOS 复发性流产患者,结果显示妊娠期间持续使用二甲双胍可降低复发性流产率,病例组与对照组差异有统计学意义(8.8% vs. 29.4%,$P<0.001$)。De Leo 等也有类似研究结果,认为妊娠期持续使用二甲双胍可显著降低流产率,无明显不良反应。然而,Palomba 等研究表明妊娠之前持续使用二甲双胍对于降低流产率无明显作用。外科治疗可选择使用吸脂术、切脂术和各种减少食物吸收的手术,如空肠回肠分流术、胃气囊术、小胃手术或垂直结扎胃成形术等。胃搭桥术(roux-en-Y gastric bypass)或胃成形术(gastroplasty)的抗肥胖效果肯定,但术后可发生吻合口瘘和营养不良。

肥胖不仅影响生殖,而且对妊娠、分娩过程及后代,乃至后代成年后的健康状况有着极大的不良影响。所以,应该提倡肥胖患者减重,对肥胖人群提供卫生保健及体重控制等方面的咨询。尤其对于即将接受 ART 的患者而言,体质量控制对其治疗及结局具有非常重要的意义,超重和肥胖不仅使促排卵时间延长,增加患者身体和经济负担,临床妊娠后流产和胎儿畸形风险亦增大。Chavarro 等研究发现,肥胖妇女控制体质量后能够增加其在 IVF 周期中获得的成熟卵母细胞的比例,这提示肥胖对卵母细胞成熟,乃至 IVF 最终结局的不良影响是可逆的。

二、甲状腺功能障碍

女性患有不孕症的病因有很多,其中甲状腺激素(TH)与人类的生殖健康关系密切。甲状腺激素参与性腺发育成熟、组织分化、生长发育、精子生成、月经的调控、卵巢功能维持等一系列生理活动。甲状腺功能异常可以改变女性的内分泌环境和免疫状态,造成其生育能力的降低。并且,在整个妊娠过程中,女性的甲状腺发生一系列生理适应性变化,包括甲状腺增大,心输出量增加,周围血管扩张,甲状腺激素水平和甲状腺自身免疫的改变。妊娠期合并甲状腺疾病对母体和胎儿都会造成危害。甲状腺疾病主要有临床或亚临床甲状腺功能亢进症(简称甲亢)、临床或亚临床甲状腺功能减退症(简称甲减)和自身免疫性甲状腺疾病(autoimmune thyroid disease,ATD)等。

(一)环境因素对甲状腺的影响

环境因素与甲状腺疾病密切相关。一些影响碘的吸收、代谢的物质,药物,外界辐射,感染,吸烟及应激压力都可能对甲状腺造成影响。高氯酸盐可以干扰甲状腺素的合成与分泌,从而影响人体正常的新陈代谢,阻碍人体的生长与发育,对生长发育期的儿童影响尤为严重。美国国家科学院推断,抑制碘的摄入是高氯酸盐最早期的影响,也是评估其风险的基础。他们表示相比于对碘摄入的影响,甲状腺功能减退是高氯酸盐的首要影响。外界辐射能够增加甲状腺功能减退、甲状腺自身免疫性疾病、甲状腺结节及甲状腺癌的发生风险。诸多研究已证实丙型肝炎病毒感染与甲状腺自身免疫疾病的发生密切相关。

(二)甲状腺功能亢进症(hyperthyroidism)

甲状腺功能亢进症指各种原因导致甲状腺激素(TH)分泌增多,引起神经、循环、消化等系统兴奋性增高和代谢亢进为主要表现的一种临床综合征。甲亢的病因很多,临床上以弥漫性毒性甲状腺肿(diffusetoxicgoiter,Gravesdisease,GD)最常见。GD属于TH分泌增多的自身免疫性甲状腺病。一般GD多见于20~40岁的成年女性,起病多较缓慢,少数可在应激、创伤或感染急性起病。可有高代谢症候群和内分泌表现(疲乏无力、不耐热、多汗、皮肤温暖潮湿、低热等),或有甲状腺肿、突眼等表现。

研究显示5.8%的甲状腺功能亢进女性有原发或继发不孕。甲亢女性由于垂体分泌TSH减少,血清中游离T3或T4水平上升因此可引起月经紊乱、排卵障碍,从而引起不孕症。甲亢与不孕症的关系与甲亢病情密切相关,对于轻度甲亢女性,其血清中FSH水平与常人差异并不显著,因此月经紊乱现象并不明显,但随着病情的发展,卵巢内分泌功能将受到影响,从而导致雌性激素分泌过多,增加子宫内膜对激素的反应性,使得子宫内膜增厚,从而导致月经失调,影响女性受孕。目前普遍认为重度甲状腺功能亢进可导致不孕症,但对于中、轻度甲状腺功能亢进是否会引起不孕症还需要进一步探究。

正常妊娠有高代谢症候群表现,如心动过速,甲状腺增大,基础代谢率增加,使血清T3和T4增高,凡此均易与甲亢混淆。如患者体重不随妊娠月份而相应增加,或四肢近端肌肉消瘦,或休息时心率在100次/分钟以上应疑及甲亢。如血FT4升高,TSH<0.1 mU/L可诊断为甲亢。当妊娠合并甲亢时,对母体和胎儿均有着不良影响,易发生多种并发症,如流产、早产、子痫前期、胎盘早剥等。长期代谢率增高,还会致使胎儿生长受限、呼吸窘迫、新生儿畸形、死胎发生概率增加。

(三)甲状腺功能减退症(hypothyroidism)

甲减是由多种原因引起的TH合成、分泌或生物效应不足所致的临床综合征。病因复杂,以原发性者多见,尤以慢性淋巴细胞性甲状腺炎最常见。育龄期女性甲减的患病率约为 2%~4%,伴有代谢率低下,性欲减退,不排卵,黄体功能不足,子宫内膜增生,月经过多,有时可出现严重功能性子宫出血。而对于有排卵者则容易由于甲状腺分泌不足而导致受孕率下降或流产率增加。常伴高泌乳素血症和溢乳。研究发现,不孕症组女性甲减发生率(7.90%)显著高于正常对照组(0.00%)。

妊娠期严重甲减可引起流产、子痫前期、贫血、心衰、胎儿生长受限、胎盘早剥、围产期病死率增加。大约在妊娠第 20 周,胎儿甲状腺功能才能完全建立,继而合成和分泌足量的甲状腺激素,所以在此之前母体甲状腺激素即使是轻微或短暂的减少,也可不同程度地影响胎儿的脑发育,造成大脑皮质分化和发育不良,表现为神经、精神发育障碍,智力低下等。

(四)亚临床甲状腺功能减退症(subclinical hypothyroidism,SCH)

亚临床甲状腺功能减退症(SCH)以血清游离 T4 水平正常、TSH 超过正常范围上限为特征。SCH 是否能够导致不孕的证据尚不充足,有研究显示 SCH 在不孕人群中的发病率为 0.7%~43%。与不良妊娠结局有关,有报道显示,在一部分甲减的女性,垂体对 GnRH 的反应迟钝或 LH 峰延迟。血清 PRL 浓度可能会增加,溢乳也可能发生,但这些变化通常在左甲状腺素(L-T4)治疗后消失。动物模型研究提示,甲减能引起妊娠大鼠前列腺素失衡,加速黄体退化,导致循环中孕激素水平下降及流产的发生。

妊娠妇女 SCH 发病率为 2%~5%。SCH 会引发胎盘早剥、早产、低出生体重、胎儿呼吸窘迫,也可能引起子代神经、心理、智力发育异常。van den Boogaard 等的一项 Meta 分析显示:SCH 孕妇的先兆子痫和围产儿死亡风险增高。2015 年美国生殖学会关于不孕女性亚临床甲减指南指出:女性妊娠期间的 SCH(TSH>mIU/L)与流产率增加相关,同时增加不良产科结局风险,但尚无足够证据证明孕前 TSH 介于 2.5~4 mIU/L 时,是否增加产科并发症的风险。2011 年美国甲状腺协会指南推荐 TSH 参考范围,妊娠初期:0.1~2.5 mU/L;妊娠中期:0.2~3.0 mU/L;妊娠末期:0.3~3.0 mU/L。

(五)自身免疫性甲状腺疾病(autoimmune thyroid disease,ATD)

随着对 ATD 的认识和诊疗水平的提高,其对女性生殖系统所造成的影响也越来越受到关注。ATD 在育龄期女性的发病率约为 4%,而不孕女性中甲状腺功能正常的 ATD 发生率高达 10.5%。高金瑜等研究比较甲状腺自身抗体阳性组和阴性组中 ANA 和 ACA 的阳性率,两组类似,故认为甲状腺自身抗体是影响妊娠结局的独立危险因素。ATD 是一组由 T 淋巴细胞介导的器官特异性自身免疫性疾病。临床特征为机体存在抗甲状腺抗体(anti-thyroid antibodies,ATA):抗甲状腺过氧化物酶抗体(thyroid peroxidase antibody,TPO-Ab)、抗甲状腺球蛋白抗体(thyroglobulin antibody,TG-Ab)、抗 TSH 受体抗体(thyroid-stimulating hormone receptor antibody,TR-Ab)等。有研究结果显示 ATA 阳性的不孕女性子宫内膜异位症和 PCOS 的发病率较高。反之,患有子宫内膜异位症或 PCOS 的患者常常伴有甲状腺自身免疫(thyroid autoimmunity,TAI)。

过氧化物酶(TPO)是参与甲状腺素合成的主要限速酶,也是甲状腺微粒体的主要抗原成分。TPO-Ab 又名抗甲状腺微粒体抗体,由甲状腺滤泡细胞合成,是介导 ATD 细胞毒性作用的主要抗体,可通过补体依赖的细胞毒性作用造成甲状腺细胞的直接损伤。TPO-Ab 阳性预示着潜在的甲状腺功能损伤,是诊断桥本甲状腺炎的金标准,也是反映自身免疫性甲状腺疾病的特异指标。中华医学会内分泌学分会完成的《中国十大城市甲状腺疾病和碘营养状况调查》显示，育龄妇女的 TPO-Ab 阳性率为 12.9％，阳性者病理性妊娠发病率为 8.6％。多数学者认为不孕妇女 TPO-Ab 阳性率远高于健康妇女。Poppe 等研究显示 TPO-Ab 阳性在不孕女性中患病率高，尤其在患有子宫内膜异位症的不孕女性与对照组相比显著性升高（$P < 0.05$）。Krassas 等发现多囊卵巢综合征不孕者 TPO-Ab 和 TG-Ab 阳性率远高于正常生育者。Poppe 等发现接受人类辅助生殖技术（ART）妇女 TPO-Ab 阳性率达 18％，对照的同龄经产妇阳性率为 8％，差异有统计学意义。TPO-Ab 阳性对临床妊娠率无显著影响，但可显著增加早期流产的风险。TPO-Ab 阳性与自然生育孩子数及妊娠次数呈负性相关。TPO-Ab 亦与早产有关，Ghafoor 等发现 TPO-Ab 阳性的孕妇有 26.8％ 早产，大于 TPO-Ab 阴性的孕妇（8％），差异有统计学意义。Negro 等前瞻性研究意大利 984 例甲状腺功能正常孕妇的早期妊娠 TPO-Ab 和早产的关系，其中 115 例孕妇 TPO-Ab 阳性，抗体阳性组的早产率明显高于抗体阴性组。且孕期母亲 TPO-Ab 阳性是与后代认知评分降低相关的最重要的因素。

甲状腺球蛋白（TG）由甲状腺滤泡上皮分泌。TG-Ab 与甲状腺球蛋白结合后，激活 NK 细胞而攻击靶细胞，导致甲状腺细胞破坏。任秀莲等认为 TG-Ab 阳性会导致甲状腺功能减退的发生，甲状腺分泌不足的信息反馈地传入下丘脑，使下丘脑产生大量的促甲状腺激素释放因子，这种因子在刺激垂体分泌促甲状腺激素的同时，也能刺激垂体泌乳素的过量分泌，导致高泌乳素血症的发生，促性腺激素释放激素减少，使卵泡的发育及排卵受到影响，黄体生成激素排卵峰值延迟，使黄体功能不足，引发不孕与流产。Stagnaro-Green 等研究结果发现 TG-Ab 阳性组早产（孕周 < 32 周）的危险性增加了 2.5 倍。

TR-Ab 是一种 TSH 受体抗体，主要包括甲状腺刺激性抗体（TS-Ab）和甲状腺刺激阻滞性抗体（TSB-Ab）。TS-Ab、TSB-Ab 能通过胎盘与 TSH 受体结合，分别导致胎儿发生甲状腺功能亢进和减退，由于妊娠早期胎儿的 TSH 受体未表达，故此时母体循环中的 TR-Ab 对胎儿的甲状腺功能影响不大。但是在妊娠中后期常可导致流产、死胎、早产、先天性畸形及婴儿甲状腺功能异常等，甚至引发下一代神经-心理-智力的改变。

ATD 女性的基础 FSH 水平和窦卵泡数与健康对照组相似，推测 ATD 可能并不影响卵巢的储备功能。Kilic 等的研究并未观察到甲状腺抗体对卵子和胚胎质量的影响。

虽然诸多研究证实甲状腺自身抗体阳性与不良妊娠结局之间存在关联，但其发病机制仍不明确。目前认为影响女性生殖能力的可能机制有以下 4 种：①有研究者认为甲状腺抗体升高是免疫状态异常的标志，与流产或早产等不良妊娠结局并不直接相关，而异常的免疫状态干扰胚胎着床。②甲状腺是隐蔽抗原，妊娠期间甲状腺处于高刺激状态。甲状腺抗体阳性的人群可能已存在甲状腺损害，仅处于亚临床阶段，其导致流产和早产的危险性明显增加。③动物实验表明，甲状腺抗体能直接与胎盘抗原结合，影响滋养层细胞增殖、分化。妊娠期胎儿细胞经胎盘转移到母体甲状腺呈微嵌合状态，可能导致甲状腺抗体对胎盘反应性增高，出现胎盘功能降低。④甲状腺抗体通过交叉免疫反应抑制 HCG 对卵巢黄体上受体的作用，导致黄体功能不全，并使黄体生成类固醇激素减少，进而黄体酮和雌激素产生减少，引起流产。另有学者发现：卵泡液中的抗甲状腺抗体对行 IVF 但甲状腺功能正常的妇女具有潜在作用；与甲状腺抗体阴性对照组相比，甲状腺抗体阳性的妇女，其卵细胞受精率、优质胚胎率和妊娠率均较低，早期流产率较高。由此提出假说，抗甲状腺抗体的存在可能会对生长

环境因素与不孕不育

中卵泡产生细胞毒作用,损害成熟卵泡,降低其质量和发展潜能。

(六)治疗

甲亢的治疗首选抗甲状腺药物,主要使用丙硫氧嘧啶(PTU)和甲巯咪唑(MMI),少数患者需要选择手术治疗,通常认为放射性碘治疗对性腺没有显著不利影响,但还是建议治疗后 6 个月以上才允许妊娠。Vissenberg 等 Meta 分析表明,PTU 和 MMI 治疗能显著降低甲亢女性早产、子痫和低出生体质量的风险。但 MMI 和 PTU 对母亲和胎儿都有风险,前者易诱发胎儿畸形,后者易导致肝脏损害。因为 PTU 比 MMI 更易与血浆蛋白结合,胎盘透过率仅是 MMI 的 1/4,所以,甲亢患者孕前与妊娠早期优先选择 PTU。2012 年的《内分泌协会临床实践指南》推荐妊娠早期的抗甲状腺药物首选 PTU,而且建议药物治疗应该维持女性游离 T4 的水平在未孕女性参考范围的上限或总 T4 在正常范围上限的 1.5 倍水平。若促甲状腺激素受体抗体高滴度,且计划在 2 年内妊娠者,建议外科就诊行甲状腺切除术。

甲减的不孕女性应该接受充足的左甲状腺素(L-T4)治疗,控制 TSH 水平<2.5 mIU/mL。甲状腺素治疗可以恢复 PRL 水平以及垂体对促性腺激素释放激素的反应,减少月经紊乱的发生率,提高自然受孕的概率。Vissenberg 等研究表明,L-T4 治疗还能有效降低流产和早产风险,从而改善妊娠结局。妊娠合并甲减需要早期口服左甲状腺素(L-T4)替代治疗。根据美国甲状腺协会的规定,妊娠前 3 个月的 TSH 正常上限设定在 2.5 mU/L,这个值可以作为补充 L-T4 纠正甲减的目标值。血清 FT4 保持在非妊娠成人正常范围的上 1/3 水平;血清 TT4 维持在非妊娠成人正常值的 1.5 倍水平。

SCH 女性是否要给予 L-T4 治疗,尚存争议。Kim 等研究表明,L-T4 治疗可以改善SCH 女性 IVF 的胚胎质量,提高着床率,降低流产率,进而提高活婴分娩率。一项 Meta 分析也表明,L-T4 治疗虽不能提高 SCH 患者 IVF 的临床妊娠率,但能降低流产率,提高活产分娩率。另一方面,也有学者认为,关于 SCH 推荐治疗的证据还不充分。2012 年《内分泌协会临床实践指南》建议,有甲减或不孕症病史、年龄超过 30 岁、有甲状腺抗体等情况的女性,在妊娠前最好控制 TSH 水平在 2.5 mIU/mL 以内。

甲状腺功能正常的 ATD 女性是否需要接受治疗目前也存在争议。自身抗体阳性者,原则上是抗凝治疗。高金瑜等对于甲状腺抗体阳性者妊娠前 3 个月开始使用泼尼松和阿司匹林治疗,已取得数例成功。Galli 等认为用低分子肝素与小剂量阿司匹林联合及规范化治疗可提高妊娠率,采用小剂量免疫球蛋白治疗的成功率为 95%。有报道提出左甲状腺素治疗可以降低患有甲状腺自身免疫疾病者流产的风险。

三、糖尿病

糖尿病(diabetes mellitus,DM)是一组多种原因引起的胰岛素分泌缺陷和作用缺陷而导致以慢性血葡萄糖水平增高为特征的代谢疾病群。

糖尿病是常见病、多发病,是严重威胁人类健康的世界性公共卫生问题。目前在世界范围内,糖尿病患病率、发病率和糖尿病患者数量急剧上升。近 30 年来,随着生活水平提高、营养物质摄入增加、工作节奏加快、不健康生活习惯增加,我国糖尿病的患病率呈增长趋势:2010 年全国 31 省市 18 岁以上 9 万余人口的糖尿病调查显示糖尿病患病率已高达 9.65%。

222

（一）糖尿病的分型

目前的分类标准是由美国糖尿病协会（American Diabetes Association）于 1997 年提出。由于已经能够识别出特殊病因的糖尿病类型正在增加，故目前的分类标准同时依照了临床分期和病因学类型两个标准。临床分期反映出糖尿病在自然病程中的进展分期，糖尿病患者可以从某一期进展或后退为另一期。

目前国际上通用 WHO 糖尿病专家委员会提出的分型标准（1999）。

1. I 型糖尿病（T1DM）　胰岛 β 细胞破坏，常导致胰岛素绝对缺乏。又分为免疫介导性（1A）急性型及缓发型和特发性（1B）无自身免疫证据。

2. II 型糖尿病（T2DM）　从胰岛素抵抗为主伴胰岛素进行性分泌不足到以胰岛素进行性分泌不足为主伴胰岛素抵抗。

3. 其他特殊类型胰岛素　是在不同水平上（从环境因素到遗传因素或两者间的相互作用）病因学相对明确的一些高血糖状态。与如下因素相关，如胰岛 β 细胞功能的基因缺陷、胰岛素作用的基因缺陷、胰腺外分泌疾病、内分泌疾病、药物或化学品所致的糖尿病、感染、不常见的免疫介导性糖尿病、其他与糖尿病相关的遗传综合征等。

4. 妊娠期糖尿病（GDM）

（二）糖尿病与女性生殖

糖尿病的胰岛素及糖代谢异常对女性患者的生殖功能有多方面的影响，表现为月经初潮的延迟以及月经紊乱（如经量过少、继发性闭经等）。糖尿病女性患者发生月经紊乱的比例较高，非糖尿病女性月经紊乱的患病率为 11%～35%，糖尿病女性月经紊乱的患病率为 22%～47%。流行病学调查发现，与对照组相比，10 岁前或初潮前就有糖尿病的患者，其初潮大约延迟 1 年。

1. 糖尿病与下丘脑性闭经（HA）　下丘脑性闭经（HA）是糖尿病月经紊乱综合征中被描述得最为清楚的一种形式。HA 是由多种原因导致的下丘脑合成和分泌 GnRH 缺陷或下降引起垂体促性腺激素（Gn），即 FSH 和 LH 分泌功能低下，进而导致闭经。

2. 糖尿病与多囊卵巢综合征（PCOS）　研究表明，对于 I 型糖尿病的女患，若长期超生理剂量使用胰岛素会引起高雄激素血症及 PCOS。此外，胰岛素抵抗也是引起雄激素过多的重要原因。它们能提高患者体内的游离睾酮和总睾酮水平，引起 LH/FSH 比值升高，卵巢体积增大和卵巢形态异常。根据 PCOS 协会标准和鹿特丹标准计算，在患有 I 型糖尿病的女性中，PCOS 的患病率分别为 31% 和 40%，尤以初潮前即被诊断为 I 型糖尿病的女性最为常见。另有学者进行过一项 meta 分析，他们纳入了 9 篇原始文献，共 475 名 I 型糖尿病患者。其研究结果显示，在 I 型糖尿病患者中 PCOS 的患病率为 24%，高雄激素血症为 25%，多毛症为 25%，月经失调为 24%，PCOM 为 33%。与未患有糖尿病的人群相比，以上数据均明显升高。

II 型糖尿病与 PCOS 具有相同的危险因素，如高血压、肥胖、血脂异常、高胰岛素血症等。其中，高胰岛素血症由胰岛素抵抗引起。它能调节 IGFBP、IGF1 和 SHBG，促进肾上腺和卵巢的雄激素分泌，进而抑制排卵。研究表明，PCOS 的女性罹患糖耐量减低和 II 型糖尿病的风险显著升高。且该风险与人种、体重无关，并呈现年轻化的趋势。同时，在 II 型糖尿病的患者中，PCOS 的患病率也达到 8.3%。

3. 糖尿病与绝经 与未患有糖尿病的人群相比,糖尿病患者的绝经年龄提前。研究显示,Ⅰ型糖尿病患者、患者的健康姐妹和健康不相关人群的平均绝经年龄分别41.6岁、49.9岁和48.0岁。然而,2015年的一项研究显示,Ⅰ型糖尿病与绝经年龄不相关,并推测卵巢加速老化的原因可能是血糖不佳引起的血管病变。

4. 糖尿病与生育力 德国一项现况调查研究发现,每对健康夫妇平均生育1.36个小孩,每名Ⅰ型糖尿病女患仅生0.88个小孩,每名男患仅生0.65个小孩。且35.7%的Ⅰ型糖尿病女患,51.1%的男患终身不孕不育。糖尿病患者的子女较健康人群明显减少,且终身不孕的概率明显增加。2014年的一项回顾性研究再次证实了这个观点,并进一步证实Ⅰ型糖尿病的发病时间与生育力呈负相关。

(三)糖尿病与男性生殖

研究显示糖尿病对男性生殖健康的损害是多方面的,糖尿病能抑制精子形成,促进睾丸组织退化与细胞凋亡,减少睾酮的合成和分泌,造成射精功能障碍及性欲减退。

1. 糖尿病对生殖器官的影响 糖尿病性神经病变可导致精囊腺、膀胱和尿道的肌张力缺失,使精液量减少。研究表明,糖尿病患者和正常男性在睾丸大小、前列腺体积和附睾头、尾部大小方面无明显差异,但精囊腺体前后径、底前后径和体/底比例较正常男性显著增高,且糖化血红蛋白浓度越高,其值越大。另有研究比较了糖尿病男性与正常男性射精后附睾头、尾的直径,发现糖尿病男性射精后附睾头、尾直径变化较小,说明其缺乏射精后附睾的生理性收缩功能。

2. 糖尿病对生殖激素的影响 在男性生殖系统中,主要由下丘脑-垂体-性腺轴系统调控分泌性激素。下丘脑-垂体调控睾丸间质细胞合成分泌循环血液中95%以上的睾酮,而睾酮对生精细胞凋亡具有很强的抑制。另外,垂体分泌的LH和FSH在维持生精过程中发挥重要的作用。有研究发现,LH和FSH随着胰岛素水平降低而降低,呈依赖性关系,同时精子数量下降。因此,糖尿病患者中,LH、FSH及睾酮水平的下降影响着精子的生成。

3. 糖尿病对精子发生的影响 糖尿病可诱导精子质量和功能发生重要改变,其机制主要是机体内分泌代谢失调、神经病变和氧化应激等。研究表明,糖尿病能够降低前向运动精子的比率,增加线粒体异常精子的百分比。

高水平的晚期糖基化终产物(AGEs)及受体(RAGE)可分布于整个雄性生殖系统,并伴随着睾丸代谢物及精子发生相关基因表达的改变,这说明糖基化在氧化应激中起了不可或缺的作用。在糖尿病患者睾丸、附睾及精子内,AGEs及RAGE的表达较非糖尿病患者均明显增加。由此推测,AGEs能引起氧化应激,导致精子DNA碎片率增加,从而影响男性生殖健康。

在IVF-ET助孕治疗过程中,男性糖尿病患者夫妇的受精率及胚胎质量虽无明显差异,但妊娠率明显降低。

4. 糖尿病对性功能的影响 糖尿病男性患者中性功能障碍比例明显增高,如勃起功能障碍、早泄、延迟射精、不射精、逆行性射精等。糖尿病可通过2种机制来破坏性功能,即自主神经疾病和并发血管疾病。前者可导致勃起和射精功能障碍,后者则是勃起功能障碍的主要原因。

（四）糖尿病与妊娠

妊娠合并糖尿病有两种情况，一种为在原有糖尿病的基础上合并妊娠，又称糖尿病合并妊娠；另一种为妊娠前糖代谢正常，妊娠期才出现的糖尿病，称为妊娠期糖尿病。其发生的相关因素包括妊娠期糖尿病病史、孕妇高龄、肥胖、Ⅱ型糖尿病家族史及多囊卵巢综合征等。

1. 对孕妇的影响　高血糖可使胚胎发育异常甚至死亡，流产发生率达 15%～30%。与非糖尿病孕妇相比，糖尿病患者发生妊娠期高血压疾病的可能性是其 2～4 倍，发生羊水过多的可能性是其 10 倍。因巨大胎儿发生率明显增高，难产、产道损伤、手术产概率增高，产程延长易发生产后出血。且未能很好控制血糖的孕妇易发生感染，继而加重糖尿病代谢紊乱，甚至诱发酮症酸中毒等急性并发症。妊娠期糖尿病的孕妇再次妊娠时，复发率高达 33%～69%。远期代谢综合征的发生风险增加 3 倍。

2. 对胎儿的影响　妊娠早期血糖高可使胚胎发育异常，最终导致胚胎死亡而流产。合并羊水过多易发生早产，并发妊娠期高血压疾病、胎儿窘迫等并发症时，常需提前终止妊娠，早产发生率为 10%～25%。妊娠早期高血糖有抑制胚胎发育的作用，导致妊娠早期胚胎发育落后。糖尿病合并微血管病变者，胎盘血管常出现异常，影响胎儿发育，导致胎儿生长受限的发生率为 21%。由于孕妇血糖高，胎儿长期处于母体高血糖所致的高胰岛素血症环境，促进蛋白、脂肪合成和抑制脂解作用，导致躯体过度发育，使得巨大胎儿的发生率高达 25%～42%。胎儿畸形发生率高于非糖尿病孕妇，严重畸形发生率为正常妊娠的 7～10 倍。

3. 对新生儿的影响　高血糖刺激胎儿胰岛素分泌增加，形成高胰岛素血症。高胰岛素血症具有拮抗糖皮质激素促进肺泡Ⅱ型细胞表面活性物质合成及释放的作用，使胎儿肺表面活性物质产生及分泌减少，胎儿肺成熟延迟，使得新生儿呼吸窘迫综合征发生率增高。

新生儿脱离母体高血糖环境后，高胰岛素血症仍存在，易发生低血糖。

（五）糖尿病与子宫内膜癌

子宫内膜癌是发生于子宫内膜的一组上皮性恶性肿瘤，其发病率呈逐年上升趋势，是女性生殖道三大恶性肿瘤之一。长期以来糖尿病被认为是子宫内膜癌的危险因素。

2007 年的一项 Meta 分析发现Ⅱ型糖尿病在总体上能显著增加子宫内膜癌发生的危险性。进一步的分层研究发现，当患者 BMI<35 时，Ⅱ型糖尿病与内膜癌相关；当 BMI≥35 时，则没有相关性。当患者患有高血压时，Ⅱ型糖尿病史可使子宫内膜癌的发生风险加倍；无高血压时，则没有相关性。然而，2014 年的一项回顾性研究认为，过去的许多文章在探讨糖尿病与子宫内膜癌相关风险时，并未校正患者的 BMI；当校正 BMI 后，研究者发现糖尿病与子宫内膜癌并不相关。

（谭季春　李一宁　马延敏　乔宠　周飞飞　赵姗姗）

第十四章　影响不孕不育的环境防治对策

随着工业化进程的加速,近年来全球不孕不育发生率呈明显上升趋势。生殖医学专家指出,各种环境污染物可能是导致不孕不育的杀手。人类每年向环境中排放大量有毒化学物质,包括内分泌干扰物、有机溶剂、杀虫剂、重金属等,这些环境污染物通过食物链进入人体和动物体内蓄积,不仅破坏人类赖以生存的环境,还严重影响人类的健康和繁衍。由环境因素所导致的不孕不育已经引起人们的广泛关注。

已经证实的影响不孕不育的环境有害因素种类繁多。预防这类危害的发生关键在于采取正确的对策。我国政府为保护人民健康制订了《中华人民共和国环境保护法》《中华人民共和国食品卫生法》《中华人民共和国职业病防治法》以及各种卫生标准,如《工业企业设计卫生标准》《生活饮用水卫生标准》《工业企业噪声卫生标准》等。这些卫生标准限制厂矿企业对有毒有害的废气和废水随意排放,防止了工业废气废水对环境的污染,保护了广大人民的健康。在工业企业设计卫生标准中对车间空气中有害气体、蒸汽及粉尘的最高容许浓度,居民区大气中有害物质最高容许浓度,生活饮用水源水中有害物质最高容许浓度等均做出了规定。为控制食品中农药污染,颁布了食品中农药残留限量国家标准。还颁布了化妆品卫生标准、环境电磁波卫生标准等。制订这些卫生标准的目的就是为了控制环境有害物质进入人体的量,防止环境有害物质对人民健康,包括生殖健康的不良影响。但是为了达到卫生标准的要求,还必须采取各种具体措施,如大气卫生防护,污水处理,改善车间劳动条件,讲究食品卫生,安全合理使用农药等。同时还必须采取其他生殖保健对策,才能达到防止环境有害因素危害人类生殖健康的目的。

第一节　环境质量控制

各种环境因素如空气、水、食物等是人类生存生活所必需,环境有害物质往往伴随这些物质进入人体。因此注意环境质量,控制有害物质进入人体的量,是预防的重要环节。

一、大气污染的控制

大气污染控制是为了应对大气污染物而采取的污染物排放控制技术和控制污染物排放政策,各种工业排放的特殊气体污染物,比较容易通过改变生产工艺或甚至关闭、迁移工厂的方式解决。目前主要的大气污染物是由于燃烧化石燃料产生的烟尘、二氧化碳和硫化物,以及汽车尾气排放的一氧化碳、碳氢化合物和氮氧化物。

煤和石油都是上古时代的动物和植物遗骸形成的,统称为化石燃料,是目前人类的主要能源来源,工业燃料产生的烟尘比较容易控制,有成熟的技术。硫化物是形成酸雨的主要原因,但处理硫化物的投资较高,一般用石灰水吸收,形成硫化钙(石膏)回收,可用于制造水泥或改良土壤。二氧化碳是造成全球变暖温室效应的主要原因,也是难处理和削减的污染物,只能以改变能源结构,采用清洁能源的方式削减。

工业大气污染物的控制是主要的,但用于生活燃料造成的大气污染却是普遍的,尤其是用于家家户户取暖的燃煤污染是很难处理的,只能采取集中供热和改变燃煤为燃气的方式减少污染物排放,但集中供热需要投资大,必须以经济发展为前提。

汽车尾气排放的一氧化碳和碳氢化合物是由于汽油燃烧不完全造成的,需要不断改良汽车的燃烧效率,但悖论是汽车燃烧效率越高,排放的一氧化碳和碳氢化合物越少,排放的氮氧化物会提高。随着汽车数量的增加,随着对汽车尾气排放要求越严格,氮氧化物污染成为发达国家的主要应对问题。

二、水体污染的控制

水污染控制是控制向水体排放污染物的方法,水污染主要有点污染源和面污染源,点污染源有具体的污染源,如工厂的排污管道口,比较容易治理,只要控制污染物排放政策有足够的执法能力,每种工业都有具体的污染物,都可以通过开发污染物排放控制技术控制住,造成工业污染的主要原因是企业不愿意自行提高成本,治理污染,必须由政府和舆论强制其执行。面污染源是农田过度使用农药和化肥造成的,随着雨水或灌溉水流入水体,既浪费了农药和化肥,又污染了水体,但没有一个具体的污染物流出的点。

由于对工业污染的治理力度加大,城市尤其是中小城市迅速发展,城市生活污水成为主要的污染源,必须以城市污水处理厂的方式解决,生活污水的主要污染物是含氮、磷的有机物,可以被微生物分解吸收,但微生物分解吸收并繁殖增长过程需要大量消耗水中溶解的氧,因此会造成水中生物因缺氧窒息死亡。水中的有机物排放到海洋中,造成一种红色藻类过度繁殖,消耗氧,同时藻类死亡会产生毒素,使鱼类因缺氧和中毒大量死亡,海水因藻类过多呈现黄红色,叫作"赤潮",在淡水中,促使繁殖的藻类有各种颜色,使水呈现绿色、乳白色或粉色,因此叫作"水华",都是由于水中的有机物含量过高造成的。也可能是由于营养物质过剩造成的,通称为富营养化。

城市污水处理厂是利用微生物分解吸收水中的有机物,向水中充氧,叫作"曝气",让微生物快速生长繁殖,形成"活性污泥",实际是某些藻类、细菌、真菌的混合物,可以分解吸收水中的有机物,使水净化。污水处理厂有多种不同的技术,有用曝气头曝气的传统技术,有用转刷曝气的氧化沟技术,有先用厌氧菌分解大分子,再曝气的 AB 法技术等。但城市污水处理厂不能允许含有毒物质的某些工业废水进入,以防止活性污泥中毒而不能起净化作用,工业废水需要根据其含有的不同污染物质具体设计净化方案,或采用特殊培育的菌种。

国家运用法律、经济、行政、技术等手段和措施,为保护水体质量,对污染水体的污染物排放量进行监督和管理。中国农业部已经公布了各种农药的最大使用量标准,但因为标准不是强制执行的,必须要通过教育使所有农民了解和掌握。只有实施严格的水污染控制,才能使水资源得到有效的保护,使之可持续利用。另外,水污染控制还可以促进生产工艺的改革。

三、土壤污染的控制

由于人口急剧增长,工业迅猛发展,固体废物不断向土壤表面堆放和倾倒,有害废水不断向土壤中渗透,大气中的有害气体及飘尘也不断随雨水降落在土壤中,导致了土壤污染。凡是妨碍土壤正常功能,降低作物产量和质量,还通过粮食、蔬菜、水果等间接影响人体健康的物质,都叫作土壤污染物。

人为活动产生的污染物进入土壤并积累到一定程度,引起土壤质量恶化,并进而造成农作物中某些指标超过国家标准的现象,称为土壤污染。污染物进入土壤的途径是多样的,废气中含有的污染物质,特别是颗粒物,在重力作用下沉降到地面进入土壤,废水中携带大量污染物进入土壤,固体废物中的污染物直接进入土壤或其渗出液进入土壤。其中最主要的是污水灌溉带来的土壤污染。农药、化肥的大量使用,造成土壤有机质含量下降,土壤板结,也是土壤污染的来源之一。土壤污染除导致土壤质量下降、农作物产量和品质下降外,更为严重的是土壤对污染物具有富集作用,一些毒性大的污染物,如汞、镉等富集到作物果实中,人或牲畜食用后发生中毒。如我国辽宁沈阳张士灌区由于长期引用工业废水灌溉,导致土壤和稻米中重金属镉含量超标,人畜不能食用。土壤不能再作为耕地,只能改作他用。

对土壤污染的治理,首先要减少农药使用。同时还要采取防治措施,如针对土壤污染物的种类,种植有较强吸收力的植物,降低有毒物质的含量(例如羊齿类铁角蕨属的植物能吸收土壤中的重金属);或通过生物降解净化土壤(例如蚯蚓能降解农药、重金属等);或施加抑制剂改变污染物质在土壤中的迁移转化方向,减少作物的吸收(例如施用石灰),提高土壤的pH,促使镉、汞、铜、锌等形成氢氧化物沉淀。此外,还可以通过增施有机肥、改变耕作制度、换土、深翻等手段,治理土壤污染。

由于具有生理毒性的物质或过量的植物营养元素进入土壤而导致土壤性质恶化和植物生理功能失调的现象。土壤处于陆地生态系统中的无机界和生物界的中心,不仅在本系统内进行着能量和物质的循环,而且与水域、大气和生物之间也不断进行物质交换,一旦发生污染,三者之间就会有污染物质的相互传递。作物从土壤中吸收和积累的污染物常通过食物链传递而影响人体健康。

四、室内及车内污染的控制

(一)室内污染的控制

经济迅速发展的同时,由于建筑、装饰装修、家具造成的室内环境污染,已严重影响人们的健康。据中国室内环境监测中心提供的数据,我国每年由室内空气污染引起的超额死亡数可达11.1万人,超额门诊数可达22万人次,超额急诊数可达430万人次。严重的室内环境污染不仅给人们健康造成损失,而且造成了巨大的经济损失。

检测分析表明室内空气污染物主要来源于建筑及室内装饰材料、室外污染物、燃烧产物和人本身活动。其中室内装饰材料及家具的污染是目前造成室内空气污染的主要因素。国家卫生、建设和环保部门对室内装饰材料抽查,结果发现具有毒气污染的材料占68%,装饰材料会挥发出300多种挥发性的有机化合物。其中甲醛、氨、苯、甲苯、二甲苯、挥发性有机物以及放射性气体氡等,人体接触后,可以引起头痛、恶心呕吐、抽搐、呼吸困难等,反复接触可以引起过敏反应,如哮喘、过敏性鼻炎和皮炎等,长期接触则能导致癌症(肺癌、白血病)或导致流产、胎儿畸形和生长发育迟缓等。

应对室内空气污染应该尽量减少和避免室内空气的污染,可以采取一些简便易行的方法。

1. 通风换气是最有效、最经济的方法 不管住宅里是否有人,应尽可能地多通风。一方面新鲜空气的稀释作用可以将室内的污染物冲淡,有利于室内污染物的排放,另一方面有助于装修材料中的有毒有害气体尽早地释放出来。每天开窗通风要选择合适的时间,一般早晨 10 点以后,分早、中、晚通风各 20 min。根据居室的污染程度,可选择不同的通风方式。但要注意,家中有老人的时候,不适宜长时间通风,防止由此诱发的面瘫和中风,室外空气污染很严重时,也不要开窗通风。

2. 室内保持一定的湿度和温度 湿度和温度过高,大多数污染物就从装修材料中散发的快,这在室内有人时不利,同时湿度过高有利于细菌等微生物的繁殖。

3. 使用杀虫剂、除臭剂和熏香剂时要适量 该类物质对室内害虫和异味有一定的处理作用,但同时它们也会对人体产生一些危害。特别是在使用湿式喷雾剂时,产生的喷雾状颗粒可以吸附大量的有害物质进入体内,其危害比用干式的严重得多。另外,市场上的香熏油质量参差不齐,纯植物精油,有益健康,并有抗病毒、驱虫、抗氧化等作用。但有些熏香油会对人体眼睛、呼吸道产生刺激,或引发过敏症。在室内密闭环境中,含有化学香精的污染空气进入人体,容易造成身体缺氧疲劳、过敏等症状,尤其孕妇要慎用。

4. 尽量避免在室内吸烟 吸烟不仅危害自身,而且对周围人群产生更大的危害。

5. 必要时使用空气净化器。

(二)车内污染的控制

车内空气污染指汽车内部由于不通风、车体装修等原因造成的空气质量差的情况。车内空气污染源主要来自车体本身、装饰用材等,其中甲醛、二甲苯、苯等有毒物质污染后果最为严重。

我国针对车内空气污染的技术标准于 2012 年 3 月正式出台了《乘用车内空气质量评价指南》。指南根据车内空气中挥发性有机物的种类、来源及对车辆主要内饰材料挥发性的分析,确定了 8 种主要被控制物质,规定了车内空气中苯、甲苯、二甲苯、乙苯、苯乙烯、甲醛、乙醛、丙烯醛的浓度要求。不过,《乘用车内空气质量评价指南》只是一个行业技术标准,并非强制性法规。目前,国内不少业界人士呼吁出台强制性标准,完善相关法律法规。

第二节 环境中有害因素的防控

一、化学污染的控制

化学污染是由于化学物质进入环境后造成的环境污染。这些化学物质包括有机物和无机物,它们大多是由人类活动或人工制造的产品,也有二次污染物。由于化学有机污染物的慢性长期摄入造成的潜在食源性危害已成为人们关注焦点,包括农药残留、兽药残留、霉菌毒素、食品加工过程中形成的某些致癌和致突变物以及工业污染物等。

全球已合成各种化学物质达1 000万种,每年新登记注册投放市场的约1 000种。这些化学品在推动社会进步、提高生产力、消灭虫害、减少疾病、方便人民生活方面发挥了巨大作用,但在生产、运输、使用、废弃过程中不免进入环境而引起污染。人们最为关注的是那些对生物有急慢性毒性、易挥发、在环境中难降解、高残留、通过食物链危害身体健康的化学品,它们对动物和人体有致癌、致畸、致突变的危害。此外,有毒有害化学品突发污染事故频繁发生,严重威胁人民生命财产安全和社会稳定,有的则造成严重生态灾难。

为了防止危险化学品和农药通过国际贸易可能给一个国家造成危害和灾难,国际上采用事前同意程序公约(即鹿特丹公约)。1999年12月1日已有80个国家签署了这个公约。对于有毒化学品污染防治还包括制订有针对性的政策、法规、标准及有计划地进行产业结构调整,开发和推行清洁生产工艺,减少有毒有害化学品污染。

二、物理污染的控制

物理性污染是指由物理因素引起的环境污染,如放射性辐射、电磁辐射、噪声、光污染等。物理性污染主要指食品被放射性物质污染。放射性物质源于宇宙射线和地壳中的放射性物质。核试验及和平利用原子能产生的放射性核废料,如处理不当可污染食品。

(一)噪声污染防控

许多国家都通过立法颁布了噪声控制标准,对飞机和机场的噪声、城市交通噪声、建筑施工噪声、工厂机器噪声和社会生活噪声都制定了严格的噪声控制标准。例如,工厂、工地的噪声应不超过85分贝~90分贝。居民居住区,白天不能超过50分贝,夜间不能超过40分贝。

噪声污染是由噪声源产生,再通过传播介质对人产生影响的。噪声控制包括降低噪声源的噪声,控制噪声的传播途径和个人防护几个方面。

1. 声源控制 运转的机器设备和各种交通运输工具是主要的噪声源,控制它们的噪声有两条途径:一是改进结构,提高各个部件的加工精度和装配质量,采用合理的操作方法等,降低声源的噪声发射功率。二是利用声波的吸收、反射、干涉等特性,采用吸声、隔声、减振、隔振等技术,以及安装消声器等,控制噪声的辐射。因此大力发展科学技术,开发新材料、新技术、新工艺,推广使用低噪声设备,是控制噪声污染的长远战略。

2. 控制噪声的传播途径

(1)在城市建设中合理布局,按照不同的功能区规划,使居住区与噪声源尽量远离。

(2)在车流量大并且人口密集的交通干道两侧,建立隔声屏障,或利用天然屏障(土坡、山丘),以及利用其他隔声材料和隔声结构来阻挡噪声的传播。

(3)应用吸声材料和吸声结构,将传播中的噪声声能转变为物体的内能等。

3. 个人防护 减少在噪声环境中的暴露时间,在工厂或工地工作的人可以佩戴护耳器(耳塞、耳罩等),以减小噪声的影响。

（二）放射性污染防控

放射性污染的防治,主要是控制放射性物质的来源。放射性物质的来源主要是核试验与核工业(如核电站以及放射性矿物的开采、提炼、储存、运输)。

防止放射性污染的主要措施有以下几种。

1. 核电站(包括其他核企业)　一般应选址在周围人口密度较低,气象和水文条件有利于废水和废气扩散稀释,以及地震强度较低的地区,以保证在正常运行和出现事故时,居民所受的辐射剂量最低。

2. 工艺流程的选择和设备选型　要考虑废物产生量和运行安全。

3. 废气和废水需做净化处理,并严格控制放射性元素的排放浓度和排放量　含有α射线的废物和放射强度大的废物要进行最终处置和永久贮存。

4. 在核企业周围和可能遭受放射性污染的地区建立监测机构。

（三）光污染防护

光污染的防护主要有以下几个方面。

1. 加强城市规划和管理　加强对玻璃幕墙和其他反光系数大的装饰材料的管理,减少其对城市环境的负面影响。改善工厂的照明条件,减少光污染来源。

2. 对有红外线和紫外线污染的场所采取必要的安全防护措施

3. 个人防护　主要是戴防护眼镜和防护面罩。

（四）电磁波污染防护

1. 保持距离　与电视机的距离应为视屏尺寸乘以6,与微波炉的距离应为2.5~3米,离高压输电线0.5万伏/米以外一般视为安全区。

2. 减少接触　经常使用电脑的人,每工作一小时应休息一刻钟,而且每周工作最多不超过32 h。

3. 改善环境　注意空气流通,温度、湿度应适中,家用电器最好不要摆放在卧室里。

4. 个体防护　孕妇、儿童、体弱多病者、对电磁波辐射过敏者、长期处于电磁波污染超标环境者,应选择使用适合自己的防护用品。

5. 少用手机　要尽量减少使用手机、对讲机和无绳电话,必须使用时应长话短说;不要经常把手机挂在身上。

6. 少用电热毯　电热毯的电磁波污染较严重,长时间通电使用对人体有害,天气寒冷必须使用时,建议通电烘暖被窝后立即切断电源,以减少电磁波污染。

7. 采用屏蔽物减少电磁波污染　对产生电磁污染的设施,可采用屏蔽、反射或吸收电磁波的屏蔽物,如铜、铝、钢板、高分子膜等。

三、生物污染的防控

生物污染(biological pollution)由可导致人体疾病的各种生物特别是寄生虫、细菌和病毒等引起的环境(大气、水、土壤)和食品的污染。

未经处理的生活污水、医院污水、工厂废水、垃圾和人畜粪便(以及大气中的漂浮物和气溶胶等)排入水体或土壤,可使水、土壤中虫卵、细菌数和病原菌数量增加,威胁人体健康。污浊的空气中病菌、病毒大增,食物受霉菌或虫卵感染都会影响人体健康。海湾赤潮及湖泊中的富营养化,某些藻类等生物过量繁殖,也是水体生物污染的一种现象。

水、气、土壤和食品中的有害生物主要来源于生活污水、医院污水、屠宰、食品加工厂污水、未经无害化处理的垃圾和人畜粪便,以及大气中的漂浮物和气溶胶。其中主要含有危害人与动物消化系统和呼吸系统的病原菌、寄生虫,引起创伤和烧伤等继发性感染的溶血性链球菌、金黄色葡萄球菌等,以及可引起呼吸道、肠道和皮肤病变的花粉、毛虫毒毛、真菌孢子等大气变应原。这些有害生物对人和生物的危害程度主要取决于微生物和寄生虫的病原性、人和生物的感受性以及环境条件三个因素。

各种病原微生物在水中存活的时间各不相同,并与水质、水温、pH 值等因素有关。如沙门氏菌在水温较低和水中营养物较多时存活时间较长;志贺氏菌在清洁水中较在污水中存活时间长;霍乱弧菌在杂菌多的水中存活时间较短,水的 pH 值在 5.6 以下时,即不能生存;病毒一般在水温较低的条件下存活时间较长。微生物在空气中的生长和繁殖,同空气湿度、温度和光线等因素有关。在空气中生存时间较长的是一些有孢子或芽孢的微生物。土壤中病原虫和寄生虫的生存时间则与土质、水分、温度、pH 值,以及有无某些寄生物的中间宿主等因素有关。食品则由于种类繁多,性质各异,在一定的外界条件下,适于一定的微生物生存。水体受氮、磷等物质污染,引起藻类及其他水生生物大量繁殖而产生的富营养化,也是水体生物污染的一种现象。

造成生物污染有大自然的因素,但更多的是人为的因素。由于人类商贸往来、旅游活动和其他交流活动的增多,增大了生物污染防治的难度,因此必须坚持以防为主,积极采取有效的应对措施。

(1)严格进口货物的动植物检疫及微生物检疫工作,防止外来生物随货侵入。

(2)减少对外来物种的引进,引进前必须经过充分论证。

(3)加强有关生物污染的基础理论研究,建立国家级监控体系和数据库。

(4)提高人口的整体素质,增强环境保护、物种保护、生物多样性保护和防止生物污染的意识。

(5)对已经发生的生物污染 积极进行治理,防止其继续传播扩散,造成更大的危害。

(6)严格控制污染源 加强对病原生物在环境中传布途径的研究,以便采取适当的方法(物理的、化学的或生物的)进行防治。

(7)注意工业的合理布局以及生产过程的消毒和检验措施 如植物种子的消毒浸种、拌种、有机肥料的无害化处理、食品生产的严格卫生检验等。

四、职业心理因素的防控

职业健康心理学(occupational health psychology,OHP)逐渐出现并发展壮大。OHP运用心理学的理论原则和研究方法,结合心理学相关分支领域,与公共卫生、职业医学、社会学、管理学、经济学、法律学、人类工效学等学科密切联系,为创造一个安全健康的职业环境和提升从业者的工作品质而服务。

国际劳工组织(international labour organization)2000年的一项调查报告显示,近十年间,在英、美、德、波兰和芬兰等国,伴随着科技的进步、全球化的趋势、组织的重组、公司政策的不稳定以及工作负荷过重等,造成员工在工作场所中出现了多种心理问题,导致10%的员工遭受着抑郁、焦虑、工作压力或倦怠的折磨。职业心理问题的直接后果是个人绩效的下降和组织成本的上升。此外,职业心理问题也大幅度地提高了企业对员工健康医疗成本的支出,美国企业因此每年花费约400亿美元,导致的间接经济损失高达2 000亿美元。这些现实中亟待解决的问题,极大地推动了OHP的出现和形成。OHP的出现和兴起还源于心理学学科的推动。早在1913年,著名美裔德国心理学家Miinsterberg H就在事故预防方面开展研究。Laird强烈建议经理们必须成为自己的心理学家,以降低工作疲劳、发展他们自己的职业生涯,并且改善和提高员工对组织的忠诚度。特别是进入现代社会以来,人们在工作上花费了大量的精力和时间,工作对个人生活和家庭生活的影响日益扩大;而日益变革的经济和组织环境也通过工作全面影响到人们的生存和生活质量。所以,心理学家更是有责任发扬传统、运用自身学科特点,协助工作者和管理者建立健康的工作环境,使工作者能运用聪明才智,创造高度的绩效,获得满意、幸福的生活状态。

目前,许多心理学家已经广泛参与到增进工作安全性和提升工作者身心健康的研究中,临床、认知、社会、咨询、工业与组织心理学者,都开始关注如何减少工作压力、减少工作场所压力源对个体身心伤害等方面的研究,并且通过严谨有效的实验设计,验证各种职业健康因素对工作者的影响,从而深入探究与工作者职业健康有关的心理过程和发生机制,提出相应的理论假说和干预措施。

美国国家职业安全与健康研究所(national institute for occupational safety and health,NIOSH)强调职业健康心理学应该把预防压力、职业疾病、工作伤害等组织危险因素作为特别的和首要的关注对象。因此NIOSH和美国心理学协会(american psychological association,APA)提出的OHP的定义为:主要研究心理学在提高工作者工作生活的品质,保护和促进工作者的安全、健康和幸福等方面的应用;其中的"保护"主要是指在工作环境中尽量避免工作者暴露在工作场所的危险里,"促进"主要是指训练工作者掌握知识和资源来提高他们自身的健康水平以及抵抗工作环境危害的能力。

OHP的终极目标是:提升工作场所中工作者身体(如安全、健康)、心理(如满意、幸福)、精神(如成长、归属)的平衡,去除工作场所中可能威胁到工作者身心的危险因素(如不安全的工作环境、不当的工作流程、不适的管理方式、模糊的角色设计等),达到工作者与企业双赢的目标。在具体的研究领域,Sparks等认为OHP的研究应该包括工作不安全感、劳动时间、劳动支配和管理风格四个主要领域。Landsbergis认为在OHP的研究中,应该使用标准化的工作压力问卷和生理指标反映工作中的压力和应激状况;职业健康心理学家、健康教育者、生物工程学者、流行病学家、职业病医师等各个相关学科的研究者要共同合作;还应该对工作者的补偿和误工进行经济成本评估。NIOSH则从社会、组织、职业对工作者健康的影响出发,指出OHP的研究和发展主题应由以下三个核心基础构成:①监督和调查组织中职业风险因子(如高强度工作、低工作支配、工作不安全感、工作时间延长等)的流行情况;②组织发展和改变(如组织重组、组织缩减、柔性管理、组织中的妇女和少数族裔)对工作者健康和安全的影响;③关于工作者健康的现场干预研究(如工作再设计、压力管理、工伤康复、工作场所健康促进等)。

五、影响不孕不育的环境因素防治工作中的注意事项

(一)贯彻执行相关的法律法规

1979 年我国颁布了《中华人民共和国环境保护法》,明确规定了防治环境污染和生态破坏,为人民创造清洁适宜的生活和劳动环境,保护人民健康。这对保护人们的生殖健康同样有重要意义。1994 年颁布的《中华人民共和国劳动法》,2001 年颁布的《中华人民共和国职业病防治法》中除规定了职业危害因素的强度或浓度应符合国家卫生标准等对工作场所的职业卫生要求外,对女职工规定了以月经期、孕期、产期、哺乳期四期为中心的特殊保护,为保护劳动者特别是女职工的生殖健康提供了法律保证。与此相配套的法规尚有《女职工劳动保护规定》《女职工禁忌劳动范围的规定》《女职工保健工作规定》等,使我国以保护女职工生殖健康为中心的女职工劳动保护工作走上了法制管理的轨道。认真贯彻执行这些法规是保护劳动者身体健康包括生殖健康,提高出生人口素质的保证。应向企业管理人员及职工普及这些法律知识,并应加强监督。

(二)开展生殖健康教育

普及环境与生殖健康方面的知识,使人们了解环境有害因素对生殖健康的不良影响,对自己在生活和工作中可能接触到哪些环境有害因素,这些因素对健康,特别是对生殖健康是否有不良影响;了解影响胚胎、胎儿正常发育,导致不孕不育的原因不仅仅是遗传因素,环境因素也可成为重要病因;使人们了解环境因素对生殖健康影响的基本知识及其可预防性,以及如何利用环境因素提高生殖健康等。把保护生殖健康和环境优生知识的教育贯彻在婚前卫生指导以及孕前保健及孕期保健工作中去,增强人们的自我保健意识。除进行一般的宣传教育外,还应开展环境优生方面的咨询服务,帮助人们解决一些具体问题。

(三)开展环境优生的科学研究

如前所述,环境因素种类繁多,许多环境因素的生殖发育毒性尚不清楚,因此急需开展有关众多环境因素的生殖发育毒性研究,以发现具有生殖发育毒性的环境有害因素。一般需通过动物实验及人群流行病学研究最终确定其对不孕不育影响的病因学意义,为采取有效的预防措施提供科学依据。

其次,目前国家虽已对一些环境因素制订了卫生标准,但多数卫生标准在制订时并未曾考虑对子孙后代的影响。因此,有必要从对生殖细胞、胚胎发生及胎儿发育的影响角度,重新审查现有的卫生标准。在制订新的卫生标准时,必须充分考虑其对胚胎发生及胎儿发育具有安全保证,因此也需要进行大量的科学研究工作。

(马明月)

参 考 文 献

[1] 李坚,梁文俊,陈莎.人体健康与环境[M].北京:北京工业大学出版社,2015.

[2] 胡俊明,喻晓毅,袁韧.环境污染与人体健康关系的研究和思考[J].环境保护,2009,37(10):81-83.

[3] 陈庆锋,付英.环境污染与健康[M].北京:化学工业出版社,2015.

[4] 廖琴,曾静静,曲建升.国外环境与健康发展战略计划及其启示[J].环境与健康杂志,2014,31(7):
635-639.

[5] 吴凡,袁东,贾晓东,等.中国的环境与健康:新的挑战、机遇与合作[J].环境与职业医学,2014,31
(10):737-742.

[6] 王志芳,陈婧嫣,张海滨.全球环境与卫生的关联性:科学认知的深化[J].中国卫生政策研究,2015,8
(7):1-7.

[7] Xiao C L,Li S Y,Zhou W Q,et al. The effect of air pollutants on the microecology of the respiratory
tract of rats[J]. Environmental toxicology and pharmacology,2013,36:588-594.

[8] Ma M Y,Li S Y,Jin H R,et al. Characteristics and oxidative stress on rats and traffic policemen of am-
bient fine particulate matter from Shenyang[J]. Science of the Total Environment,2015,526:110-115.

[9] 曹泽毅.中华妇产科学[M].北京:人民卫生出版社,2004.

[10] 丰有吉,沈铿.妇产科学[M].北京:人民卫生出版社,2010.

[11] Jerome F,Strauss Ⅲ,et al. Yen & Jaffe's Reproductive Endocrinology[M]. Netherlands:Saunders,2004.

[12] 庄广伦.现代辅助生育技术[M].北京:人民卫生出版社,2005.

[13] 马腾骧.现代泌尿外科学[M].天津:天津科学技术出版社,2000.

[14] William D,Schlaff M D. Reproductive Endocrinology and Infertility:The Requisites in Obstetrics &
Gynecology[M]. UK:Mosby,2006.

[15] 高英茂,李和.组织学与胚胎学[M].北京:人民卫生出版社,2010.

[16] Carlson E,Gilwereman A,Keiding N,et al. Evidence for decreased quality of semen during the past 50
years[J]. BMJ,1992,305:609-613.

[17] 中华人民共和国环境保护部,国家质量监督检验检疫总局. GB 3095-2012 环境空气质量标准
[S],2012.

[18] 中华人民共和国卫生部,中国国家标准化委员会. GB 5749-2006 生活饮用水卫生标准[S]. 2006.

[19] 中华人民共和国环境保护部. 2015 年中国环境状况公报[S],2016.

[20] 中华人民共和国环境保护部. 2014 年中国环境状况公报[S],2015.

[21] 中华人民共和国环境保护部,国家质量监督检验检疫总局. GB15618-2008 土壤环境质量标准
[S],2008.

[22] 国家质量监督检验检疫总局,中华人民共和国卫生部,国家环境保护总局. GB/T 18883-2002 室内空
气质量标准》[S],2002.

[23] 孙长颢.营养与食品卫生学[M].北京:人民卫生出版社,2012.

[24] Buck L G M. Persistent environmental pollutants and couple fecundity：an overview[J]. Reproduction，2014，147(4)：R97-R104.

[25] Lei H L，Wei H J，Ho H Y，et al. Relationship between risk factors for infertility in women and lead，cadmium，and arsenic blood levels：a cross-sectional study from Taiwan[J]. BMC Public Health，2015，15：1220.

[26] Ashoush S，Abou-Gamrah A，Bayoumy H，et al. Chromium picolinate reduces insulin resistance in polycystic ovary syndrome：Randomized controlled trial[J]. J Obstet Gynaecol Res，2016，42(3)：279-285.

[27] Meeker J D，Rossano M G，Protas B，et al. Cadmium，lead，and other metals in relation to semen quality：human evidence for molybdenum as a male reproductive toxicant[J]. Environ Health Perspect，2008，116(11)：1473-1479.

[28] Tvrda E，Peer R，Sikka S C，et al. Iron and copper in male reproduction：a double-edged sword[J]. J Assist Reprod Genet，2015，32(1)：3-16.

[29] 邹丽君，张娟，高艳芳，等.低剂量苯45d染毒致小鼠的生殖毒性[J].实用预防医学，2013，20(8)：918-920.

[30] Tsukahara S，Nakajima D，Kuroda Y，et al. Effects of maternal toluene exposure on testosterone levels in fetal rats[J]. Toxicol Lett，2009，185(2)：79-84.

[31] 李书景，王淑然，彭英然.混苯对女性生殖健康的影响[J].实用心脑肺血管病杂志，2009，17(4)：303.

[32] 李碧云，倪秀贤，蔡日东，等. 正己烷雌性生殖毒性及其内分泌干扰作用研究进展[J].中国职业医学，2016，43(2)：230-233.

[33] 黄磊，欧阳江，刘瑾，等. 正己烷对大鼠卵巢颗粒细胞凋亡调控基因影响[J].中国公共卫生，2011，27(3)：338-339.

[34] 罗巧，宋向荣，李宏玲，等.1-溴丙烷吸入染毒对 Wistar 大鼠睾丸毒性研究[J].中国职业医学，2015，42(3)：268-273.

[35] 黄芬，辛倩倩，王华，等.溴丙烷两种同分异构体对雄性大鼠生殖系统的影响[J].卫生研究，2010，39(1)：4-8.

[36] Shen S，Li L，Ding X，et al. Metabolism of styrene to styrene oxide and vinylphenols in cytochrome P450 2F2- and P450 2E1-knockout mouse liver and lung microsomes[J]. Chem Res Toxicol，2014，27(1)：27-33.

[37] Cruzan G，Bus J，Hotchkiss J，et al. Studies of styrene，styrene oxide and 4-hydroxystyrene toxicity in CYP2F2 knockout and CYP2F1 humanized mice support lack of human relevance for mouse lung tumors[J]. Regul Toxicol Pharmacol，2013，66(1)：24-29.

[38] 江倩，邹运韬，陈慧梅.双酚 A 与人类健康的研究进展[J].大连医科大学学报，2015，37(1)：97-100.

[39] 秦燕燕，蹇斌.环境中多溴联苯醚污染状况调查及其对人体健康的影响研究[J].环境科学与管理，2015，40(6)：50-53.

[40] 俞发荣，李登楼.有机磷农药对人类健康的影响及农药残留检测方法研究进展[J].生态科学，2015，34(3)：197-203.

[41] 刘强.职业环境与不孕症[J].劳动保护，2005(3)：97-97.

[42] 王晶，尚丽新，徐黎明，等.109 例不孕症患者的病因及社会、环境因素分析[J].中国优生与遗传杂

志,2009,17(12):107-108.

[43] 李裕民,韩云贤,罗志彬. 男性不育与生活环境[J]. 中外医学研究,2011,09(32):152-156.

[44] 孟琴琴,刘菊芬,任爱国. 不孕及低生育力的环境影响因素研究进展[J]. 环境与健康杂志,2013,30
(11):1026-1029.

[45] 刘芬,刘维娜,赵庆霞,等. 女性不孕症的环境影响因素的研究[J]. 中华劳动卫生职业病杂志,2013,
31(12):922-923.

[46] 常丽媛. 天津地区育龄女性不孕症相关因素的流行病学调查及正常育龄女性血清 AMH 水平的研究
[D]. 天津:天津医科大学,2014.

[47] Rowe P J,Comhaire F H,Hargreave TB,et al. WHO manual for the standardized investigation and
diagnosis of the infertile couple [M]. Cambridge:Cambridge University Press,1993.

[48] 王海翔. 不孕不育的致病因素及其护理[J]. 世界最新医学信息文摘,2015,(93):16-18.

[49] 安郁宽,徐艳岩. 物理因素与出生缺陷[J]. 生物学通报,2013,(12):17-19.

[50] Lancranjan I,Maicanescu M,Rafaila E,et al. Gonadic function in workmen with long-term exposure
to microwaves[J]. Health Phys,1975,29:381-383.

[51] 曲英莉,曹兆进,王强. 电磁辐射对妊娠及子代的影响[J]. 环境与健康杂志,2010,27:367-369.

[52] Carosi L,Calabro F. Fertility in couples working in noisy factories [J]. Folia Med (Napoli),1968,
51:264-268.

[53] Nurminen T. Female noise exposure,shift work,and reproduction [J]. J Occup Environ Med,1995,
37:945-950.

[54] 汪秀星. 儿童时期腮腺炎病毒感染导致成年男性不育与支持细胞的蛋白质异戊二烯化修饰的改变
相关[D]. 南京:南京大学,2013.

[55] Kalaydjiev S,Dimitrova D,Nenova M,et al. Serum sperm antibodies are not elevated after mumps or-
chitis [J]. Fertil Steril,2002,77:76-82.

[56] 周作民. 生殖病理学[M]. 北京:人民卫生出版社,2007.

[57] 曹兴午,王立红,袁长巍. 精液病理学检测与临床意义[J]. 现代检验医学杂志,2013,28:1-8.

[58] 中国疾病预防控制中心性病控制中心,中华医学会皮肤性病学分会性病学组,中国医师协会皮肤科
医师分会性病亚专业委员会. 梅毒、淋病、生殖器疱疹、生殖道沙眼衣原体感染诊疗指南(2014)[J].
中华皮肤杂志,2014,47:365-372.

[59] Medvedev B I,Za? netdinova L F,Teplova S N. Microflora of reproductive system in women with
tubal-peritoneal sterility[J]. Zh Mikrobiol Epidemiol Immunobiol,2008,5-6:58-62.

[60] 中华医学会妇产科学分会感染性疾病协作组. 盆腔炎症性疾病诊治规范(修订版). 中华妇产科杂
志,2014,49:401-403.

[61] Sheiner E K,Sheiner E,Carel R,et al. Potential association between male infertility and occupational
psychological stress[J]. J Occup Environ Med,2002,44:1093-1099.

[62] Ibeh I N. Dietary exposure to aflatoxin in human male infertility in Benin City,Nigeria[J]. Int J Fertil
Menopausal Stud,1994,39(4):208-14.

[63] 冯建蕾. 黄曲霉毒素的危害和防治[J]. 中国畜牧兽医,2005,(12):69-71.

[64] 王广峰. 苯并芘对人体的危害和食品中苯并芘的来源及防控[J]. 菏泽学院学报,2014,(2):66-70.

[65] Rappolee D A,Awonuga A O,Puscheck E E,et al. Benzopyrene and experimental stressors cause

compensatory differentiation in placental trophoblast stem cells[J]. Systems biology in reproductive medicine,2010 ,56(2):168-83.

[66] 张颖琦,沈俊毅,徐映如,等. 亚硝酸盐对人体的危害及检测方法的进展[J]. 职业与健康,2015,(6): 851-855.

[67] Anderson L M,Giner-Sorolla A,Ebeling D. Effects of imipramine,nitrite,and dimethylnitrosamine on reproduction in mice[J]. Res Commun Chem Pathol Pharmacol,1978,19(2):311-27.

[68] adegari M,Khazaei M,Anvari M,et al. Prenatal Caffeine Exposure Impairs Pregnancy in Rats[J]. Int J Fertil Steril,2015,9(4):558-62.

[69] 王心如. 毒理学基础[M]. 北京:人民卫生出版社,2012.

[70] 李芝兰,张敬旭. 生殖与发育毒理学[M]. 北京:北京大学医学出版社,2012.

[71] 孙祖越,周莉. 药物生殖与繁育毒理学[M]. 上海:上海科学技术出版社,2015.

[72] 夏世钧. 农药毒理学[M]. 北京:化学工业出版社,2008.

[73] 保毓书. 环境因素与生殖健康[M]. 北京:化学工业出版社,2008.

[74] 杨宝峰. 药理学[M]. 北京:人民卫生出版社,2013.

[75] 蒋式时. 妊娠期哺乳期用药[M]. 北京:人民卫生出版社,2000.

[76] 复方口服避孕药临床应用中国专家共识专家组. 复方口服避孕药临床应用中国专家共识[R]. 中华妇产科杂志,2015.

[77] 郭青龙. 肿瘤药理学[M]. 北京:化学工业出版社,2008.

[78] 陈新谦,金有豫. 新编药物学[M]. 北京:人民卫生出版社,1986.

[79] 贺稚平. 现代中医妇科治疗学[M]. 北京:人民卫生出版社,2004.

[80] 刘敏如,欧阳惠卿. 实用中医妇科学[M]. 上海:上海科学技术出版社,2010.

[81] 郝里什托夫·舍费尔,保罗·彼得斯,理查德·K·米勒. 孕期与哺乳期用药指南[M]. 北京:科学出版社,2010.

[82] 王国权,贡联兵. 儿科用药速查[M]. 北京:人民军医出版社,2009.

[83] 朱延华,姚斌,廖新学. 妊娠期安全用药查询手册[M]. 北京:人民军医出版社,2007.

[84] WHO(World Health Organization),International Programme on Chemical Safety (IPCS). Global Assessment of the State of-the-science of Endocrine Disruptors[R/OL]. 2002. http://www. who. int/ipcs/publications/new_issues/endocrine_disruptors/en/.

[85] Odermatt A,Strajhar P,Engeli RT. Disruption of steroidogenesis: Cell models for mechanistic investigations and as screening tools[J]. J Steroid Biochem Mol Biol,2016,158:9-21.

[86] Raúl Lagos-Cabré,Ricardo D. Moreno. Contribution of environmental pollutants to male infertily: a working model of germ cell apoptosis induced by plasticizers[J]. Biol Res,2012,45(1):5-14.

[87] 王林. 28895 名健康体检者不同年龄段生活习惯现状分析[J]. 实用医院临床杂志,2012,9(3): 116-118.

[88] Islami F,Torre L A,Jemal A. Global trends of lung cancer mortality and smoking prevalence[J]. Translational Lung Cancer Research,2015,4(4):327-338.

[89] Yang G,Wang Y,Wu Y,et al. The road to effective tobacco control in China[J]. Lancet,2015,385 (9972):1019-1028.

[90] Nazni P. Association of western diet & lifestyle with decreased fertility[J]. Indian Journal of Medical

Research,2014,140(1):78-81.

[91] Beaglehole R,Bonita R. Alcohol: a global health priority[J]. Lancet,2009,373(9682):2173-2174.

[92] Organization WH. Global status report on alcohol and health 2014[R]. Global Status Report on Alcohol,2014,18(7):1-57.

[93] Andrea C,Giorgio C,Giorgio C,et al. The association of pre-pregnancy alcohol drinking with child neuropsychological functioning[J]. Bjog an International Journal of Obstetrics & Gynaecology,2014, 38(1):82-96.

[94] Di C M,Bentham J,Stevens G A,et al. Trends in adult body-mass index in 200 countries from 1975 to 2014: a pooled analysis of 1698 population-based measurement studies with 19. 2 million participants[J]. Lancet,2016,387(10026): 1377-1396.

[95] Delisle H F. Poverty: the double burden of malnutrition in mothers and the intergenerational impact [J]. Annals of the New York Academy of Sciences,2008,1136(1):172-184.

[96] Kuczkowski,K M. The potential dangers of caffeine in pregnancy[J]. Acta Anaesthesiologica Scandinavica,2010,54(4):524-525.

[97] Sharon Stein Merkin. A Jennifer L. Environmental determinants of polycystic ovary syndrome[J]. Fertil Steril,2016,106:16-24.

[98] Rich A L,Phipps L M,Sweta T,et al. The Increasing Prevalence in Intersex Variation from Toxicological Dysregulation in Fetal Reproductive Tissue Differentiation and Development by Endocrine-Disrupting Chemicals[J]. Environmental Health Insights,2016,10:163-171.

[99] Rajani Dube. Does endothelial dysfunction correlate with endocrinal abnormalities inpatients with polycystic ovary syndrome? [J]. Avicenna J Med,2016 ,6(4): 91-102.

[100] Papakonstantinou E,Kechribari I,Mitrou P. Effect of meal frequency on glucose and insulin levels in women with polycystic ovary syndrome: a randomised trial[J]. Eur J Clin Nutr, 2016,70(5): 588-94.

[101] Szczuko M,Skowronek M,Zapa? owska-Chwy? M,et al. Quantitative assessment of nutrition in patients with polycystic ovary syndrome (PCOS)[J]. Rocz Panstw Zakl Hig,2016,67(4):419-426.

[102] Greenwood E A,Noel M W,Kao C N. Vigorous exercise is associated with superior metabolic profiles in polycystic ovary syndrome independent of total exercise expenditure. Fertil Steril[J],2016, 105(2):486-493.

[103] 钟春华,梁宝珠.中药联合针灸疗法治疗多囊卵巢综合征合并不孕的临床疗效[J]. 海峡药学, 2016,(7): 180-181.

[104] Ben-Nagi J,Panay N. Premature ovarian insufficiency: how to improve reproductive outcome? [J]. Climacteric,2014,17(3):242-246.

[105] Brown S. Guidelines reaffirm diagnosis of premature ovarian insufficiency[J]. Post Reprod Health, 2016,22(1):12-13.

[106] Welt C K. Primary ovarian insufficiency: a more accurate term for premature ovarian failure[J]. Clin Endocrinol(Oxf),2008,68(4):499-509.

[107] Said R S,El-Demerdash E,Nada A S,et al. Resveratrol inhibits inflammatory signaling implicated in ionizing radiation-induced premature ovarian failure through antagonistic crosstalk between silencing

information regulator 1（SIRT1）and poly（ADP-ribose）polymerase 1（PARP-1）[J]. Biochemical Pharmacology，2016，103：140-150.

[108] Lutjen P，Trounson A，Leeton J，et al. The establishment and maintenance of pregnancy using in vitro fertilization and embryo donation in a patient with primary ovarian failure[J]. Nature，1984，307（5947）：174-175.

[109] 庄广伦，李洁，周灿权，等. 供卵治疗卵巢早衰妊娠成功（附1例报告）[J]. 中山医科大学学报，1995（1）：66-70.

[110] Adhikari D，Gorre N，Risal S，et al. The safe use of a PTEN inhibitor for the activation of dormant mouse primordial follicles and generation of fertilizable eggs[J]. PLoS One，2012，7（6）：e39034.

[111] Kawamura K，Cheng Y，Suzuki N，et al. Hippo signaling disruption and Akt stimulation of ovarian follicles for infertility treatment[J]. Proc Natl Acad Sci USA，2013，110（43）：17474-17479.

[112] 张建平. 复发性流产的诊断与治疗[J]. 现代妇产科进展，2006，15（7）：481-492.

[113] 潘永苗，孙惠兰，胡根林，等. 噪声磁场干预工频磁场对人绒毛滋养细胞分泌功能的抑制作用[J]. 浙江大学学报（医学版），2008，37（1）：39-44.

[114] Łopucki M，Łańcut M，Rogowska W，et al. [Evaluation of the morphology of the human placental cotyledon following dual in vitro perfusion in variable magnetic field]. [J]. Ginekologia Polska，2003，74（74）：1187-1193.

[115] Łopucki M，Czekierdowski A，Rogowska W，et al. The effect of oscillating low intensity magnetic field on the Na^+，K^+，Ca^{2+}，and Mg^{2+} concentrations in the maternal and fetal circulation of the dually perfused human placental cotyledon [M]// The Future of Africa and the New International Economic Order. Manhattan：St. Martin's Press，2004.

[116] Fujimaki K，Arakawa C，Yoshinaga J，et al. [Estimation of intake level of bisphenol A in Japanese pregnant women based on measurement of urinary excretion level of the metabolite][J]. Nipponseigaku Zasshi，2004，59（4）：403-408.

[117] 崔红，刘彩霞. 不同妊娠时期妇女心理应激状况研究[J]. 中国医科大学学报，2008，37（3）：393-394.

[118] 龚桂芳，郑先琳，秦爽. 复发性流产病人孕早期焦虑、抑郁情绪与血清β-HCG、孕酮的相关性[J]. 护理研究，2015（25）：3162-3164.

[119] 高淑友. TORCH系列病原体感染对中、晚期孕妇妊娠结局的影响[J]. 中国医药导报，2012，9（10）：40-41，43.

[120] Escobar-Morreale H F，Roldán-Martín M B. Type 1 Diabetes and Polycystic Ovary Syndrome：Systematic Review and Meta-analysis[J]. Diabetes Care，2016，39（4）.

[121] Livshits A，Seidman D S. Fertility issues in women with diabetes[J]. Women Health，2015，5（6）：701-707.

[122] Yarde F，Yt V D S，de Valk H W，et al. Age at menopause in women with type 1 diabetes mellitus：the OVADIA study[J]. Human Reproduction，2015，30（2）：441-446.

[123] Jangir R N，Jain G C. Diabetes mellitus induced impairment of male reproductive functions：a review [J]. Current Diabetes Reviews，2014，10（3）：147-157.

[124] Guo L，Ding M E. The effects of diabetes on male fertility and epigenetic regulation during spermato-

genesis[J]. Asian Journal of Andrology, 2015, 17(6): 948-953.

[125] Vignera S L, Condorelli R A, Mauro M D, et al. Reproductive function in male patients with type 1 diabetes mellitus[J]. Andrology, 2015, 3(6): 1082-1087.

[126] Zeynep Łzcan D, Berna D. Impact of obesity on infertility in women[J]. J Turk Ger Gynecol, 2015, 16: 111-117.

[127] Yalamanchi S, Cooper D S. Thyroid disorders in pregnancy[J]. Nature Reviews Endocrinology, 2015, 27(6): 650-658.

[128] Practice Committee of the American Society for Reproductive Medicine. Subclinical hypothyroidism in the infertile female population: a guideline[J]. Fertility & Sterility, 2015, 104(3): 545-553.

[129] 程丽. 女性不孕症患者抑郁现状及其认知行为干预效果研究[D]. 湖南: 中南大学护理学院, 2012.

[130] 王莉 俞瑾. 下丘脑-垂体-肾上腺轴对下丘脑-垂体-性腺轴的调控作用[J]. 生殖医学杂志, 1999, (1): 60-63.

[131] Jarde A., Morais M. Kingston D, et al. Neonatal Outcomes in Women With Untreated Antenatal Depression Compared With Women Without Depression: A Systematic Review and Meta-analysis[J]. JAMA Psychiatry, 2016, 73: 826-837.

[132] Malm H., Sourander A. Gissler M, et al. Pregnancy Complications Following Prenatal Exposure to SSRIs or Maternal Psychiatric Disorders: Results From Population-Based National Register Data [J]. Am J Psychiatry, 2015, 172: 1224-1232.

[133] Cohen L S, Viguera A C, McInerney K A, et al. Reproductive Safety of Second-Generation Antipsychotics: Current Data From the Massachusetts General Hospital National Pregnancy Registry for Atypical Antipsychotics[J]. Am J Psychiatry, 2016, 173: 263-270.

[134] Kaihola H, Yaldir F G. Hreinsson J, et al. Effects of Fluoxetine on Human Embryo Development [J]. Frontiers in Cellular Neuroscience, 2016, 10: 160.

[135] Nulman I, Koren G. Rovet J, et al. Neurodevelopment of children following prenatal exposure to venlafaxine, selective serotonin reuptake inhibitors, or untreated maternal depression[J]. Am J Psychiatry, 2012, 169: 1165-1174.